U0453830

检

检验与临床
思维案例
自身免疫与过敏性疾病

主审

王成彬　王传新
应斌武　陈　鸣

主编

唱　凯　陈　捷　方　琪

重庆大学出版社

图书在版编目（CIP）数据

检验与临床思维案例. 自身免疫与过敏性疾病 / 唱
凯，陈捷，方琪主编. --重庆：重庆大学出版社，
2025.8. --（检验与临床思维系列）. --ISBN 978-7
-5689-5371-9

Ⅰ. R446.1

中国国家版本馆CIP数据核字第2025ER3702号

检验与临床思维案例：自身免疫与过敏性疾病
JIANYAN YU LINCHUANG SIWEI ANLI：ZISHEN MIANYI YU GUOMINXING JIBING

王成彬　王传新　应斌武　陈　鸣　主审
唱　凯　陈　捷　方　琪　主编
策划编辑：胡　斌
责任编辑：张红梅　　版式设计：胡　斌
责任校对：邹　忌　　责任印制：张　策

*

重庆大学出版社出版发行
社址：重庆市沙坪坝区大学城西路21号
邮编：401331
电话：（023）88617190　88617185（中小学）
传真：（023）88617186　88617166
网址：http://www.cqup.com.cn
邮箱：fxk@cqup.com.cn（营销中心）
全国新华书店经销
重庆升光电力印务有限公司印刷

*

开本：787mm×1092mm　1/16　印张：20.5　字数：386千
2025年8月第1版　2025年8月第1次印刷
ISBN 978-7-5689-5371-9　　定价：150.00元

本书如有印刷、装订等质量问题，本社负责调换
版权所有，请勿擅自翻印和用本书
制作各类出版物及配套用书，违者必究

编审委员会

主　审：王成彬　王传新　应斌武　陈　鸣

主　编：唱　凯　陈　捷　方　琪

副主编：陈维贤　张　瑞　蔡　蓓　周春雷

编　委：（排名不分先后）

曾俊祥	郭桂梅	李荃新	王超超	张　娜	马燕利	白　帆	万　红
陈　洁	赵文玲	伍　叶	冯伟华	李　薇	郜秀盼	刘成博	丁梦蕾
肖春媛	王　莹	贾子超	张晓方	刘晓萱	苏　丽	吕　星	王　媛
张文婧	孙宁娜	韦　慧	王　洁	王　怡	任红瑜	侯丽丽	高慧棋
黄卓春	徐红梅	刘　陶	薛　娟	周丽卿	胡　琴	陈彦如	韩珊珊
陈　强	丁　芹	严　琳	王杰瑞	吴荣才	陈　肆	蒋小辉	黄新翔
庞舒尹	廖晓忠	罗　敏	任冬梅	路晓辉	张利改	胡　爽	何　远
冯　柳	杨志鹏	熊正罡	刘　璇	李　晴	周　贤	王　琦	李松桃
韩振刚	孙伯坚	林立岩	刘　艺	聂　芳	唐　然	郑贤惠	陈晓莹
陈如冲	孙宝清	娄　璨	李佳明	刘　萌	蔡晓红	李欣泽	尹　正
周　雨	林　航	高　翔	韩菲菲	崔玉宝	张蒙蒙	田　亮	李霄飞
李　娜	余晓滢	黄惠敏	唐　瑶	薛龙格	张文静	蔡丽萍	林锦骠
王春燕	史　丽	赵　岩	徐银海	贾汝琳	刘靳波	李　俊	闵伟琪

李　娟　张改连　赖　荷　金卫东　徐　建　张　征　孙静娜　于　凡
陶　黎　关文娟　徐韫健　唐强虎　徐少卿　笪文武　管佩钰

点评专家：（排名不分先后）

郑英霞　张华楠　周海舟　叶　婷　苏真珍　李　壹　潘秀军　范列英
董作亮　周春雷　李洪春　张改连　张君龙　江　涛　陈维贤　朱凤娇
常　杰　王旻晋　袁育林　罗　敏　李军民　唱　凯　孟　静　刘靳波
程歆琦　孙静娜　牛　倩　张　欣　孙宝清　王学锋　朱晓明　谢而付
史　丽　翟莺莺　赵　岩　赖　荷

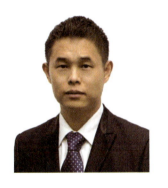

唱 凯

副教授，博士研究生导师。陆军军医大学第一附属医院检验科副主任医师，国家优秀青年基金获得者，重庆市杰出青年科学基金获得者，"巴渝学者"青年学者。担任中华医学会检验医学分会青年学组副组长、重庆市青年科学家创新联盟理事、重庆市医师协会检验医师分会委员、重庆市医院协会临床检验管理专业委员会常委，主要从事 DNA 纳米结构的临床检验生物传感技术研究，主持国家自然科学基金及省部级重点课题等 10 项课题，以第一 / 通讯作者在 Science Advances、Advanced Science、Trends in Biotechnology 等专业领域期刊发表原创性论文 30 余篇。获省部级科技进步二等奖 2 项，国家发明专利 11 项，参编专著 3 部。担任《中华检验医学杂志》编委、Interdisciplinary Medicine 青年编委，Biosensors & Bioelectronics、Journal of Clinical Microbiology 杂志审稿人。

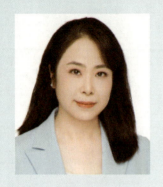

陈 捷

临床检验诊断学博士，教授，主任技师，博士生导师。四川大学华西医院实验医学科党支部书记兼副主任。第十二批四川省学术和技术带头人后备人选，四川省卫生健康委员会学术带头人。中华医学会检验医学专委会青年委员、中国中西医结合学会检验专委会常委、四川省医学会检验专委会第十一届委员会常委、四川省医师协会第三届检验医师分会常委。主要从事临床免疫调节机制及创新标志物和检测技术研究，主持国家自然科学基金课题 3 项、科技部重点研发课题 2 项，四川省卫生厅课题 1 项，参与国家及省部级课题 10 余项。作为副主编出版专著 2 部，参编专著、教材 8 部。在 *Biosensors & Bioelectronics*，*Analytical Chemistry*，*ACS Applied Materials & Interfaces*、*Journal of Materials Chemistry A*、*Sensors and Actuators B: Chemical*、*European Journal of Cancer*、*Journal of Autoimmunity* 等国际著名期刊发表论文 30 余篇，获多项发明专利。以第一完成人获四川省医学青年科技奖一等奖。

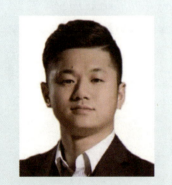

方 琪

副编审，检验医学新媒体平台负责人，重庆市卫生健康统计信息中心期刊部新媒体中心主任，重庆市科技期刊编辑学会新媒体工作委员会主任委员。主管的检验医学新媒体现有关注用户 75 万，行业覆盖率超过 90%，连续 4 年策划并主办全国检验与临床思维案例大赛，并对优秀案例进行出版。所在平台荣获中国医师协会健康传播专业委员会全国"健康新媒体十强"、西部科技期刊联盟"十佳新媒体平台"、重庆市科技期刊编辑学会"鸿鹄计划"之"创新发展平台"等荣誉称号。发表医学及编辑类核心期刊论文 20 余篇，主策划医学专著 4 本。

在医学领域，自身免疫与过敏性疾病一直是研究的热点与难点。这两类疾病虽在发病机制、临床表现上有所不同，但都涉及复杂的免疫反应过程，给患者的生命健康带来了严重威胁。《检验与临床思维案例：自身免疫与过敏性疾病》旨在通过一系列精心挑选的案例，为医学生、检验专业人员、临床医师以及相关领域的研究者提供一个深入理解这两类疾病的平台，促进理论与实践的深度融合。

本书汇集了来自全国各地医院及研究机构的真实案例，每个案例都详细记录了患者的病史、症状、体征、实验室检查结果、诊断过程、治疗方案及效果评估。这些案例不仅涵盖了系统性红斑狼疮、类风湿性关节炎等常见自身免疫性疾病，还包括了哮喘、过敏性鼻炎等过敏性疾病的典型代表。通过对这些案例的深入剖析，读者可以更加直观地理解这两类疾病的复杂性和多样性。

在编排上，本书注重逻辑性与系统性。每个案例开头都有简要的背景介绍和病例摘要，方便读者快速了解案例的基本情况。随后，详细描述了患者的主诉、现病史、既往史、家族史等信息，为后续的诊断分析提供全面的背景资料。在检验与临床思维方面，本书特别强调了实验室检查结果的分析与解读，以及如何将这些结果与患者的临床症状相结合，形成正确的诊断思路。同时，书中还分享了专家对每个案例的点评与分析，帮助读者更深入地理解案例背后的医学原理。

此外，本书还注重培养读者的临床思维能力。在每个案例的讨论部分，我们鼓励读者从多个角度进行思考，包括疾病的发病机制、诊断依据、鉴别诊断、治疗方案的选择及预后评估等。通过这种互动式的学习方式，读者可以更加主动地参与到知识的探索中来，提升自己的专业素养和临床能力。

　　《检验与临床思维案例：自身免疫与过敏性疾病》不仅是一本案例集锦，更是一本融合了理论知识与临床实践的综合性著作。我们相信，这本书将成为广大医学工作者和研究者在自身免疫与过敏性疾病领域的宝贵参考资料。它不仅能够帮助读者提升专业技能和临床思维能力，还将为推动医学科学的进步贡献一份力量。同时，我们也期待读者在使用过程中能够提出宝贵的意见和建议，以便我们不断改进和完善后续的版本。

检验医学新媒体

2024 年 10 月

近年来，我国检验医学学科的发展已经取得了显著的成果，但仍有很大的发展空间。我们需要在已有基础上，进一步提升检验医学在临床疾病诊疗中的地位，加强检验医生与临床医生的沟通与合作，以实现更精准、更高效的疾病诊疗。这不仅需要我们不断提升检验医学的技术水平，更需要我们关注临床需求，以人为本，以患者为中心，为临床疾病诊疗提供更加精准和专业的支持。在这个过程中，临床与实验室工作经验的积累和实践训练的加强至关重要。

检验医学与临床医学之间的深度融合，以及提升检验医生对临床疾病的诊断与判断能力，已经成为当前检验医学学科发展中亟待解决的重要课题。检验医生的临床沟通、咨询和会诊能力的提升并非一蹴而就，而是需要依赖于长期积累的临床和实验室工作经验，以及二者交叉融合的实践训练。只有具备了扎实的临床知识，检验医生才能更好地为临床疾病诊疗提供精准的检测结果和专业的咨询意见。

鉴于此，自 2021 年以来，中华医学会检验医学分会青年委员会携手检验医学新媒体打造了"检验与临床思维案例展示"系列活动。通过全国征稿，初审、专家复审及现场评审，将选出的优秀案例进行线下展示和线上直播，受到了业内的一致好评。2024 年，自"第 4 届检验与临床思维案例展示活动"开展以来，陆续收到全国各地检验与临床同道关于自身免疫与过敏性疾病方向的来稿 154 篇。经过专家初审、比赛评比、专家现场评审和进一步指导，最终有 38 篇案例稿件经修改完善后入选《检验与临床思维案例：自身免疫与过敏性疾病》。书中案例的编写都是在检验医生与临床医生的反复沟通中完成的，是检验与临床协作配合、融合发展的成果。本书可供各级医疗机构的临床医生和检验医生阅读与参考，有助于医务工作者掌握检验与临床结合的思维方法，对一线检验与临床工作者均具有较强的指导价值。

希望案例的出版，能为广大检验与临床同道带来更多的交流探讨契机，持续推动检验与临床融合发展的热潮，更好地助力患者健康。

唱 凯 陈 捷 方 琪

2024 年 10 月

目录

第二篇　过敏性疾病

第一篇

自身免疫性疾病

不典型抗中性粒细胞胞质抗体报告诊断朗格汉斯细胞组织细胞增生症1例

1

作　　者：曾俊祥[1]，郭桂梅[2]（上海交通大学医学院附属新华医院，1检验科；2儿肾脏内科）
点评专家：郑英霞（上海交通大学医学院附属新华医院）

前　言

抗中性粒细胞胞质抗体（antineutrophil cytoplasmic antibody，ANCA）是 ANCA 相关性血管炎（ANCA-associated vasculitis，AAV）的特异性标志物，主要用于 ANCA 相关性血管炎类疾病的诊断和预后评估。

ANCA 的检测方法一般包括间接免疫荧光法（indirect immunofluorescence assay，IIF）和酶联免疫吸附测定法（enzyme-linked immunosorbent assay，ELISA）。在肉芽肿性多血管炎（granulomatosis with polyangiitis，GPA）患者中往往表现为胞质型 ANCA（cytoplasmic ANCA，c-ANCA），而显微镜下多血管炎（microscopic polyangiitis，MPA）患者则为核周型 ANCA（perinuclear ANCA，p-ANCA）。研究者通过 ELISA 发现，髓过氧化物酶（myeloperoxidase，MPO）是 p-ANCA 的主要靶抗原，蛋白酶 3（proteinase 3，PR3）是 c-ANCA 的主要靶抗原。

ANCA 作为小血管炎的生物学标志物，主要存在于 AAV，如 MPA、GPA。临床上通常对疑似 AAV 患者需要常规检测 ANCA。例如，肾小球肾炎，特别是快速进展的肾小球肾炎；肺出血，特别是肺 - 肾综合征；有系统特征的皮肤型血管炎；多个肺结节；上呼吸道慢性破坏性疾病；长期鼻窦炎或耳炎；声门下气管狭窄；多发性单神经炎或其他周围神经病变；眶后肿块；巩膜炎等。

案例经过

某日，自身抗体检测小组在儿肾脏内科的工作交流群中分享了检测报告（表 1.1），儿肾脏内科主任对报告提出了疑问。疑问主要体现在两个方面：其一，ANCA 检测报告中，IIF 与 ELISA 两种不同检测方法所得的结果呈现出不一致性，这引发了对于检测结果可靠性的疑虑；其二，关于 ANCA 相关靶抗原的检测结果，多项显示为阳性，是否存在假阳性的可能，以及如何在临床层面上合理解释这份检测报告。

表 1.1　检测报告（部分）

序号	项目	结果	参考值	单位
1	PR3-ANCA	64.09 ↑	<20	U/mL
2	MPO-ANCA	46.73 ↑	<20	U/mL
3	抗 GBM 抗体	26.62 ↑	<20	U/mL
4	p-ANCA	阴性（−）	阴性（−）	
5	c-ANCA	阴性（−）	阴性（−）	

对于检验科来说，以上疑问不仅是对专业技术的考验，更是对临床诊疗责任感的挑战。我们需要从以下两个方面去考虑这个问题：

（1）当出现 ANCA-IFA（−），ANCA-ELISA（＋）的情况时，应该如何审核这样一份报告？如何解读检验的结果？

（2）当 ANCA 检测结果与临床表现不符合，临床产生疑问甚至质疑检验结果时，该如何向临床解释？

案例分析

1. 临床案例分析

患儿，1 岁，以"发热待查"入院。反复发热，以晨间发热为主，热峰 38.5 ℃，无咳嗽、流涕，无恶心、呕吐、腹胀、腹泻等不适，通过口服退热药、物理降温等措施体温可下降。外院已完善骨髓穿刺，但未能明确病因，其间查出多项自身抗体检测阳性，全外显子组测序未见明显异常，予以丙种球蛋白冲击联合甲泼尼龙抗炎治疗，未见明显好转。出院诊断为"不典型川崎病，支气管肺炎，中度贫血，血管炎追踪"。

入住我院并完善相关检验后，提示 ANCA 等自身抗体指标依然为阳性。但临床表现并不符合自身免疫疾病的表现，无肾脏累及，也无系统特征的皮肤型血管炎等表现。此外，外院按照自身免疫性疾病以丙种球蛋白冲击联合甲泼尼龙治疗，患儿并无好转。同时检验报告中不同方法学的结果也不符合，故希望检验科能从实验室角度分析该检验报告结果。

2. 检验案例分析

我们从三个方面寻找相关的答案线索。

（1）实验室方面：首先，我们审查了当时的检测原始结果，包括 IIF 图像、实验记录数据表格、LIS 系统结果、质控记录等。排除由于人为数据整理或誊抄中的失误以及失控引起的结果偏差。其次，我们找到了当时的原始标本，严格按照标准操作流程进行再次检测，得到了与之前类似的结果。

（2）临床方面：我们分析了当事案例的详细临床资料，寻找与疾病、药物相关的因素。

（3）研究方面：通过文献调研，是否存在报道过的类似案例或相关研究。

首先，我们查阅了该案例的病史，发现该患儿已辗转多家医院，以"发热待查"在外院也检测出 PR3-ANCA 及 MPO-ANCA 的结果阳性，外院诊断为"不典型川崎病，支气管肺炎，中度贫血，血管炎追踪"。外院的 ANCA 检测结果与我们的吻合，基本可以排除实验过程所造成的假阳性。

随后，我们统计了 2020—2022 年我院关于 ANCA 的检测情况，在 24905 次检测中，ANCA-ELISA（＋）一共出现了 2557 次，发生率约为 10.3%（图 1.1）。本实验室关于 ANCA 的检测情况如图 1.2 所示。

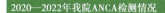

2020—2022年我院ANCA检测情况

- 2020—2022年ANCA检测总数为24905例/次
- 其中ANCA阳性（阳性数据2557条），占10.3%

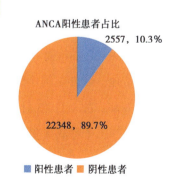

ANCA阳性患者占比

2557，10.3%

22348，89.7%

■ 阳性患者　■ 阴性患者

图 1.1　2020—2022 年我院 ANCA 的检测情况及阳性患者占比

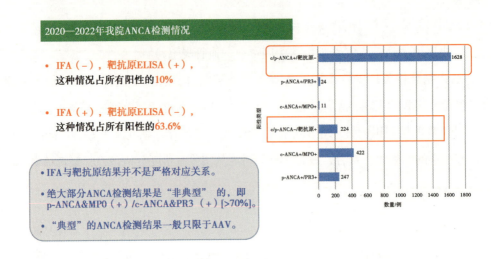

图 1.2　2020—2022 年我院 ANCA 的检测情况

通过本实验室的统计结果，结合文献总结发现，这种"不典型"的 ANCA 检测报告往往出现在非 AAV 患者中，且与感染、肿瘤等有着重要关联。

案例经过

通过检验与临床面对面对话，笔者向临床医师介绍了 ANCA 的实验室检测方法、结果的解读及实验室的一些局限性，同时也认真听取了临床对实验室的需求。

对于该案例，临床医师在听取意见后，首先肯定了检测报告的结果，对于患儿 ANCA 检测的结果的临床解释，初步认为可能是感染或肿瘤诱发了血管内皮损伤所致的继发性表现，自身免疫为原发性的可能性不大。因此，需要继续寻找原发病。

通过进一步 PET-CT 检查，提示多骨骼病变，请骨科会诊后建议行骨活检，术后病理提示"股骨病变"组织细胞增生性病变，免疫组化 CD1a（＋），S100（＋），Langerin（－），分子检测 BRAF 基因 V600E 突变，首先考虑朗格汉斯细胞组织细胞增生症（图 1.3）。

入院后完善相关辅助检查，监测体温正常，继续予以甲泼尼龙片改善炎症反应，琥珀酸铁补铁改善贫血。因外院提示肠壁增厚及钙卫蛋白明显升高，PET-CT 提示十二指肠肠壁增厚伴代谢升高，故 9 月 13 日予以完善胃肠镜检查，诊断"十二指肠球部溃疡、糜烂性胃炎、结肠炎"，予静滴奥美拉唑（9.13—9.16）、口服奥美拉唑（9.17—9.19）抑酸护胃，硫糖铝保护黏膜。此外，PET-CT 提示多骨骼病变，请骨科会诊完善平片及膝关节 CT

后，9 月 16 日行骨活检，术中冰冻切片提示：组织细胞增生性病变可能，免疫组化报告暂未出；患儿外院及入院后查 ANCA 相关指标阳性，结合目前考虑组织细胞增生性病变，考虑可能肿瘤后继发 ANCA 阳性，嘱患儿后期注意复查。现患儿体温平稳，一般情况稳定，予出院随访。

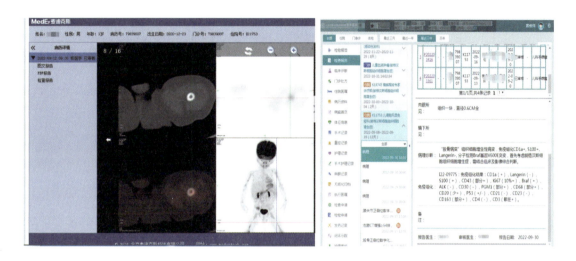

图 1.3 患者的 PET-CT 及病理免疫组化

知识拓展

朗格汉斯细胞组织细胞增生症（Langerhans cell histiocytosis，LCH）是一种组织细胞疾病，旧称"组织细胞增生症 X"。目前认为，LCH 是一种炎性髓系肿瘤。LCH 的临床表现多种多样，病情从轻至重差异很大，容易被误诊和漏诊。LCH 的临床表现主要包括：发热、皮疹、口腔及眼耳鼻喉病变、中枢性尿崩症、呼吸道症状、消化道症状、造血系统及骨质损害。本案例以发热为主要表现，通过影像学发现骨质损害而怀疑 LCH，通过活检加病理最终确诊。

LCH 诊断的"金标准"是病理诊断。LCH 的典型病理表现：光镜下可见分化较好的组织细胞增生。此外，可见泡沫样细胞、嗜酸粒细胞、淋巴细胞、浆细胞和多核巨细胞。慢性病变中可见大量含有多脂质性的组织细胞和嗜酸粒细胞，形成嗜酸细胞肉芽肿，增生中心可有出血和坏死。除上述光镜下的特点外，确诊还需要免疫组化检查，巨细胞的 CD68、CD1a、S100 及 langerin（CD207）均为阳性。电镜检查可见朗格汉斯巨细胞，这种细胞是一种体积较大的单个核细胞，直径可达 13 μm，胞体不规则，胞质中可见被称为朗格汉斯颗粒或者 Birbeck 颗粒分散的细胞器，颗粒长 190~360 nm，宽约 33 nm，末端可呈泡沫样扩张，形态如网球拍。细胞核不规则，常呈扭曲状，核仁明显，多为 1~3 个。约 50% 的 LCH 患者存在 *BRAF* V600E 基因突变。

案例总结

本案例是由一张不太符合临床逻辑的 ANCA 检测报告单引起的，对于同一检测项目，不同方法学得到迥异的结果，临床医师往往会产生疑惑，找不到合理的临床解释，势必就会质疑检测结果的准确性，进而可能对实验结果产生信任危机。

对于该案例，在探寻导致该患儿不典型的 ANCA 报告单的原因中，我们从临床和检验两个角度出发，分析可能存在的原因，通过本实验室历年的结果小结、结合文献的佐证，以及与临床科室的面对面交流，最后将这个案例的 ANCA 检测结果完整地解释清楚。

临床方面，本案例的患儿在多家外院辗转，通过骨髓穿刺排除血液相关疾病后，面对多种自身抗体检测结果异常，外院均是以疑似自身免疫疾病待排，以丙种球蛋白冲击治疗，或甲泼尼龙抗炎治疗，但均未见明显好转。

此次入院主要是寻找患儿发热的原发病，根据患儿的临床表现、检验科对 ANCA 检测结果的分析，我们停止了在自身免疫疾病方面的深入探究，转而寻找其他的证据去发现原发病。之后，通过影像学检查，我们发现了骨质损害，因此怀疑是 LCH，最后通过活检加病理分析确诊。

专家点评

尽管检验科不直接参与病患的诊疗工作，但我们提供的检验报告和数据分析，却是临床医师进行疾病诊断、治疗决策的重要依据。该案例主要是持续存在阳性的 ANCA 检验结果，但外院以自身免疫疾病反复治疗均见效甚微。我们通过与临床的沟通，帮助临床坚定了在其他疾病继续寻找线索的信心，最终使该案例得到确诊，并妥善治疗。

然而，在实际临床沟通中，检验科往往处于弱势地位，要让临床医师信服我们的数据和结论，并非易事。我们不仅要有扎实的专业知识，还要有敏锐的洞察力和严谨的调研精神。只有经过充分调研，拿出确凿无疑的证据或者用数据去佐证，才能让检验科在临床沟通中有更大的声音。

参考文献

［1］ 中国医师协会风湿免疫科医师分会自身抗体检测专业委员会 . 抗中性粒细胞胞浆抗体检测的临床应用专家共识［J］. 中华检验医学杂志，2018，41（9）：644-650.

［2］ MOISEEV S, COHEN TERVAERT J W, ARIMURA Y, et al. 2020 international consensus on ANCA testing beyond systemic vasculitis［J］. Autoimmunity Reviews, 2020, 19（9）: 102618.

［3］ WOUDE F J V D.Taking anti-neutrophil cytoplasmic antibody（ANCA）testing beyond the limits ［J］.Nephrology Dialysis Transplantation, 2002, 17（12）: 2081-2083.

［4］ EMILE J F, ABLA O, FRAITAG S, et al. Revised classification of histiocytoses and neoplasms of the macrophage-dendritic cell lineages［J］. Blood, 2016, 127（22）: 2672-2681.

［5］ 段明辉，韩潇，李剑，等 .17例成人朗格汉斯细胞组织细胞增生症患者放射治疗的疗效分析[J]. 中华血液学杂志，2013，34（6）：482-484.

伴反复肺炎感染的 Good's 综合征 1 例

2

作　者： 李荃新 [1]，王超超 [2]（山东大学第二医院，1 检验医学中心；2 呼吸与危重症医学科）

点评专家： 张华楠（山东大学第二医院）

前　言

　　患者，男性，59 岁，于 2023 年 12 月来我院就诊。患者自述两天前无明显诱因发热，伴畏寒、寒战，当时未测体温，自服退热药物，退热效果可。伴咳嗽、咳少量白色黏痰，伴胸闷、气短，伴全身乏力、头部胀痛，无恶心、呕吐，无头晕，无腹痛，无尿频、尿痛，服 "布洛芬、感冒冲剂" 效果欠佳，体温检测最高 37.7 ℃。为求进一步治疗，就诊于我院急诊科，胸部 CT 结果显示：双肺间质性炎症，复查所见，给予抗炎、平喘化痰等药物治疗，为进一步系统诊治，以 "间质性肺炎" 收入院。

案例经过

　　如前所述，患者入院症见发热，最高体温 37.7 ℃。患者仍有咳嗽、咳痰，伴胸闷、憋气，大便稀溏，每日一次。双侧呼吸动度及触觉语颤正常，双肺叩诊清音，双肺听诊呼吸音粗，双下肺闻及湿啰音。既往病史：2021 年 8 月，因 "纵隔肿物" 于济南市第三人民医院行手术治疗，术后病理提示胸腺瘤（AB 型）；2022 年 12 月，患新型冠状病毒感染反复住院治疗，出院后至今自觉身体虚弱，常有大便稀溏；2023 年 4 月，因"发热、寒战"于我科住院治疗，好转后出院，出院诊断为：间质性肺炎（病毒性肺炎）、伪膜性肠炎等。入院后完善胸部 CT、三大常规、生化、血凝五项、炎症四项等评估肺部感染情况；检测呼吸道病原体谱抗体、甲乙流合胞病毒核酸、血浆 TB、EB 和 CMV 核酸检测、G 试验、支气管镜检、痰液及肺泡灌洗液检查等寻找感染病原体；检测体液免疫五项、淋巴细胞亚群等评估患者免疫状态；检测抗中性粒细胞抗体、风湿系列等明确患者有无合并自身免疫性疾病。结果显示：患者 C 反应蛋白（C-reaction protein，CRP）、血清淀粉样蛋白 A（serum amyloid A，SAA）、降钙素原（procalcitonin，PCT）、中性粒细胞计数明显升高，说明患者存在严重感染，肺部 CT 符合间质性肺炎。患者丙种球蛋白显著下降、B 细胞缺如、$CD4^+T$ 细胞和 NK 细胞降低，表明其免疫功能低下。G 试验阳性，说明可能存在真菌感染，相关检测未寻找到确切病原。患者拒绝行肺泡灌洗液病原学 NGS 检测，为覆盖肺孢子菌，复方磺胺甲噁唑加量为 3 片，q6h，口服，同时补充免疫球蛋白，患者症状明显减轻，氧合指数改善。

综合患者的临床表现、实验室检测结果，结合患者既往胸腺瘤 AB 型，反复肺部感染，合并腹泻，且患者入院后查 B 淋巴细胞缺如，免疫球蛋白降低，T 细胞减低，诊断为 Good's 综合征。复方磺胺甲噁唑治疗效果显著，考虑为卡氏肺孢子菌肺炎。

案例分析

1. 检验案例分析

（1）一般检查结果中，血常规和 CRP 指标提示患者存在严重感染：C 反应蛋白 96.01 mg/L↑，白细胞计数 15.27×10^9/L↑，中性粒细胞计数 10.92×10^9/L↑，单核细胞计数 1.39×10^9/L↑，嗜酸粒细胞计数 0.58×10^9/L↑。炎症四项检测结果同样说明存在严重感染（图 2.1）。

（2）为明确感染病原，继续完善检查，结果显示：肺炎支原体抗体、呼吸道病原体谱抗体、甲乙型流感合胞核酸、肝炎六项 +Anti-TP+ 抗环瓜氨酸肽抗体 +Anti-HIV 均为阴性（图 2.2—图 2.5）。

其余检测：G 试验阳性，考虑合并真菌感染，痰液未查见耶氏肺孢子菌包囊，患者血浆 TB、EB 和 CMV 核酸检测结果为阴性，痰液及肺泡灌洗液均未查见耶氏肺孢子菌包囊。痰液未查见真菌，肺泡灌洗液抗酸涂片阴性。支气管刷检见革兰氏阳性球菌，未查见抗酸杆菌。痰培养显示：正常菌群、真菌未生长；肺泡灌洗液培养显示：需氧菌生长、真菌未生长。血培养显示：培养 5 天无菌生长。肺泡灌洗液 G 试验显示：真菌（1-3）-β-D 葡聚糖测定为 102.70 pg/mL。患者及家属拒绝行肺泡灌洗液病原学 NGS 检测，现有检查不能确定具体的感染病原。

检验设备：罗氏 C702/502　　　　申请项目：炎症四项

NO.	检验项目［英文缩写］	结果	提示	单位	参考区间	检测方法
1	白介素 -6（IL-6）	1.91		pg/mL	0~7.00	电化学发光法
2	血清淀粉样蛋白 A（SAA）	686.0	↑	mg/L	0~10.0	免疫透射比浊法
3	C 反应蛋白（CRP）	87.2	↑	mg/L	0~10.0	免疫透射比浊法
4	降钙素原（PCT）	0.436	↑	ng/mL	0~0 046	电化学发光法

图 2.1　炎症四项检测结果

检验设备：　　　　申请项目：风湿系列 + 抗中性粒细胞抗体 + 肺炎支原体抗体 + 呼吸道病原体谱抗体

NO.	检验项目［英文缩写］	结果	提示	单位	参考区间	检测方法
1	肺炎支原体抗体（MP-Ab）	<1：40			<1：40	被动凝集法

图 2.2　肺炎支原体抗体检测结果

检验设备：　　　　申请项目：风湿系列 + 抗中性粒细胞抗体 + 肺炎支原体抗体 + 呼吸道病原体谱抗体

NO.	检验项目［英文缩写］	结果	提示	单位	参考区间	检测方法
1	呼吸道合胞病毒抗体 IgM（HXDHB）	阴性			阴性	间接免疫荧光法
2	流感病毒 A 抗体 IgM（LGBDA）	阴性			阴性	间接免疫荧光法
3	流感病毒 B 抗体 IgM（LGBDB）	阴性			阴性	间接免疫荧光法
4	肺炎支原体 IgM（LGBDB）	阴性			阴性	间接免疫荧光法
5	肺炎衣原体 IgM（FYYT）	阴性			阴性	间接免疫荧光法
6	副流感病毒抗体 IgM（FLGBD）	阴性			阴性	间接免疫荧光法
7	嗜肺军团菌 IgM（SFJTJ）	阴性			阴性	间接免疫荧光法
8	腺病毒抗体 IgM（XBD）	阴性			阴性	间接免疫荧光法

图 2.3　呼吸道病原体谱抗体检测结果

检验设备：　　　　申请项目：甲乙型流感合胞核酸

NO.	检验项目［英文缩写］	结果	提示	单位	参考区间	检测方法
1	甲型流感病毒核酸（FluA RNA）	阴性			阴性	实时 PCR 法
2	乙型流感病毒核酸（FluB RNA）	阴性			阴性	实时 PCR 法
3	呼吸道合胞病毒核酸（RSV RNA）	阴性			阴性	实时 PCR 法

图 2.4　甲乙型流感合胞核酸检测结果

检验设备：雅培 Alinity　　　　　申请项目：肝炎六项 +Anti-TP+ 抗环瓜氨酸肽抗体 +Anti-HIV

NO.	检验项目［英文缩写］	结果	提示单位	参考区间	检测方法
1	★乙型肝炎表面抗原（HBsAg）	<0.05	IU/mL	<0.05	化学发光微粒子法
2	★乙型肝炎表面抗体（HBsAb）	3.37	mIU/mL	<10.00	化学发光微粒子法
3	乙型肝炎 e 抗原（HBeAg）	0.35	S/Co	<1.000	化学发光微粒子法
4	乙型肝炎 e 抗体（HBeAb）	2.37	S/Co	>1.00	化学发光微粒子法
5	乙型肝炎核心抗体（HBcAb）	0.03	S/Co	<1.00	化学发光微粒子法
6	★丙型肝炎抗体（Anti-HCV）	0.03	S/Co	<1.00	化学发光微粒子法
7	梅毒螺旋体特异性抗体（TP-Ab）	0.02	S/Co	<1.00	化学发光微粒子法
8	人类免疫缺陷病毒抗原抗体筛查（HIV Ag/Ab）	阴性		阴性	化学发光微粒子法
9	抗环瓜氨酸多肽抗体（Anti-CCP）	<0.50	U/mL	0.00~5.00	化学发光微粒子法

图 2.5　肝炎六项 +Anti-TP+ 抗环瓜氨酸肽抗体 +Anti-HIV 检测结果

（3）生化检查发现，患者球蛋白降低，肝功基本正常，怀疑可能与免疫功能异常有关（图 2.6）。

（4）为明确患者的免疫状态，继续完善检查，结果如图 2.7、图 2.8 所示。

患者 IGG、IGA、IGM 显著降低，出现低丙种球蛋白血症，淋巴细胞亚群提示：患者 B 细胞缺如，CD4⁺T 细胞降低、NK 细胞降低，免疫功能低下。抗中性粒细胞抗体、风湿系列、IgE+RF 未见异常，结合临床表现，排除合并自身免疫性疾病。结合患者反复感染肺炎的病史，考虑可能与免疫功能障碍有关。

2. 临床案例分析

患者为中年男性，近一年来因反复新型冠状病毒感染、肺炎于我院住院三次，自诉曾于 2021 年 8 月行胸部手术（具体不详），此次住院胸部 CT 提示双肺弥漫性磨砂玻璃影、密度不均，入院后查免疫球蛋白下降，B 淋巴细胞缺如，CD4⁺T 细胞水平下降，有腹泻病史，嘱其复印当时手术病历后证实当时胸部手术为纵隔肿物切除，且病理结果为胸腺瘤（AB 型），从而明确 Good's 综合征诊断。患者免疫功能低下，容易继发感染，这也是患者多次感染住院的原因，而且此疾病患者机会性感染风险高，如真菌、结核等，结合患者病史、临床表现、实验室检验结果、胸部影像学表现，考虑患者为肺孢子菌肺炎，给予复方磺胺甲噁唑治疗后患者体温降至正常，咳嗽、咳痰、胸闷、气短等症状缓解，氧合指数改善，复查胸部 CT 影像学改善（图 2.9、图 2.10），证实治疗有效。

检验设备：罗氏 C702/502　　　　申请项目：肾功 + 肝功 + 葡萄糖 +LDL-C+TG+TCH+ 生化离子

NO.	检验项目［英文缩写］	结果	提示	单位	参考区间	检测方法
1	★丙氨酸氨基转移酶（ALT）	15		U/L	9~60	速率法
2	★天冬氨酸氨基转移酶（AST）	16		U/L	15~45	速率法
3	碱性磷酸酶（ALP）	104		U/L	45~125	速率法
4	★γ-谷氨酰转移酶（GGT）	17		U/L	10~60	速率法
5	总胆红素（TBIL）	5.4		μmol/L	0~21.0	重氮法
6	直接胆红素（DBIL）	2.5		μmol/L	0~7.0	重氮法
7	间接胆红素（IBIL）	2.9		μmol/L	2.0~20.0	计算值
8	结合胆红素（BC）	1.0		μmol/L	0~3.42	胆红素氧化酶法
9	δ-胆红素（δ-BIL）	1.50		μmol/L	0~4.22	计算值
10	★总蛋白（TP）	58.4	↓	g/L	65.0~85.0	双缩脲法
11	★白蛋白（ALB）	43.8		g/L	40.0~55.0	溴甲酚绿法
12	球蛋白（GLO）	14.6	↓	g/L	20.0~40.0	计算值
13	白/球（A/G）	3.00	↑		1.20~2.40	计算值
14	总胆汁酸（TBA）	2.2		μmol/L	0~10.0	酶循环法
15	前白蛋白（PA）	19.1	↓	mg/dL	20.0~40.0	免疫透射比浊法
16	5'核苷酸酶（5'-NT）	4.3		U/L	0~10	过氧化物酶法
17	腺苷脱氨酶（ADA）	15.9		U/L	0~20	速率法
18	胆碱酯酶（CHE）	7099		U/L	5320~12920	速率法
19	谷氨酸脱氢酶（GLDH）	3.4		U/L	0~10.0	速率法
20	α-L-岩藻糖苷酶（AFU）	16.7		U/L	0~40.0	速率法
21	甘胆酸（CG）	1964		μg/L	<3000	胶乳免疫比浊法
22	★肌酐（Cr）	99	↑	μmol/L	57~97	酶法
23	★尿素（Urea）	6.50		mmol/L	3.1~8.0	脲酶紫外速率法
24	β2微球蛋白（β2-MG）	3.23	↑	mg/L	1.00~3.00	免疫透射比浊法
25	胱抑素C（CysC）	1.33	↑	mg/L	0.55~1.20	免疫透射比浊法
26	★尿酸（UA）	322.0		μmolL	202.3~416.5	尿酸酶比色法
27	视黄醇结合蛋白（RBP）	34.9		mg/L	25~70	免疫透射比浊法
28	★葡萄糖（GLU）	8.80	↑	mmol/L	3.90~6.10	己糖激酶法
29	★甘油三酯（TG）	0.70		mmol/L	0~2.26	酶法（GPO-POD）
30	★总胆固醇（TCH）	4.98		mmol/L	0~6.2	氧化酶法
31	★低密度脂蛋白胆固醇（LDL-C）	3.40	↑	mmol/L	0~3.37	表面活性剂清除法
					<3.37mmol/L（健康人群目标值） <2.6 mmol/L（糖尿病或高血压目标值） <1.8 mmol/L（糖尿病 + 高血压目标值） <1.4 mmol/L（冠心病或脑梗死目标值）	
32	★钾（K）	5.62		mmol/L	3.50~5.30	离子选择电极法
33	★钠（Na）	142		mmol/L	137~147	离子选择电极法
34	★氯（Cl）	104		mmol/L	99~110	离子选择电极法
35	★钙（Ca）	2.48		mmol/L	2.11~2.52	比色法
36	镁（Mg）	0.95		mmol/L	0.75~1.02	比色法
37	★磷（P）	1.70		mmol/L	0.85~1.51	磷钼酸紫外终点法
38	二氧化碳结合力（CO_2-CP）	24.9		mmol/L	22.0~29.0	比色法
39	估计肾小球滤过率（eGFR）	71.5		mL/（min·m^2）	>60	计算值

图 2.6　肾功 + 肝功 + 葡萄糖 +LDL-C+TG+TCH+ 生化离子检测结果

检验设备：BNII　　　　　申请项目：体液免疫五项

NO.	检验项目［英文缩写］	结果	提示	单位	参考区间	检测方法
1	★免疫球蛋白G（IGG）	3.46	↓	g/L	7.00~16.00	散射比浊法
2	★免疫球蛋白A（IGA）	<0.26	↓	g/L	0.70~4.00	散射比浊法
3	★免疫球蛋白M（IGM）	<0.19	↓	g/L	0.40~2.30	散射比浊法
4	补体C3（C3）	1.290		g/L	0.900~1.800	散射比浊法
5	补体C4（C4）	0.490	↑	g/L	0.100~0.400	散射比浊法

图 2.7　体液免疫五项检测结果

检验设备：NovoCyte　　　　　申请项目：淋巴细胞亚群

NO.	检验项目［英文缩写］	结果	提示	单位	参考区间	检测方法
1	CD3 Total（CD3 Total）	94.68	↑	%	50.0~84.0	流式细胞术
2	CD4+CD3+（CD4+CD3+）	32.17		%	27.0~47.0	流式细胞术
3	CD8+CD3+（CD8+CD3+）	43.47		%	18.0~48.0	流式细胞术
4	CD19+CD3-（CD19+CD3-）	0.00	↓	%	5.0~18.0	流式细胞术
5	CD16+56+CD3-（CD16+56+）	5.21	↓	%	7.0~40.0	流式细胞术
6	CD4/CD8（CD4/CD8）	0.74	↓		1.00~2.00	流式细胞术
7	淋巴细胞绝对数目（CD45+#）	1324	↓	个/μL	1530~3700	流式细胞术
8	CD3+绝对数目（CD3+#）	1253		个/μL	955~2860	流式细胞术
9	CD4+CD3+绝对数目（CD4+CD3+#）	426	↓	个/μL	550~1440	流式细胞术
10	CD8+CD3+绝对数目（CD8+CD3+#）	575		个/μL	320~1250	流式细胞术
11	B淋巴细胞绝对数目（CD19+CD3-#）	0	↓	个/μL	90~560	流式细胞术
12	NK细胞绝对数目（CD16CD56+#）	69	↓	个/μL	150~1100	流式细胞术

解释或评注：CD3+CD4-CD8-细胞比例增高，请结合临床。

图 2.8　淋巴细胞亚群检测结果

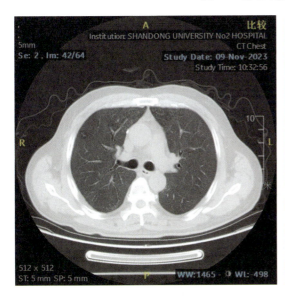

图 2.9　胸部 CT 检查结果（2023-11-09）

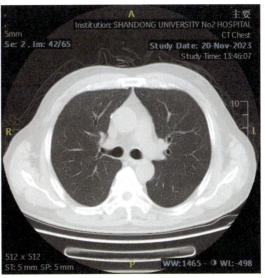

图 2.10　胸部 CT 检查结果（2023-11-20）

知识拓展

Good's 综合征是以胸腺瘤、低丙种球蛋白血症、外周血 B 淋巴细胞减少或缺如为特点的一种原发性免疫缺陷病。该病多发病于成人，临床多表现为反复慢性呼吸道感染或腹泻。1954 年 Good 首次报道，之后将这类疾病命名为 Good's 综合征。20 世纪 90 年代后期研究者发现，该类患者有 B 淋巴细胞产生分化障碍，T 淋巴细胞功能低下。Good's 综合征较少见，美国统计其胸腺瘤发病率为 1.5/100 万，而胸腺瘤中合并低丙种球蛋白血症者约占 6%~11%。对 152 例诊断 Good's 综合征的患者进行系统性回顾发现，42% 的患者胸腺瘤诊断较免疫缺陷早，38% 的患者中两者几乎同时被诊断（2 个月内），10% 的患者诊断胸腺瘤后接着出现了免疫缺陷，另有 10% 胸腺瘤诊断较免疫缺陷晚。

Good's 综合征尚无明确诊断标准，目前较为认同的标准为胸腺瘤合并成人起病的免疫异常，包括：①低丙种球蛋白血症；② B 细胞减少或缺如；③ CD4/CD8 比例倒置；④ CD4$^+$T 细胞减少；⑤ T 细胞有丝分裂受损等。

实验室检测。①体液免疫检测：检测丙种球蛋白，包括 IgG、IgA 和 IgM。②外周血淋巴细胞亚群检测：检测外周血淋巴细胞，出现 B 细胞减少或缺如；CD4/CD8 比例倒置；CD4$^+$T 细胞减少。

Good's 综合征原发病治疗主要包括胸腺瘤切除及静脉注射免疫球蛋白等。但胸腺瘤切除术并不能改善免疫功能异常状况，部分患者在胸腺瘤切除后 Good's 综合征反而加重。Good's 综合征预后差，5 年生存率约 70%，10 年生存率仅 33%，国内报道 10 例 Good's 综合征患者中有 4 例在确诊 5 年内死亡。

案例总结

本病例患者以"无明显诱因发热，伴畏寒、寒战，咳嗽、咳少量白色黏痰，胸闷、气短，全身乏力、头部胀痛"等表现入院，结合既往病史和胸部 CT，容易诊断为常规的间质性肺炎，通过生化检查发现患者丙种球蛋白降低而肝功能正常，考虑为免疫功能受限。体液免疫五项和淋巴细胞亚群的检查为本病例的诊断发挥了重要作用。结合患者反复感染肺炎和胸腺瘤术后（AB 型）的病史，以及新型冠状病毒感染痊愈后长期大便稀溏的临床表现，临床医生通过丰富的经验最终诊断患者为极其少见的 Good's 综合征。虽然检验结果未能找到具体的感染病原，但通过胸部 CT 和临床经验，判断为肺孢子虫感染，给予复方磺胺甲噁唑和免疫球蛋白治疗后，成功抑制了肺部感染的发展，挽救了患者的生命。

考虑到患者出现不明原因反复发作的感染性疾病，建议临床增加淋巴细胞亚群、体液免疫和风湿系列的检查，以排除自身免疫缺陷性疾病的可能。同时，检验科应及时与临床科室沟通，发现可疑的检查结果应主动提示临床，协助临床进行疾病的诊断。

专家点评

Good's 综合征是一种罕见的免疫缺陷综合征，以胸腺瘤、低丙种球蛋白血症、外周血 B 淋巴细胞减少或缺如和 CD4$^+$T 细胞减少为特点。胸腺瘤发病率为 0.15/100 万，而 Good's 综合征占胸腺瘤患者的 6%~11%。本例患者以反复肺部感染为主要表现，当患者因支气管扩张或反复感染就诊时，应警惕他们的免疫状态，须详细了解其病史，若患者有胸腺瘤病史时，应将 Good's 综合征纳入鉴别诊断中。若忽视患者的免疫状态，单纯对 Good's 综合征患者进行抗感染治疗，预后极差，只有早期筛查免疫状态和积极纠正免疫缺陷才能改善 Good's 综合征患者的预后。

免疫球蛋白等体液免疫检测和外周血淋巴细胞亚群检测可以较好地评估患者的免疫状态，辅助临床诊断。检验医学中心对外周血淋巴细胞亚群检测中，外周血 B 淋巴细胞减少或缺如、CD4$^+$T 淋巴细胞减少、CD4$^-$CD8$^-$T 淋巴细胞比例过高等 T、B 淋巴细胞免疫缺陷进行解释性备注或电话临床沟通，有助于临床医生发现异常结果，成为能帮助临床医师寻找病因的一盏明亮的探照灯。

参考文献

［1］ KELESIDIS T，YANG O. Good's syndrome remains a mystery after 55 years：A systematic review of the scientific evidence［J］. Clinical Immunology，2010，135（3）：347-363.

［2］ AKINOSOGLOU K，MELACHRINOU M，SIAGRIS D，et al. Good's syndrome and pure white cell aplasia complicated by *Cryptococcus* infection：A case report and review of the literature［J］. Journal of Clinical Immunology，2014，34（3）：283-288.

［3］ TOLOMEO M，BONURA S，ABBOTT M，et al.Good's syndrome and recurrent leishmaniasis：A case report and review of literature［J］. Heliyon，2020，6（9）：e05061.

［4］ KABIR A，ALIZADEHFAR R，TSOUKAS C M. Good's syndrome：Time to move on from reviewing the past［J］. Frontiers in Immunology，2022，12：815710.

［5］ KOO C W，LO Y C. Good's syndrome：Thymoma with acquired immunodeficiency［J］. American Journal of Respiratory and Critical Care Medicine，2023，208（3）：322-324.

［6］ PAGANELLI R，DI LIZIA M，D'URBANO M，et al. Insights from a case of Good's syndrome（immunodeficiency with thymoma）［J］. Biomedicines，2023，11（6）：1605.

［7］ DONG J P，GAO W，TENG G G，et al. Characteristics of Good's syndrome in China：A systematic review［J］. Chinese Medical Journal，2017，130（13）：1604-1609.

以皮肤水疱为首发表现的系统性轻链型淀粉样变性1例

3

作　　者：张娜[1]，马燕利[2]，白帆[3]（哈尔滨医科大学附属第一医院，1检验科；2皮肤科；3血液科）

点评专家：周海舟（哈尔滨医科大学第一附属医院）

前　言

　　患者，男，53岁，因"周身红丘疹痒1年，出现水疱4天"就诊。患者1年前周身出现红斑、丘疹，自觉瘙痒，于外院行病理检查，诊断为"大疱性类天疱疮"，当时患者周身并无水疱。2023年3月—5月，口服甲泼尼龙和米诺环素治疗，皮疹消退后自行停药。4天前患者躯干、四肢等部位出现水疱、大疱。为求进一步诊治于我院就诊，门诊以"大疱性类天疱疮"收入我科。患者的院外报告显示：尿蛋白定量3067 mg/24 h；肝胆胰脾彩超显示：肝弥漫性改变，左肾中度弥漫性改变，右肾轻度弥漫性改变。既往皮肤组织病理结果提示：大疱性类天疱疮。初步诊断考虑为大疱性类天疱疮、淀粉样变性，需进一步完善检查进行诊断及鉴别诊断以明确诊疗。

　　大疱性类天疱疮（bullous pemphigoid，BP）是一种相对罕见的自身免疫性疾病，其典型的皮损为尼氏征阴性的紧张性水疱、大疱，部分患者发病初期伴剧烈瘙痒的荨麻疹样、红斑样丘疹或斑丘疹，好发于四肢。通过直接免疫荧光法（direct immune fluorescence，DIF）阳性以及 ELISA 或 IIF 与 BP180 和 / 或 BP230 反应，可以诊断 BP。BP 还可能与老年人恶性肿瘤，如消化道、肺、膀胱的某些癌症和淋巴增生性疾病有关。而系统性轻链（AL）型淀粉样变性是指由单克隆轻链作为前体物质形成的淀粉样蛋白沉积至多种组织器官而导致组织损伤和器官功能障碍的一种疾病。其可继发于自身免疫性疾病，累及多器官。肾脏及心脏是最常见的受累器官，血液系统则表现为凝血功能异常及 X 因子缺乏。根据是否合并血液肿瘤，可将 AL 型淀粉样变性分为原发性和继发性，继发性 AL 型淀粉样变性是继发于其他浆细胞 /B 细胞疾病，如多发性骨髓瘤、华氏巨球蛋白血症及部分能分泌球蛋白的套细胞淋巴瘤等。

案例经过

患者，男，53 岁。主诉周身出现红斑、丘疹，自觉瘙痒，一般状态较差，结膜无苍白，周身皮肤散在出血点，腹股沟、腋下可见水疱破裂后皮损。皮肤、巩膜无黄染，双下肢水肿。既往有肥厚型心肌病、肾病综合征、小脑梗死、乙肝病史。入院后完善三大常规、生化、抗类天疱疮抗体、微球蛋白等病情评估检查，同时进行血尿免疫固定电泳、尿本周蛋白、抗肾小球基底膜抗体检验以排除其他继发性肾病。结果显示：类天疱疮抗体测定：备注抗棘细胞桥粒抗体（IgG）阴性（<1 ：10），抗表皮基底膜抗体（IgG）阴性（<1 ：10），盐裂皮肤（IgG）阳性，抗桥粒芯糖蛋白 1 抗体 IgG 阴性（<1 ：10），抗桥粒芯糖蛋白 3 抗体 IgG 阴性（<1 ：10），抗 BP180 抗体 IgG 阳性（>1 ：32），抗 BP230 抗体 IgG 阳性（>1 ：32），显示类天疱疮抗体阳性；免疫固定电泳出现游离 κ 轻链，尿免疫球蛋白轻链 κ（免疫比浊法）183.00 mg/L，尿免疫球蛋白轻链 λ（免疫比浊法）11.00 mg/L，κ / λ 为 16.64；ANCA、ANA 抗体均为阴性。进一步完善检查：①行皮肤及肾脏病理检查，进一步印证 BP 诊断，以及肾脏病变与淀粉样变性之间是否存在因果关系。②外周血及骨髓形态学检测、血清游离轻链测定、骨髓免疫分型检测，鉴定异常蛋白来源。

实验室回报结果如下：高敏肌钙蛋白 I 93.0 ng/L，尿液全项：蛋白质 4+，尿糖 4+，尿蛋白定量 12.11 g/24 h，免疫球蛋白 G 1.91 g/L，IFE- 尿：轻链 κ M 蛋白阳性（＋），IFE- 血：游离轻链测定：游离 κ 轻链 461.00 mg/L，游离 λ 轻链 13.80 mg/L，游离轻链 κ / λ 为 33.41，凝血因子 X 活性 54.70%，乙肝表面抗原 >250.00 IU/mL，高敏肌钙蛋白 I 93.0 ng/L，NT-proBNP 2648 pg/mL。超声心动图提示：①双房增大、双室内径正常范围。②左室壁普遍均匀增厚、心肌回声增粗、增强，呈闪烁光点样，左室壁运动幅度及收缩期增厚率普遍减低；右室游离壁运动幅度减低。③主动脉瓣及二尖瓣增厚、回声增强，其余瓣膜结构未见异常。CDFI：收缩期二、三尖瓣可见少量反流信号；舒张期主动脉瓣可见微量反流信号。④主动脉内径在正常范围，肺动脉主干及左右分支增宽。⑤房、室间隔连续完整。⑥三维超声心动图：各房室腔内壁较光滑，房室瓣及半月瓣显示清晰。⑦心包脏壁层分离，可见中量液性暗区，左室后壁 10 mm，左室侧壁 11.2 mm，右房顶 8 mm；TVI：舒张期二尖瓣环运动速度 E 峰、S 峰、A 峰均减低，每搏容积明显减低，为 38 mL。检查意见：限制型心肌病（淀粉样变待除外，建议进一步检查），双房增大，二、三尖瓣反流，少量肺动脉增宽，左室舒张功能障碍Ⅲ级、左心收缩功能减低、右心功能减低，心包积液中量。检查方法：三维心脏彩超 + 左心功能测定 + 组织超声 + 室壁运动。分析结果显示：限制型心肌病（淀粉样变待除外，建议进一步检查）。皮肤活检：表皮下水疱，疱液内可见中性粒细胞，真皮浅层血管周围可见较多淋巴细胞浸润，刚果红染色部分胶原弱阳性；骨髓穿刺涂片：浆细胞占 1.0%；流式：可见克隆性异常浆细胞 0.2%；FISH 未见高危细胞遗传学证据；肾脏活检：间质可见限制性表达浆细胞浸润（占 30%）；肾穿刺活检，光镜：符合早期肾淀粉样变性病（AL-κ 型），结合免疫荧光，轻链近端肾小管病（light chain proximal tubulopathy，LCPT）等除外。肾脏穿刺电镜符合肾淀粉样变性病。临床确定诊断为：大疱性类天疱疮、系统性淀粉样变性（AL-κ 型）伴浆细胞增多。

结合患者的临床表现和实验室检查结果，考虑诊断为：大疱性类天疱疮、系统性轻链型淀粉样变性（AL-κ 型）。已知大疱性类天疱疮为一种典型的自身免疫性疾病，此病能够引起 IL-1、IL-6、IL-17 等一系列炎症介质血清水平的变化，这些炎症细胞因子又会增加肝脏中血清淀粉样蛋白 A（serum amyloid A，SAA）的合成，从而引起继发性淀粉样变性。可知既往肾病综合征不排除为系统性轻链型淀粉样变累及肾脏所致。结合患者乏力、胸闷的临床表现，超声心动图征象及 TNI、NT-proBNP 指标的升高，考虑该患者为 AL 所致的心脏受累。

案例分析

1. 检验案例分析

（1）一般检查结果。

尿常规：尿比重 1.042，葡萄糖 4+，蛋白质 4+，肾功五项 + 离子 + 肝功：总蛋白

43.70 g/L，白蛋白 20.90 g/L， γ - 谷氨酰基转移酶 72.90 U/L，总钙 2.05 mmol/L，无机磷 1.64 mmol/L，肌酐 79.00 μmol/L；尿本周蛋白（轻链 κ 和 λ）定量检测：尿免疫球蛋白轻链 κ（免疫比浊法）183.00 mg/L，尿免疫球蛋白轻链 λ（免疫比浊法）11.00 mg/L，尿 κ/λ 为 16.64；免疫球蛋白亚类定量测定（免疫）：免疫球蛋白 G1（免疫比浊法）1.40 g/L，免疫球蛋白 G2（免疫比浊法）<0.383 g/L；免疫球蛋白 G3（免疫比浊法）0.05 g/L；免疫固定电泳（尿）：免疫固定电泳出现游离 κ 轻链；高敏肌钙蛋白 I 93.0 ng/L；尿蛋白定量 12.11 g/24 h，免疫球蛋白 G 1.91 g/L；凝血因子 X 活性 54.70%；NT-proBNP 2648 pg/mL。

（2）为明确诊断，继续完善检查结果如下。

①外周血涂片：骨髓增生活跃，G=46.5%，E=9.5%，G/E=4.89/1；浆细胞比例增高，占 10%，其中幼稚浆细胞占 6%，未见瘤细胞；淋巴细胞比例增高，其中异型淋巴细胞占 5%。诊断：骨髓红系比例减低，浆细胞比例增高，占 10%，可见幼稚浆细胞（图 3.1）。

②血、尿免疫固定电泳检测：免疫固定电泳检测技术是 M 蛋白相关疾病识别的金标准。该患者血清免疫固定电泳出现游离 κ 轻链（图 3.2），尿液中未见明显单克隆条带。查询患者以往病历可以发现，患者前两次住院期间电泳结果为尿中免疫电泳明显异常，血中无明显单克隆条带，本次入院后行规范化疗及生物制剂治疗后尿中条带未见。由此可见，患者浆细胞相关淀粉样变性已累及肾脏，但经一系列入院治疗后症状得到一定程度的缓解。

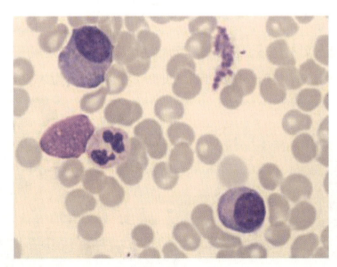

图 3.1　外周血涂片形态

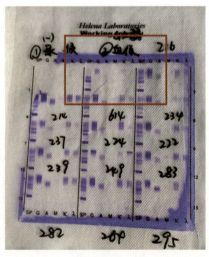

图 3.2　免疫固定电泳（治疗后）

③淋巴细胞亚群检测及免疫分型：针对 BP 及淀粉样变性的确诊，可进一步进行 M 蛋白检测及肿瘤筛查，骨髓流式检查。对患者骨髓样本进行流式细胞仪检测发现，Treg 和 Th17 细胞呈现明显异常（Treg 细胞比例降低，Th17 细胞比例升高）。为进一步明确病情，对 Th17 细胞进行了细胞因子测定，IL-17A 血清水平较正常值显著升高。淋巴细胞亚群 TBNK 绝对计数检测，CD8+T 淋巴细胞比例增高（图 3.3、图 3.4）。

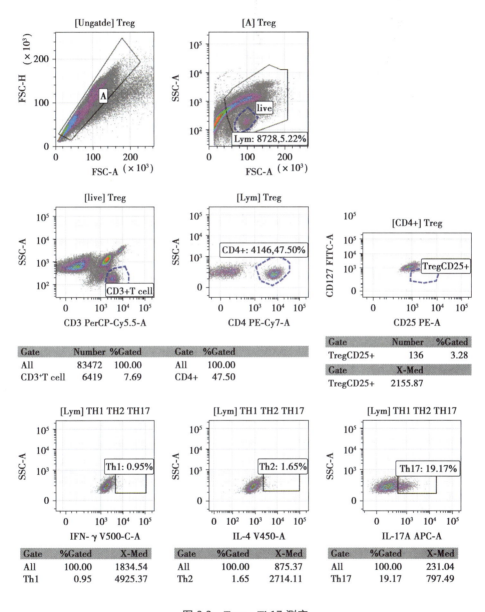

图 3.3 Treg，Th17 测定

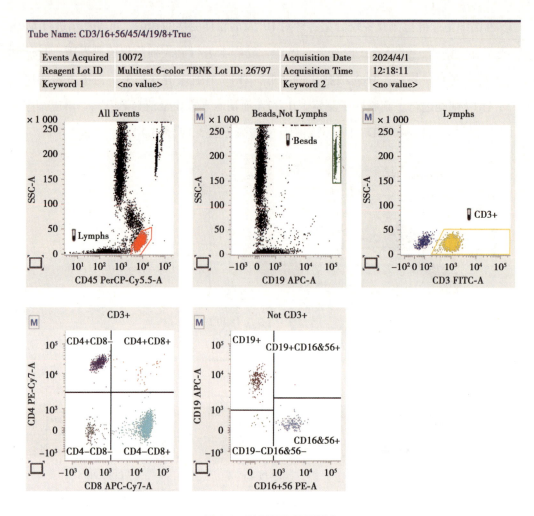

图 3.4　淋巴细胞亚群测定

　　④免疫分型显示：在 CD45/SSC 散点图上设门分析，淋巴细胞约占有核细胞的 12.78%，B 淋巴细胞占有核细胞的 2.87%，未见明显轻链限制性；单核细胞约占有核细胞的 1.33%；粒细胞约占有核细胞的 74.52%，未见明显发育异常；有核红细胞占有核细胞的 2.22%；原始细胞区约占有核细胞的 4.29%，其中 CD34⁺ 细胞约占 0.28%，未见异常表达，可见一群 CD38bri 细胞约占有核细胞的 1.99%，CD45 表达减低，弱表达 CD56，限制性表达 cKappa，不表达 CD19，考虑为异常浆细胞。综合考虑为浆细胞疾病可能性较大，请结合临床及其他辅助检查结果综合判断（图 3.5）。

　　⑤类天疱疮自身抗体：盐裂皮肤间接免疫荧光（IIF-SSS）检测到血清中抗 BP180 和 / 或 BP230 IgG 抗体水平升高，抗体水平多与疾病严重程度呈正相关。猴子或豚鼠的食管是高度灵敏的 IIF 底物。在底物上先滴加样本血清，孵育后加入荧光结合物标记的抗人抗

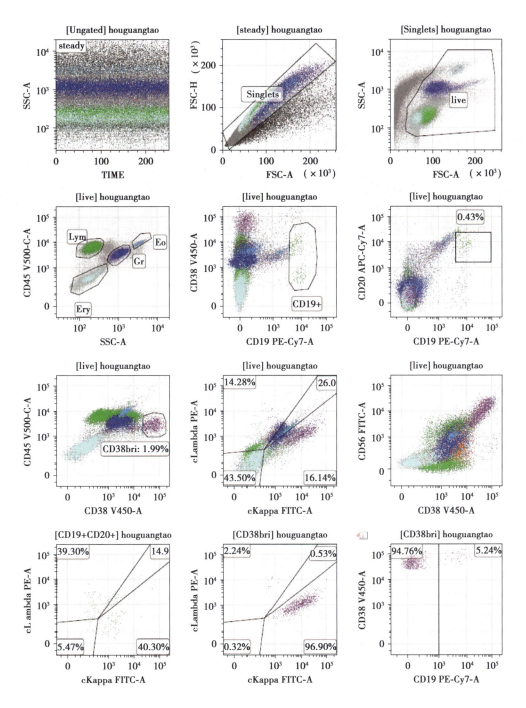

图 3.5 流式细胞术免疫分型检测

体，在荧光显微镜下通过不同的荧光沉积模式，可清楚地分辨天疱疮与类天疱疮疾病。在类天疱疮的诊断中，猴食管底物的检测灵敏度达 68%~73%，特异度达 97%。该患者明确诊断为大疱性类天疱疮，抗体 BP180、BP230 均为阳性，电镜下盐裂皮肤表皮侧免疫荧光符合典型特征（图 3.6）。

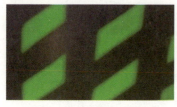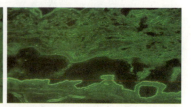

（a）BP180 阳性免疫荧光　　　　　　　　　　　（b）BP230 阳性免疫荧光

图 3.6　自身抗体间接免疫荧光盐裂皮肤表皮侧阳性

⑥皮肤活检：大疱性类天疱疮好发于 60 岁以上人群，但也可见于儿童。IgG 自身抗体结合至某些半桥粒抗原（BPAg1［BP230］，BPAg2［BP180］），导致补体活化以形成表皮下水疱。表皮下形成大疱性类天疱疮水疱（基底膜区的透明层）。大疱性类天疱疮皮肤活检组织学检查可见表皮下张力性水疱，疱顶为完整的表皮，疱液内含嗜酸性粒细胞和中性粒细胞，疱底真皮有炎症细胞浸润（图 3.7）。

⑦骨髓活检病理诊断：（髂后）穿刺纤维脂肪、皮质骨及骨髓组织，骨髓增生稍活跃（造血容量约占 60%），三系可见，粒红比例尚可，各阶段粒细胞均可见，伴一些酸性粒细胞浸润；造红岛散在分布；巨核细胞 2~13 个 /HPF，三系造血细胞形态未见明显异常；间质内一些浆细胞浸润（CD138+，VS38c+，kappa，lambda−，MUClt，约占 30%），未见淀粉样物沉积（刚果红染色为阴性）。综上，骨髓浆细胞增生伴 kappa 轻链限制性表达，考虑有浆细胞疾病，请结合临床及其他检查综合分析。骨髓活检结果与免疫分型及淋巴细胞亚群结果相符合，再次印证患者浆细胞异常增殖的诊断（图 3.8）。

⑧肾脏活检：活检中肾淀粉样变性的总体患病率为 1.6%。AL 是肾淀粉样变性最常见的病因（81%~86%），其次是 AA（7%），然后是 ALECT2（2.5%~2.7%）。AL 淀粉样变性常累及肾小球，出现大量蛋白尿，>65% 的患者有肾病综合征。当淀粉样蛋白沉积主要影响肾小管间质时，例如，在 ALECT2 和 AApoA Ⅰ // Ⅳ，蛋白尿不常见。当蛋白尿伴有全身症状，如心力衰竭、胃肠道症状、神经病变时，应高度怀疑。与其他形式的淀粉样变性患者相比，AL 肾淀粉样变性患者的肾功能下降更迅速，约 25% 的患者发生终末期肾病（end stage renal disease，ESRD）。该患者临床症状与 AL 高度对应，呈多系统受累状

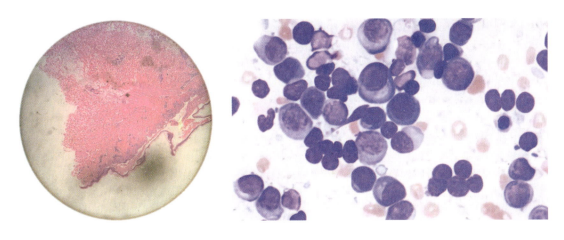

图 3.7　皮肤活检病理　　　　　　　　　　　图 3.8　骨髓活检

态，既往有肾病综合征，大量蛋白尿，且肾脏活检在电镜下符合典型特点。因 AL 累及肾脏致肾病综合征的可能性大。

　　患者后续进行肾活检，结果如下：肾活检组织可见 35 个肾小球，肾小球系膜区轻度无细胞性增宽伴刚果红染色阳性的淀粉样蛋白沉积，节段毛细血管壁可见睫毛状改变。肾小管上皮细胞空泡及颗粒状变性，部分胞质内可见强嗜伊红颗粒，管腔内可见少量 PAS 阳性蛋白管型。肾间质小灶状淋巴、单核细胞浸润伴纤维化。小动脉管壁增厚伴淀粉样蛋白沉积。淀粉样物质在偏振光下呈苹果绿双折光。Von Kossa 染色结果为阴性。免疫组化：C4d（+++），肾小球节段毛细血管壁、系膜区、节段小动脉呈壁颗粒样沉积。病理诊断符合：①早期肾淀粉样变性病（AL-κ 型）；②结合免疫荧光，轻链近端肾小管病（LCPT）待除外，待电镜及免疫电镜进一步检查（图 3.9）。

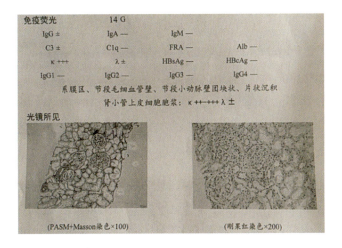

图 3.9　肾脏活检

本例患者既往确诊为肾病综合征，24 h 尿蛋白及尿常规蛋白明显升高，此次入院结合其他实验室及病理活检考虑为系统性轻链型淀粉样变（κ 型）。且该患者本身确诊为 BP，BP 可能会促进一系列炎症介质分泌，进而致 AL 型淀粉样变。这种淀粉样变可累及多个器官，从而引起肾病综合征及心脏淀粉样变。

2. 临床案例分析

补充肾脏活检病理检查，病理结果回报符合淀粉样变累及肾脏表现。肾脏活检：间质可见限制性表达浆细胞浸润（占 30%）；肾脏穿刺活检，光镜：符合早期肾淀粉样变性病（AL-κ 型），结合免疫荧光，轻链近端肾小管病（LCPT）待除外。肾脏穿刺电镜符合肾淀粉样变性病。光镜：符合早期肾淀粉样变性病（AL-κ 型），结合免疫荧光，轻链近端肾小管病（LCPT）待除外。综上考虑诊断为系统性淀粉样变性（AL-κ 型）伴浆细胞增多。

结合患者病史、症状、体征及实验室检查结果，患者轻链 κ 蛋白明显异常，NT-proBNP 显著升高，血清电泳、免疫分型及骨髓活检均相符，且超声心动图及肾脏活检也再次印证此诊断。临床症状方面，患者不存在典型的多发性骨髓瘤症状，且免疫分型及活检显示骨髓单克隆浆细胞比例不足 10%，故排除多发性骨髓瘤。而继发性单克隆免疫球蛋白增多症多偶见于慢性肝炎、自身免疫病、B 细胞淋巴瘤和白血病等，无克隆性骨髓瘤细胞增生。虽然该患者合并自身免疫病 BP，但结合病理活检结果更应考虑为系统性轻链型淀粉样变性（AL-κ 型，累及心脏、肾脏）（梅奥 2004 分期Ⅲ b 期，梅奥 2012 分期Ⅳ期）。

知识拓展

淀粉样变性是一类复杂性疾病，由于蛋白质错误折叠，形成不溶性细胞外纤维，破坏组织结构，从而导致器官功能障碍。其诊断极具挑战，因其症状非特异性，可累及多系统，主要是心脏、神经系统、胃肠道和肾脏。经常将其归因于其他更常见的疾病原因，而不考虑淀粉样变性。其中轻链型（AL）淀粉样变性、转甲状腺素蛋白（ATTR）型淀粉样变性和血清淀粉样蛋白 A（AA）型淀粉样变性是最常见的淀粉样变性类型。其中 AL 型淀粉样变性是由单克隆免疫球蛋白轻链错误折叠形成淀粉样蛋白，沉积于组织器官，造成组织结构破坏、器官功能障碍并进行性进展的疾病，主要与克隆性浆细胞异常增殖有关，少部分与淋巴细胞增殖性疾病有关。

AL 型淀粉样变性是一种罕见病，欧美国家报道的发病率为 8~10 例 / 百万人年，我国尚无确切的发病率数据，从肾脏活检资料来看，约占继发性肾脏病患者的 4%。AL 型淀粉样变性多见于老年人，诊断中位年龄在 60 岁左右，男性患者比例略高于女性，好发于自身免疫病患者。AL 型淀粉样变性预后具有较大的异质性，严重心脏受累的患者中位生存期不足 1 年。

系统性淀粉样变性的诊断需要逐步分析：全面的病史对于确定器官受累程度和相关潜在疾病至关重要→进行基本调查，以支持最初的临床怀疑和评估器官功能→淀粉样沉积物和淀粉样原纤维蛋白的组织学证明来确认诊断→确定潜在原因。受累器官中淀粉样沉积物的组织学鉴定和分型是淀粉样变性的金标准。当靶器官活检被认为是高风险时，筛查活检，如脂肪抽吸物、胃肠道活检可能识别出具有不同敏感性的淀粉样蛋白。

建议 AL 型淀粉样变性与下列两类疾病作鉴别诊断：一类是其他类型的淀粉样变性，另一类是 M 蛋白相关的其他疾病。其他类型淀粉样变性包括血清淀粉样 A 蛋白（AA）型淀粉样变性、遗传性淀粉样变性和局限性 AL 型淀粉样变性。遗传性淀粉样变性种类较多，需要借助基因分析来进一步确诊。M 蛋白相关疾病的鉴别中，需明确 AL 型淀粉样变性是否继发于血液肿瘤，如多发性骨髓瘤、华氏巨球蛋白血症或 B 细胞淋巴瘤等；还需要与其他累及肾脏的单克隆免疫球蛋白病相鉴别。本案例结合患者的临床表现与病理特点，应属于 AL 型淀粉样变性。

建议对诊断 AL 型淀粉样变性所需的检查分两部分进行，一是确诊 AL 型淀粉样变性所需的检查；二是明确受累组织器官范围及严重程度的相关检查。①组织活检；②淀粉样变性分型检查，包括免疫病理染色、免疫电镜和质谱分析，对受累器官 / 组织进行 κ、λ 轻链的免疫组化或免疫荧光染色，如呈现单一轻链阳性，即可明确诊断为 AL 型淀粉样变性；如在单一轻链之外出现单一重链沉积则诊断为 AHL 淀粉样变性；③ M 蛋白检测及肿瘤筛查：推荐所有患者进行血清 / 尿蛋白电泳、血清 / 尿免疫固定电泳、血清游离轻链、流式细胞学等检查来获取 AL 型淀粉样变性的间接证据；④骨髓荧光原位杂交（FISH）检测。

治疗方面，AL 型淀粉样变性的患者一经确诊，应按照预后分期、受累脏器功能、体能状况及可获得的药物尽早开始治疗。治疗目标是降低体内单克隆免疫球蛋白轻链的水平，阻止淀粉样蛋白在重要脏器的进一步沉积，减轻或逆转因淀粉样蛋白沉积导致的器官功能障碍。分为以下不同的治疗方案：①含蛋白酶体抑制剂方案：包括硼替佐米

（Bortezomib）、伊沙佐米（Ixazomib）等，而对于心脏严重受累的患者（梅奥分期Ⅲ期）使用硼替佐米应从小剂量开始，若能耐受则逐渐加量；②达雷妥尤单抗（DARA）：DARA 是针对浆细胞表面 CD38 抗原的人源化 IgG1-κ 单抗。在初治 AL 型淀粉样变性患者中，前瞻性Ⅲ期临床研究 ANDROMEDA 的结果显示，在环磷酰胺 / 硼替佐米 / 地塞米松（CyBorD）的基础上联合 DARA 皮下注射可使总有效率、器官缓解率以及主要器官无进展生存时间（PFS）得到改善。该患者临床分期为梅奥 2004 分期Ⅲ b 期 梅奥 2012 分期Ⅳ期，拟应用达雷妥尤单抗 + 硼替佐米 + 环磷酰胺 + 地塞米松（VCd）方案，针对 CD38 等进行治疗。对于肾脏受累的支持治疗：以肾病综合征为主要表现的患者主要是利尿治疗，常用的药物有呋塞米、螺内酯、氢氯噻嗪和复方阿米洛利，综合该患者目前的病情，临床应用托拉塞米治疗。用药过程中，应监测容量状态、血压、电解质等指标；心功能不全患者以控制容量为主，避免使用洋地黄类药物或 β 受体阻滞剂，AL 型淀粉样变性导致的心力衰竭患者，因心血管疾病不能耐受原发病的治疗，可以在经验丰富的中心进行心脏移植治疗。

建议治疗期间每个疗程后评估血液学疗效，对于完成治疗后的患者则建议规律随访，每 3~6 个月评估 1 次血液学疗效。建议治疗期间每 3 个月评估 1 次器官功能缓解情况，治疗结束后每 3~6 个月评估 1 次。

案例总结

本病例患者因"周身红丘疹痒 1 年，出现水疱 4 天"入院，患者因皮肤水疱入住皮肤科后，进行一系列相关检查，由异常蛋白尿及电泳轻链 kappa 蛋白的异常从而引出淀粉样变的最终诊断。其既往病史极易被误诊为肾病综合征及肥厚型心肌病，从而忽视尿蛋白及轻链蛋白指标背后的异常。患者患大疱性类天疱疮，此类自身免疫性疾病能够引起 IL-1、IL-6、IL-17 等一系列炎症介质血清水平的变化，而这些炎症细胞因子又会增加肝脏中血清淀粉样蛋白 A（SAA）的合成，从而引发 AA 型淀粉样变（继发性淀粉样变性）。在 M 蛋白相关的疾病中，免疫固定电泳及流式细胞学免疫分型检测表现出了很好的诊断价值，相对于创伤大的病理活检而言，在淀粉样变性的早期诊断方向中起到了一定的明确作用。而在以上几项实验室检查的结果呈现下，骨髓活检及肾脏病理学检查也再次印证了系统性轻链型淀粉样变（κ 型）的临床诊断，针对性地制订治疗方案。该患者由于合并 BP 及淀粉样变，在此类疾病的常规临床治疗中多加用激素类药物及免疫抑制剂，而患者于病程中出现畏寒、发热等炎症反应，急性时相关炎症指标水平均有升高，暂予停用免疫抑制剂以改善炎症。这也再次提示我们，面对病情较为复杂的患者时，治疗方案应结合病情变化综合考虑，检验医师及临床医师之间多进行沟通，共同揭开疾病背后的深层含义。

本案例，启发了我们对检验结果及临床表现的综合认识。在日常工作中，我们应全面综合患者资料，提炼疾病典型症状，对既往病史熟练掌握但不完全依赖，对于异常结果多使用临床思维进行辨析，透过标本探寻疾病的变化，向临床的疾病转归发散思维。在审核实验室结果时，透过表象探寻本源，更好地结合实验室检查及患者的临床表现，给出临床医生更多的鉴别诊断可能，给患者更合理的治疗方案。

专家点评

血液系统疾病种类繁多，病因复杂，有很多的少见病、罕见病，又因诱因繁多而让我们在诊疗时常感困惑，因而在临床诊疗过程中，如何抽丝剥茧，让真正的病因水落石出，是一个不小的挑战。

本案例的诊断难点在于，如何从患者首发异常的皮肤体征及临床症状联系到血液系统的疾病。以 AL 型淀粉样变性为例，系统性轻链型淀粉样变尤其是 κ 型在临床中较为罕见，但继发性 AL 型淀粉样变性则多见于中老年人尤其是自身免疫性疾病患者。本案例患者为中年男性，蛋白尿多年，且既往无糖尿病史，而引起淀粉样变性怀疑的最常见的临床表现是非糖尿病肾病范围蛋白尿。肾性泡沫尿作为肾脏受累的主要症状，见于糖尿病或高血压引起的肾病。肾脏受累可能表现为非选择性蛋白尿超过 500 mg/24 h 或完全的肾病综合征。患者后续入院时逐渐出现乏力、胸闷等症状，也与 AL 型淀粉样变性晕厥、心律失常等临床表现相符，甚至某些心脏严重受累的 AL 型淀粉样变性可表现为心肌梗死或心源性休克。通过尿固定免疫电泳、肾脏活检及免疫分型等实验室检查可以很好地检测出这类浆蛋白异常的疾病。

因此，在临床工作中，检验科与临床科室的沟通协作显得尤为重要，以避免假性结果对患者治疗方面的影响。在发放检验结果前更应考虑此类 IgM κ 型轻链免疫球蛋白病变对其他检测指标的影响。对于该患者其他的临床指标也应进行多重方法学的验证，以保证结果的准确性。

参考文献

［1］ 中国系统性轻链型淀粉样变性协作组，国家肾脏疾病临床医学研究中心，国家血液系统疾病临床医学研究中心. 系统性轻链型淀粉样变性诊断和治疗指南（2021 年修订）［J］. 中华医学杂志，2021，101（22）：1646-1656.

［2］ GERTZ M A, COMENZO R, FALK R H, et al. Definition of organ involvement and treatment response in immunoglobulin light chain amyloidosis（AL）：A consensus opinion from the 10th International Symposium on Amyloid and Amyloidosis［J］. American Journal of Hematology, 2005, 79（4）：319-328.

［3］ GOŚCINIAK P, LARYSZ B, JÓZWA R. Triple-trouble cardiomyopathy：Myocardial infarction, diastolic heart failure, and conduction defects due to amyloidosis associated with multiple myeloma［J］. Kardiologia Polska, 2013, 71（5）：543.

［4］ MIANI D, ROCCO M, ALBERTI E, et al. Amyloidosis of epicardial and intramural coronary arteries as an unusual cause of myocardial infarction and refractory angina pectoris［J］. Italian Heart Journal, 2002, 3（8）：479-482.

［5］ AFZAL A, BRENER S J, NARULA N, et al. Cardiac amyloidosis presenting with cardiogenic shock［J］. American Journal of Therapeutics, 2016, 23（4）：e1060-3.

［6］ MCGILL M R, VIJAYAN A, TRULOCK E P, et al. Falsely elevated plasma creatinine due to an immunoglobulin M paraprotein［J］. American Journal of Kidney Diseases, 2016, 68（5）：789-792.

儿童贫血诊断系统性红斑狼疮1例

4

作　　者：万红[1]，陈洁[2]（西南医科大学附属医院，1检验科；2风湿免疫科）
点评专家：叶婷（西南医科大学附属医院）

前　言

　　患儿，女，8岁。因"面色苍白、头晕5天余"就诊于我院。5天前，患儿无明显诱因出现面色苍白、头晕，在当地卫生院查血常规提示：白细胞（WBC）6.35×10^9/L，红细胞（RBC）2.73×10^{12}/L，血小板（PLT）77×10^9/L，血红蛋白（Hb）80 g/L，C反应蛋白（CRP）13.4 mg/L。为进一步治疗而来我院。初步怀疑为再生障碍性贫血，需进一步完善检查进行诊断与鉴别诊断，以便开展后续治疗。

　　儿童系统性红斑狼疮（childhood systemic lupus erythematosus，cSLE）是一种侵犯多系统和多脏器的自身免疫性疾病，患儿体内存在以抗核抗体（ANA）为代表的多种自身抗体。与成年期发病的患者相比，cSLE病情更凶险，更容易出现肾脏、血液及神经系统受累。

　　再生障碍性贫血（aplastic anemia，AA）是一种骨髓造血衰竭（bone marrow failure，BMF）综合征。AA患者外周血可见三系减少，多部位骨髓增生减低或重度减低。

案例经过

患儿，女，8 岁 10 月。入院症状：精神萎靡，急性病容，中 - 重度贫血貌。既往：约半年前，患儿因跌倒于当地医院查血常规提示血小板减少，具体原因不详，家属未予以重视。现查体：体温 37.6 ℃，心率 124 次 / 分，呼吸 24 次 / 分，体重 19 kg，血压 100/42 mmHg。面色、皮肤苍白，睑结膜、甲床、口唇、耳垂苍白，反应尚可，全身皮肤弹性可，双上肢、双侧膝关节内侧可见散在针尖样出血点，双下肢远端可见散在陈旧性皮损，最大直径约 2 cm，压之不褪色。双侧颈部可扪及数枚肿大淋巴结，大小不等，最大约黄豆大小，活动度可，无粘连、破溃等表现。头颅、五官无畸形，口唇苍白，上颚可见针尖大小出血点，口腔黏膜光滑，上颚部、咽部可见散在出血点，咽部黏膜稍充血，扁桃体 Ⅰ 度肿大，未见脓点附着。双侧足背动脉搏动尚可，心、肺、腹部查体均无异常。入院后完善三大常规、生化、凝血、贫血三项 +PTH、骨髓形态学等再生障碍性贫血评估检查，进行血红蛋白电泳、G6PD 基因 + 酶活性、自身抗体谱 +ANCA、免疫球蛋白 +C3+C4、Coombs 试验、狼疮抗凝物等继发贫血病因的筛查。

实验室结果回报，①骨髓细胞分析：符合增生性骨髓象，骨髓细胞组化染色未见明显异常；②生化提示肾功能下降；③免疫球蛋白 C3 及 C4 降低；④自身抗体谱提示抗 ds-DNA、抗 ANA 阳性，狼疮抗凝物阳性。综合患儿的临床表现和实验室结果，考虑诊断为：系统性红斑狼疮。

案例分析

1. 临床案例分析

根据患儿现有病史，考虑可能为再生障碍性贫血，但患儿血常规未见白细胞计数降低，故依据不足；同时考虑系统性红斑狼疮可能，但患儿无烦躁、颊盘状红斑、蝶形红斑、光过敏、关节红肿、口腔溃疡等表现，需警惕。

完善贫血三项 +PTH、骨髓穿刺、血红蛋白电泳、G6PD 基因 + 酶活性等检查。骨髓细胞学结果符合增生性骨髓象，骨髓细胞组化染色未见明显异常。降钙素原（PCT）0.55 ng/mL；尿蛋白与尿肌酐比值为 5.42；尿蛋白 0.716 g/24 h；尿常规红细胞满视野；心肌损伤标志物检查、血红蛋白电泳、G6PD 基因突变及酶活性检测无异常。患儿入院有发热，血常规提示两系减少，凝血功能异常，降钙素原升高，予以输血、哌拉西林舒巴坦钠抗感染治疗；患儿饮食欠佳，皮肤可见出血点，予以酚磺乙胺预防出血，补液以补充营养；患儿需警惕系统性红斑狼疮引起自身免疫性溶血，予以甲泼尼龙（500 mg）冲击治疗抑制免疫反应、西咪替丁护胃。继续完善自身抗体谱 +ANCA、免疫球蛋白 +C3+C4、Coombs 试验、狼疮抗凝物等检查。

患儿有腹痛、发热，血小板减少，Coombs 试验阳性，提示存在溶血性贫血，尿蛋白 >0.5 g/24 h，补体 C3 及 C4 降低，抗核抗体、抗 dsDNA 抗体阳性，骨髓细胞学结果符合增生性骨髓象，结合患儿的临床表现，经科内讨论后，排除再生障碍性贫血，明确诊断为：① cSLE（重度活动）；②狼疮危象；③狼疮性肾炎；④ EVENS 综合征。加用贝利尤单抗抑制免疫反应，并继续予以丙种球蛋白封闭抗体、甲泼尼龙抑制免疫反应。并予以完善头、胸、腹部 CT，了解有无累及颅内、胸部、腹部，完善远程心电图、心脏彩超了解有无累及心脏，完善脑电图了解有无累及神经系统，必要时需完善脑脊液检查了解有无累及颅脑等。

2. 检验案例分析

（1）一般检查结果中，血常规指标提示存在贫血：红细胞（RBC）1.99×10^{12}/L↓，血红蛋白（Hb）60 g/L↓，血小板（PLT）70×10^9/L↓。生化全项：白蛋白（ALB）32.3 g/L↓，尿素（Urea）15.01 mmol/L↑，尿酸（UA）514.8 mmol/L↑，肌酐（Cre）107.9 mmol/L↑。弥散性血管内凝血（DIC）检查：凝血酶原时间（PT）14.6 s↑，D- 二聚体（D-D）2.58 μg/mL↑，纤维蛋白降解产物（FDP）8.10 μg/mL↑，活化部分凝血活酶时间（APTT）71.8 s↑，血浆纤维蛋白原（Fib）5.44 g/L↑。尿常规检查（干化学法）：尿蛋白（PRO）（+），尿隐血（BLD）（++）；24 h 尿蛋白定量（24h-uTP）0.716 g/24 h↑，尿总蛋白（u-TP）0.651 g/L↑，尿量（NL）1100 mL。Coombs 试验阳性；贫血三项 +PTH：FER 30.99 ng/mL，VitB12>2000.00 pg/mL。骨髓细胞分析：符合增生性骨髓象，骨髓细胞组化染色未见明显异常（图 4.1）。

（2）为明确诊断，继续完善检查结果如下。

①免疫球蛋白 +C3+C4：IgG 22.50 g/L↑，C3 0.277 g/L↓，C4 0.021 g/L↓，IgE 184.0 IU/mL↑（图 4.2）。

细胞名称		髓片		血片
		%	正常范围 %	%
原始血细胞		—	0.08 ± 0.01	—
粒系	原始粒细胞	0.5	0.64 ± 0.33	—
	早幼粒细胞	0.5	1.57 ± 0.60	—
嗜中性	中性中幼	8.0	6.49 ± 2.04	—
	中性晚幼	12.0	7.90 ± 1.97	—
	中性杆状	16.0	23.72 ± 3.50	—
	中性分叶	8.0	9.44 ± 2.92	—
嗜酸性	嗜酸中幼	—	0.38 ± 0.23	—
	嗜酸晚幼	—	0.49 ± 0.32	—
	嗜酸杆状	1.0	1.25 ± 0.61	—
	嗜酸分叶	1.0	0.86 ± 0.61	—
嗜碱性	嗜碱中幼	—	0.02 ± 0.05	—
	嗜碱晚幼	—	0.06 ± 0.07	—
	嗜碱杆状	—	0.06 ± 0.09	—
	嗜碱分叶	—	0.03 ± 0.05	—
红系	原始红细胞	0.5	0.57 ± 0.30	个
	早幼红细胞	0.5	0.92 ± 0.41	个
	中幼红细胞	8.0	7.41 ± 1.91	个
	晚幼红细胞	33.0	10.75 ± 2.36	个
	—	—	—	—
	巨原始红细胞	—	—	个
	巨早幼红细胞	—	—	个
	巨中幼红细胞	—	—	个
粒系：红系		1.1 : 1	3.00 ± 1.00	—

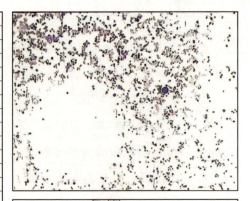

图 4.1　骨髓涂片形态学检查结果

	中文名称	英文名称	结果	单位	参考范围	实验方法
1	"HR" 免疫球蛋白 A	IgA	1.53	g/L	0.52~2.74	散射免疫比浊
2	"HR" 免疫球蛋白 G	IgG	22.50↑	g/L	6.7~15.3	散射免疫比浊
3	"HR" 免疫球蛋白 M	IgM	1.16	g/L	0.48~2.31	散射免疫比浊
4	补体 C3	C3	0.277↓	g/L	0.9~1.8	散射免疫比浊
5	补体 C4	C4	0.021↓	g/L	0.1~0.4	散射免疫比浊
6	免疫球蛋白 E	IgE	184.0↑	IU/mL	0~90	散射免疫比浊

图 4.2　免疫球蛋白 +C3+C4 检测结果

②自身抗体谱 +ANCA：ANA 阳性（+），Anti-dsDNA（++），Anti-Nuclesome（++），Anti-Histone（++），p-ANCA 阳性（+），ANA 1：3200，ANA 均质型（图 4.3）。

③狼疮抗凝物：狼疮抗凝物阳性。

本例患儿的贫血样貌通过抽丝剥茧，最终找出贫血的原发灶。一种疾病有多个表现，应综合判断分析，用相关性检测方法加以证实。

	中文名称	英文名称	结果	参考范围	实验方法
1	抗核抗体	ANA	阳性（+）	阴性（−）	免疫荧光
2	ANA 主要荧光模型	ANA	均质型		免疫荧光
3	ANA 次要荧光模型	ANA	胞浆颗粒型		免疫荧光
4	ANA 滴度	ANA	1 ∶ 3200	<1 ∶ 100	免疫荧光
5	抗核糖核蛋白抗体	Anti-nRNP/Sm	阴性（−）	阴性（−）	免疫印迹
6	抗 Sm 抗体	Anti-Sm	阴性（−）	阴性（−）	免疫印迹
7	抗 SS-A 抗体	Anti-SS-A	阴性（−）	阴性（−）	免疫印迹
8	抗 Ro-52 抗体	Anti-Ro-52	阴性（−）	阴性（−）	免疫印迹
9	抗 SS-B 抗体	Anti-SS-B	阴性（−）	阴性（−）	免疫印迹
10	抗 Scl-70 抗体	Anti-Scl-70	阴性（−）	阴性（−）	免疫印迹
11	抗 PM-Scl 抗体	Anti PM Sel	阴性（−）	阴性（−）	免疫印迹
12	抗 Jo-1 抗体	Anti-Jo-1	阴性（−）	阴性（−）	免疫印迹
13	抗着丝点抗体 B	Anti-CENP B	阴性（−）	阴性（−）	免疫印迹
14	抗增殖细胞核抗原抗体	Anti-PCNA	阴性（−）	阴性（−）	免疫印迹
15	抗双链 DNA 抗体	Anti-ds-DNA	++	阴性（−）	免疫印迹
16	抗核小体抗体	Anti-Nuclesome		阴性（−）	免疫印迹
17	抗组蛋白抗体	Anti-Histone-I		阴性（−）	免疫印迹
18	抗核糖体 P 蛋白抗体	Anti-RIB P	阴性（−）	阴性（−）	免疫印迹
19	抗线粒体 M2 抗体	Anti-AMA M2	−	阴性（−）	免疫印迹
20	核周型抗中性粒细胞胞浆抗体	p-ANCA	阳性（+）	阴性（−）	免疫荧光
21	胞浆型抗中性粒细胞胞浆抗体	c-ANCA	弱阳性	阴性（−）	免疫荧光
22	抗髓过氧化物酶抗体	Anti-MPO	弱阳性	阴性（−）	免疫印迹
23	抗蛋白酶 3 抗体	Anti-PR3	阴性（−）	阴性（−）	免疫印迹
24	抗肾小球基底膜抗体	Anti-GBM	阴性（−）	阴性（−）	免疫印迹

图 4.3　自身抗体谱检测结果

知识拓展

　　系统性红斑狼疮（systemic lupus erythematosus，SLE）是一种因免疫系统异常激活而攻击自身组织导致的慢性弥漫性结缔组织病，易发于育龄期女性。cSLE 占总 SLE 病例数的 10%~20%，发病高峰在 12~14 岁。cSLE 的首发症状各异，临床表现多样，特点为多系统、多器官损害，大部分患儿为亚急性起病，常见的表现有食欲不振、淋巴结肿大等全身症状；蝶形红斑，雷诺现象，出血性紫癜，口腔黏膜、硬腭、软腭、手掌、足底出现红斑等皮肤黏膜症状；关节炎、关节痛、肌肉痛等肌肉骨骼症状；血尿、蛋白尿、狼疮性肾炎、肾病综合征等肾脏受累表现；腹痛、腹泻、呕吐等消化系统受累表现；发热、咳嗽、胸痛等肺部或胸膜受累表现；贫血、血小板减少、淋巴细胞减少等血液系统受累表现；神经系统、内分泌系统、眼部症状等多器官系统表现。同时可合并感染、抗磷脂综合征、血栓性微血管病等，病情凶险，致残、致死率高。怀疑为 cSLE 时，需及时完善自身抗体谱、狼疮抗凝物、尿蛋白、免疫球蛋白及补体 Coombs 试验等相关检查。其诊断标准参照表 4.1，要求至少包括 1 条临床分类标准以及总分 ≥ 10 分可诊断，联合应用 3 种标准以防止漏诊。皮疹加重、关节肿痛和大量脱发可提示疾病活动；红细胞沉降率加快、白细胞和 / 或血小板减少、溶血性贫血（血红蛋白下降、网织红细胞增高及 Coombs 试验阳性）、补体降低，抗 dsDNA 抗体阳性等也可提示疾病活动。cSLE 强调达标治疗理念，目标是：控制临床症状，提高生活质量；减少疾病活动造成的脏器损害；降低复发率和远期死亡率。使用糖皮质激素、免疫抑制剂、靶向性生物制剂对 SLE 进行治疗，同时需针对不同受累脏器进行针对性治疗，并卧床休息，避免劳累。

表 4.1　SLE 诊断标准

临床领域或标准	定义	权重
全身状况	发热	2
皮肤黏膜	非瘢痕性脱发	2
	口腔溃疡	2
	亚急性皮肤狼疮或盘状狼疮	4
	急性皮肤狼疮	6
关节	>2 个关节滑膜炎 / 肿胀 / 积液，>2 个关节活动受限加晨僵 >30 min	6
神经系统	谵妄	2
	精神异常	3
	癫痫	5
浆膜炎	胸膜积液或心包积液	5
	急性心包炎	6
血液系统	白细胞减少症 <4×10^9/L	3
	血小板减少症 <100×10^9/L	4
	溶血性贫血	4
肾脏	蛋白尿 >0.5 g/24 h	4
	肾活检：Ⅱ型或Ⅴ型 LN	8
	肾活检：Ⅲ型或Ⅳ型 LN	10

续表

临床领域或标准	定义	权重
抗磷脂抗体	抗心磷脂抗体或抗 β₂ 糖蛋白或狼疮抗凝物阳性	2
补体	低 C3 或低 C4	3
	低 C3 或低 C4	4
特异抗体	抗 ds-DNA 抗体阳性	6
	抗 Smith 抗体阳性	6

案例总结

本例患儿最初考虑再生障碍性贫血可能，但其白细胞数未减少，骨髓为增生性骨髓象，故不符合，结合其临床表现、体征及其余辅助检查结果，尿常规、尿蛋白异常，Coombs 试验阳性，自身抗体谱异常，补体水平下降，狼疮抗凝物增加等，诊断为 cSLE，明确贫血的类型、原因及与 SLE 的关系。在诊疗过程中，我们与其管床医生针对实验室检查结果进行沟通，一步步完善相关检查，探索患儿贫血的真相，最终明确诊断并进行针对性治疗。由此案例可见，检验科人员不仅要有扎实的理论基础和工作经验，还需在疾病的诊疗中与临床进行及时沟通，主动向临床医生提出进一步检查建议，才能将检查结果和患者临床表现相结合，对疑难病例做出综合分析，从而尽快得到正确的诊断。

专家点评

cSLE 有多器官系统受累表现，病情凶险，致残、致死率高，早期明确诊断并控制临床症状，对提高患者生活质量、减少疾病造成的脏器损害、降低死亡率至关重要。本例患儿临床表现较不典型，初期考虑可能为 AA 等血液系统疾病，但依据不足。结合患儿病史与实验室检查结果，我们认为临床需警惕患儿存在 SLE 等自身免疫性疾病的可能。在检验科与管床医生及时沟通后，进一步完善 Coombs 试验、自身抗体谱 +ANCA、狼疮抗凝物等相关检查，最终明确诊断为 cSLE，体现了检验与临床及时、有效沟通在疾病诊疗中的重要性与必要性。

参考文献

［1］ 中华医学会儿科学分会风湿病学组，中国医师协会风湿免疫科医师分会儿科学组，海峡两岸医药卫生交流协会风湿免疫病学专业委员会儿童学组，等 . 儿童系统性红斑狼疮临床诊断与治疗专家共识（2022 版）［J］. 中华实用儿科临床杂志，2022，37（09）：641-652.

［2］ AMBROSE N，MORGAN T A，GALLOWAY J，et al. Differences in disease phenotype and severity in SLE across age groups［J］. Lupus，2016，25（14）：1542-1550.

［3］ TUCKER L B，URIBE A G，FERNÁNDEZ M，et al. Adolescent onset of lupus results in more aggressive disease and worse outcomes：Results of a nested matched case-control study within LUMINA，a multiethnic US cohort（LUMINA LVII）［J］. Lupus，2008，17（4）：314-322.

［4］ 中华医学会血液学分会红细胞疾病（贫血）学组，付蓉，李莉娟，等 . 再生障碍性贫血诊断与治疗中国指南（2022 年版）［J］. 中华血液学杂志，2022，43（11）：881-888

［5］ HARRY O，YASIN S，BRUNNER H. Childhood-Onset systemic lupus erythematosus：A review and update［J］. Journal of Pediatrics，2018，196：22-30.

系统性红斑狼疮并发类远达性视网膜病变1例

5

作　者：赵文玲[1]，伍叶[2]（四川大学华西医院，1实验医学科；2眼科）

点评专家：苏真珍（四川大学华西医院）

前　言

患者，女，56岁。10年前以"口干，伴间断多关节疼痛"起病，主要为双手指间关节、肘关节、肩关节、膝关节，偶有关节肿胀，伴晨僵，夜间疼痛尤甚。诊断为"干燥综合征"并予以强的松、白芍总苷胶囊、羟氯喹、茴三硫片、阿法骨化醇等治疗，关节疼痛好转后自行停药，未随诊。5月前再次出现关节肿痛，10天前出现颜面水肿，久站后双下肢水肿，平躺后下肢水肿好转，双眼外侧球结膜水肿，视物模糊，伴口干、脱发、龋齿、头痛，偶感恶心，食欲减退，偶有眼干、眼痒，考虑干燥综合征复发，需进一步评估是否合并其他自身免疫性疾病。

案例经过

如前所述，患者入院查体显示生命体征平稳，神志清楚，全身皮肤未见皮疹，颜面水肿，双眼颞侧球结膜水肿，可见水疱，舌尖可见一突起肉团，龋齿，双肺呼吸音低，未闻及干、湿啰音，心腹查体未见异常，关节未见异常，病理征阴性。辅助检查结果如下。

CT 结果显示：双肺胸膜下散在实性结节，较大者位于右肺下叶前基底段近斜裂区，长径约 1.0 cm，炎性结节可能；双肺散在炎症；双肺少许肺大泡；心脏未见增大，心包少量积液；升主动脉稍增宽；双侧腋窝及纵隔淋巴结显示增多，部分稍增大；双侧胸腔少量积液；颅内未见确切异常密度影，中线居中，脑室系统形态大小未见明显异常，小脑及脑干因颅骨伪影干扰显示欠清。常规超声心动图结果显示：升主动脉明显增宽，主动脉瓣反流（轻度），左室收缩功能测值正常，心包积液（少量）。彩超结果显示：胆囊壁增厚，脾脏肿大，左肾囊肿，腹腔积液。SPECT 唾液腺显像：双侧腮腺摄取功能重度受损；双侧颌下腺摄取功能中度受损；双侧腮腺、颌下腺排泌功能正常。头颅 MRI 结果显示：双侧额顶叶有少许缺血灶。眼底荧光造影结果显示：双眼类远达性视网膜病变。血红蛋白 101 g/L，血小板 62×10^9/L，淋巴细胞绝对值 0.45×10^9/L，白细胞 1.09×10^9/L，血沉 80 mm/h；钾 3.14 mmol/L，丙氨酸氨基转移酶 63 IU/L，门冬氨酸氨基转移酶 113 IU/L，γ- 谷氨酰转移酶 57 IU/L，白蛋白 25.2 g/L，血清糖类抗原 15-3 25.70 U/mL，游离三碘甲状腺原氨酸 3.03 pmol/L；直接抗人球蛋白试验阳性；尿蛋白量 0.42 g/24 h，尿红细胞 27/HP；大便常规查见似酵母菌；免疫球蛋白 A 6440.00 mg/L，免疫球蛋白 G 28.90 g/L，补体 C3 0.1620 g/L，C4 0.0224 g/L，抗核抗体颗粒型（+）1：1000，抗 ds-DNA 抗体（+）1：10，抗 SS-A 抗体（+），抗核糖体 P 蛋白抗体（++），抗核小体抗体（+），抗组蛋白抗体（+）。自免肝抗体谱、ANCA 筛查、AKA、心肌标志物、BNP、狼疮抗凝物质、抗 CCP、磷脂综合征相关自身抗体未见异常。脑脊液常规检查结果显示：未见核细胞。脑脊液生化结果显示：微量蛋白 2.01 g/L，IgG 合成率 242.130 mg/d，脑脊液白蛋白 1.0200 g/L，脑脊液免疫球蛋白 G 0.9160 g/L。血清蛋白电泳结果显示：未见 M 蛋白。

予以甲泼尼龙 500 mg qd 静滴 3 天后减量为 80 mg qd，并以多烯磷脂酰胆碱、绿汀诺（注射用还原型谷胱甘肽）保肝。入院第 11 天查房时患者诉头痛较前好转，眼干、眼痒较前好转。入院第 12 天复查血常规和肝功能，结果显示：血小板 133×10^9/L，血红蛋白 110 g/L，白细胞 5.27×10^9/L，门冬氨酸氨基转移酶 42 IU/L，丙氨酸氨基转移酶 121 IU/L。入院第 14 天给予环磷酰胺 0.6 g 静滴，并予以呋塞米、螺内酯及玻璃酸钠、氟美童滴眼等对症治疗。入院第 18 天复查肝功能，结果显示：门冬氨酸氨基转移酶 17 IU/L，丙氨酸氨基转移酶 55 IU/L，病情平稳。

根据患者的临床表现及影像、实验室检查结果，综合考虑诊断为：①系统性红斑狼疮；②狼疮性视网膜病变：双眼类远达性视网膜病变；③干燥综合征；④神经精神狼疮综合征；⑤狼疮性肾炎。

案例分析

1. 检验案例分析

一般检查结果中，血常规结果提示患者血液系统受累：血红蛋白 101 g/L↓，血小板 62×10^9/L↓，白细胞 1.09×10^9/L↓，血沉 80 mm/h↑，显示患者三系降低，以血小板和白细胞减少为主。

免疫相关结果异常：免疫球蛋白 A 6440.00 mg/L↑，免疫球蛋白 G 28.90 g/L↑，补体 C3 0.1620 g/L↓，C4 0.0224 g/L↓，抗核抗体颗粒型（＋）1∶1000，抗 ds-DNA 抗体（＋）1∶10，抗 SS-A 抗体（＋），抗核糖体 P 蛋白抗体（＋＋），抗核小体抗体（＋），抗组蛋白抗体（＋）；直接抗人球蛋白试验阳性。提示患者是系统性红斑狼疮患者。

脑脊液相关检查提示患者神经系统受累，脑脊液生化结果显示：微量蛋白 2.01 g/L，IgG 合成率 242.130 mg/d，脑脊液白蛋白 1.0200 g/L，脑脊液免疫球蛋白 G 0.9160 g/L。尿蛋白检查提示患者肾脏受损：24 h 尿蛋白量 0.42 g/24 h。提示自身免疫性疾病患者的中枢神经系统和肾脏均已受损。

2. 临床案例分析

唾液腺核素显像：双侧腮腺摄取功能重度受损；双侧颌下腺摄取功能中度受损；双侧腮腺、颌下腺排泌功能正常。辅助检查结果显示：心包有少量积液，双侧胸腔有少量积液。结合患者以上检验结果及临床症状，该患者诊断为干燥综合征、系统性红斑狼疮，SLE 评分 24 分，提示 SLE 重度活动。

入院后第一次眼科会诊。专科查体结果如下。视力：OD（右眼）0.12，OS（左眼）0.06；角膜荧光素染色检查：右眼（＋），左眼（＋）；泪膜破裂时间测定：右眼 5 s，左眼 4 s；泪液分泌功能测定：右眼 13 mm/5 min，左眼 >30 mm/5 min。考虑诊断为干眼症。建议：热敷双眼，每天 2 次，每次 10 分钟，若患者有眼干、眼痛、异物感等症状，可予以 0.1% 玻璃酸钠滴眼液双眼 qid、氟米龙滴眼液双眼 bid。4 天后专科查房时患者诉近日视力较前下降，再次请眼科会诊协助诊治。眼科会诊阅读患者检查报告：右眼视力 −1.75DS/−0.50DC=1.0（DS 是指近视和远视的度数，DS 前的加号代表远视，减号代表近视；DC 是指散光度数），左眼视力 −2.00DS/−0.75DC=1.0-2；右眼眼压 16.8 mmHg，左眼眼压 18.2 mmHg，眼部 B 超未见明显异常；眼底照相显示：双眼黄斑区模糊；视网膜光学相关断层扫描显示：双眼黄斑区网膜下液性暗区。眼底荧光血管造影显示（图 5.1）：双眼后极部视网膜水肿，早期荧光素渗漏，晚期视盘呈强荧光。诊断：双眼类远达性视网膜病变。

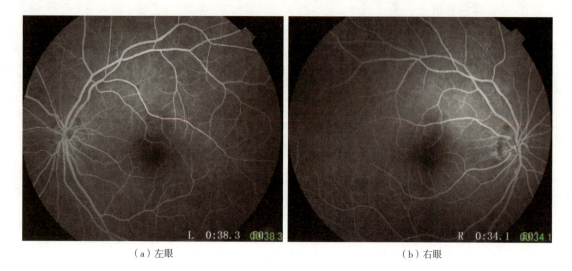

（a）左眼　　　　　　　　　　　　　（b）右眼

图 5.1　患者眼底荧光血管造影

知识拓展

系统性红斑狼疮（systemic lupus erythematosus，SLE）是一种病因未明的全身性自身免疫病，表现为体内存在多种自身抗体和免疫复合物沉积引起的病理损伤。患者可出现多器官、多系统的受累，除皮肤、肾脏、神经系统、血液系统等外，约 1/3 的患者还可合并眼部疾病。约有 0.14%~1% 的 SLE 患者会并发类远达性视网膜病变（purtscher-like retinopathy，PLR），而该病变的 SLE 患者视力预后较差，严重时可致盲，除非患者接受及时的治疗，否则视力的损害将很难恢复。

PLR 是一种由全身系统性疾病（如系统性红斑狼疮、急性胰腺炎、肾衰竭、淋巴细胞增生性疾病、妊娠、产前产后的羊水栓塞等）引起的非外伤性的、特殊的视网膜病变，其眼底改变与远达性视网膜病变非常相似，主要表现为后极部灰白色水肿区伴圆形点状出血及棉绒斑（软性渗出）、Purtscher 斑（黄斑区多灶的视网膜小动脉和小静脉之间的视网膜变白区），伴随小片状出血或视乳头水肿、视网膜小动脉闭塞外观，严重者可出现视网膜中央动脉阻塞。PLR 是 SLE 极少见且严重的并发症，其发病机制尚不明确，多认为与 SLE

产生的免疫复合物沉积和其他抗原抗体结合导致的血管炎、补体激活及血管壁的纤维蛋白样变性、微血管血栓形成等相关。严重的视网膜血管闭塞性病变多为不可逆性的损伤，甚至发展为玻璃体出血、新生血管性青光眼和牵拉性视网膜脱离，最终将导致视力丧失。SLE 并发 PLR 患者的眼微血管检查能够评估患者的视网膜血管密度，可用于早期监测视网膜循环变化，有利于及时发现存在循环变化的高危个体，积极采取适当的治疗可以防止严重眼部病变甚至视力丧失的发展。

案例总结

本病例患者入院时诊断为干燥综合征，眼科诊断为干眼症，入院 4 天视力继续下降，进行相关眼底检查后诊断为 SLE 并发类远达性视网膜病变。提醒临床医生应注意眼科疾病的不同表现，以及了解眼部疾病后是否存在其他基础疾病风险，因为眼部症状可能就是 SLE 的最初症状，延迟诊疗则可能影响患者的最终视力。

由于眼底病变可早于其他的系统性损害之前作为 SLE 首发症状出现，因此，及时诊断、积极治疗无论是对视力的保护还是对患者的全身治疗均具有重大意义。SLE 并发 PLR 是一种极少见的 SLE 并发症，通过本案例的分析，早期识别该类疾病，对患者的诊治具有重要意义。

专家点评

本案例患者是一名 56 岁的女性，10 年前被诊断为干燥综合征，近期因关节肿痛、水肿、视力下降再次就诊。通过详细的临床和实验室检查，最终确诊为干燥综合征合并系统性红斑狼疮。患者存在多系统受累的表现，初次入院时表现为干燥综合征，眼科检查发现干眼症，视力进一步下降后才诊断为 PLR，提示眼科症状在 SLE 诊断中的重要性。

PLR 的主要临床表现包括眼底棉绒斑改变。棉绒斑的病程差异大，有良性和急剧进展两种。如果医生在诊疗过程中发现棉绒斑，需积极寻找导致棉绒斑的具体原因，采取对因治疗。发热性疾病伴严重肌痛后出现的眼部多发性棉绒斑、视网膜出血和视网膜白化伴黄斑水肿的患者，若没有全面、系统的多学科检查可能会被误诊为病毒性视网膜炎。高血压、糖尿病引起的视网膜棉绒斑，控制血压、血糖即可，眼科通常无需特殊治疗。而自身免疫性疾病，如系统性红斑狼疮引发的眼底棉绒斑，则需要及时采取全身抗炎治疗，必要时联合免疫抑制剂治疗。

通过本案例的分析，临床医生应重视 SLE 患者的眼部异常表现，必要时进行全面的眼科检查，早诊断、早治疗，以改善患者预后。

参考文献

［1］ 张苹，翟建昭，张乃丹，等．高通量芯片检测 SLE 家系成员自身抗体的临床价值探讨［J］．国际检验医学杂志，2022，43（3）：296-300，304.

［2］ DOS SANTOS M，VERONESE F V，MORESCO R N. Uric acid and kidney damage in systemic lupus erythematosus［J］.Clinica Chimica Acta，2020，508：197-205.

［3］ WU C，DAI R P，DONG F T，et al. Purtscher-like retinopathy in systemic lupus erythematosus［J］. American Journal of Ophthalmology，2014，158（6）：1335-1341.

［4］ 夏多胜，张文芳，邓围，等．远达性外伤性视网膜病变治疗效果的系统评价［J］.中华眼外伤职业眼病杂志，2016，38（6）：476-480.

［5］ WATSON L，LEONE V，PILKINGTON C，et al. Disease activity，severity，and damage in the UK juvenile-onset systemic lupus erythematosus cohort［J］. Arthritis and Rheumatism，2012，64（7）：2356-2365.

［6］ 戴荣平，董方田，郑霖，等．Purtscher 样视网膜病变［J］:中华眼科杂志，2007（5）：447-450.

［7］ HOLAK H，HOLAK N，HUZARSKA M，et al. Pathogenesis of purtscher's retinopathy and purtscher-like retinopathy［J］. Klinika Oczna，2007，109（1/2/3）：38-45.

［8］ SCHMIDT D，OTTO T. Prognosis and differential diagnosis of purtscher's retinopathy［J］. Der Ophthalmologe，2004，101（6）：576-583.

［9］ ALAHMADI R M，HASHIM R T，ALMOGAIRIN S M，et al. Purtscher-like retinopathy as a first presentation of systematic lupus erythematosus［J］. Annals of Saudi Medicine，2016，36（1）：85-88.

［10］ DAMMACCO R. Systemic lupus erythematosus and ocular involvement：An overview［J］. Clinical and Experimental Medicine，2018，18（2）：135-149.

［11］ TALAT L，LIGHTMAN S，TOMKINS-NETZER O. Ischemic retinal vasculitis and its management［J］. Journal of Ophthalmology，2014，2014：197675.

［12］ SHI W Q，HAN T，LIU R，et al. Retinal microvasculature and conjunctival vessel alterations in patients with systemic lupus erythematosus-an optical coherence tomography angiography study ［J］. Frontiers in Medicine，2021，8：724283.

［13］ 蔡心珍，倪军，沈连军，等．系统性红斑狼疮患者抗磷脂抗体表达的相关性研究［J］.临床血液学杂志，2016，29（3）：204-206.

免疫监测辅助难治性寻常型天疱疮诊疗的案例 1 例

6

作　　者：严琳 [1]，冯伟华 [1]，李薇 [2]（四川大学华西医院，1 实验医学科；2 皮肤科）

点评专家：李壹（四川大学华西医院）

前　言

　　患者，女，32 岁。2020 年 9 月口腔黏膜出现糜烂，10 月躯干出现水疱，2020 年 11 月 4 日于华西医院皮肤科就诊，行组织活检，皮肤直接免疫荧光报告显示：角质形成细胞间 IgG 网状阳性，C3 网状阳性，IgM 阴性，血清中天疱疮抗体阳性，确诊为寻常型天疱疮。随后开始激素治疗，或激素联合利妥昔单抗或激素联合多种免疫抑制剂治疗，或环磷酰胺冲击治疗等，但效果都不佳，病情反复，易出现感染，下一步如何更好监测与评估患者治疗情况？

案例经过

　　如前所述，患者经皮肤活检后免疫荧光染色显示：角质形成细胞间有免疫球蛋白沉积（图 6.1），同时血清抗体桥粒芯糖蛋白 1 和 3（Dsg1 以及 Dsg3）抗体水平均 >100 U/mL（图 6.2），最终确诊为"寻常型天疱疮"。

　　患者在治疗期间因效果不佳，故采用多种方案。2020 年 11 月 11 日，开始启动强

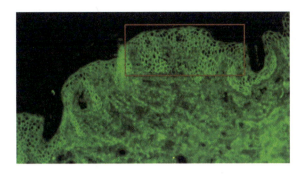

图 6.1 皮肤组织直接免疫荧光角质形成细胞之间的 IgG 沉积

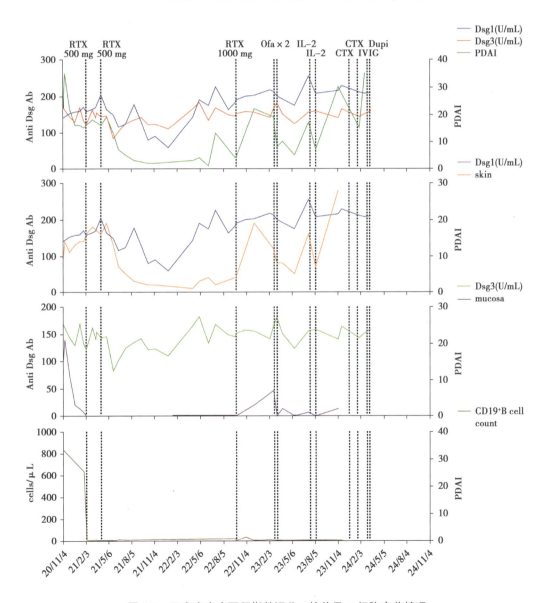

图 6.2 天疱疮疾病面积指数评分、抗体及 B 细胞变化情况

的松治疗（起始剂量 45 mg/d），因效果不佳，2021 年 2 月 5 日，入院接受利妥昔单抗 500 mg 静脉输注，两个月后口腔黏膜完全愈合，但皮肤仍有新发水疱。2021 年 4 月 6 日，患者再次接受利妥昔单抗 600 mg 静脉输注。此后 1 年，原有皮损逐渐愈合，但胸部、头面部部分皮损糜烂持续存在，激素治疗逐渐减量。激素减量期间皮肤偶有新发皮损，其间出现高血压、库欣综合征、白内障、停经、痤疮等激素相关不良反应，先后激素联合甲氨蝶呤、羟氯喹、硫唑嘌呤辅助免疫抑制治疗。2022 年 5 月，新发皮损开始增多，2022 年 9 月 25 日，患者入院接受利妥昔单抗输注 1000 mg，强的松 15 mg，后加用环孢素，皮损无明显变化。2023 年 2 月 22 日，复诊时皮肤、黏膜再次出现较多新发病损，激素剂量加至甲泼尼龙 24 mg/d。2023 年 2 月 24 日、2023 年 3 月 8 日分别接受利妥昔单抗治疗，四肢皮损有所好转，头面部、胸部顽固病灶持续未愈合，强的松 25 mg/d 维持治疗 4 个月。2023 年 7 月 12 日，躯干、四肢再次出现多处新发皮损，原有皮损扩大，2023 年 7 月 17 日，接受重组人白细胞介素 -2（IL-2）皮下注射 20 mg，病情有所控制，强的松减至 20 mg/d，2023 年 8 月 9 日，接受第二次重组人 IL-2 皮下注射 20 mg，继续强的松 20 mg/d。治疗 3 个月，原有皮损无明显改变。2023 年 11 月 8 日，复诊时头面部、四肢、躯干、口腔黏膜较多新发病损，强的松加至 40 mg/d，联合吗替麦考酚酯治疗 1 个月，无明显好转。2023 年 12 月 26 日、2024 年 1 月 23 日，外院接受环磷酰胺冲击治疗，病情稍控制。2024 年 2 月 23 日，因疾病突然明显加重，全身新发多处红斑、糜烂、皮肤大面积感染于我院住院治疗，住院期间先后接受静脉注射免疫球蛋白、度普利尤单抗、托法替布，强的松 25 mg/d。2024 年 3 月 20 日，出院时皮损部分好转，躯干仍有新发红斑、水疱。出院带药强的松 25 mg/d，维持至今。目前皮肤仍有新发水疱，胸部、头皮多处糜烂未愈合。

鉴于多种免疫抑制治疗方式效果不佳，联合治疗中天疱疮致病自身抗体监测发现，抗体桥粒芯糖蛋白 1 和 3（Dsg1 及 Dsg3）抗体水平在一定程度上可反映疾病的治疗效果；利妥昔单抗治疗后的 B 淋巴细胞绝对计数及亚型分析可辅助判断药物效应。

案例分析

1. 检验案例分析

（1）外周血 B 细胞绝对计数的监测。

患者在初次启用利妥昔单抗前后，实验室持续动态监测 B 细胞绝对计数，如图 6.3 所示。在使用后利妥昔单抗 600 mg 静脉输注后，B 细胞的绝对数量降至 10 个 /μL，之后持续使用利妥昔单抗 600 mg 静脉输注，B 细胞的数量持续低于 10 个 /μL，然而患者的临床症状并未得到改善。随后将利妥昔单抗输注的剂量提高至 1000 mg，B 细胞的数量降至 5 个 /μL 以下，然而皮损未见明显变化，提示外周 B 细胞的数量在利妥昔单抗使用以后，降至检测底限。B 细胞绝对计数能很好地反映利妥昔单抗治疗药物效应，但本案例并未显示其在治疗效果评估中的优势。分析原因，本案例的患者胸部、头面部的反复难愈提示可能存在皮损部位的异位淋巴结构，导致局部 B 细胞活化及高水平自身抗体，并促进机体皮肤免疫损伤持续存在。

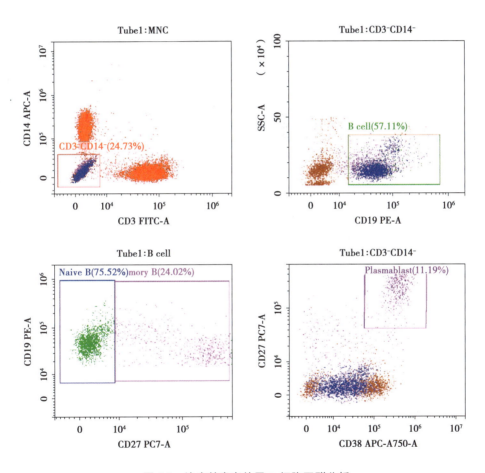

图 6.3　治疗前患者外周 B 细胞亚群分析

（2）外周血抗体的监测。

天疱疮发病机制尚不清楚，目前认为抗桥粒芯糖蛋白 1 和 3（Dsg1 以及 Dsg3）抗体在诱发天疱疮水疱形成中起了主要作用。抗 Dsg1 抗体和抗 Dsg3 抗体定量检测，其水平与寻常型天疱疮（pemphigus vulgaris，PV）疾病活动度、疾病严重程度及疾病治疗效果相关，可用于 PV 治疗监测。《寻常型天疱疮诊断和治疗专家建议（2020）》中指出，"对同一患者在治疗的不同阶段，抗 Dsg 抗体水平可作为病情评估指标。如果在治疗期间抗体水平上升，提示病情可能复发或加重，需密切随访"。本案例中患者在初次启用利妥昔单抗前后，实验室指标持续动态的监测自身抗体桥粒芯糖蛋白 1 和 3（Dsg1 以及 Dsg3）抗体，在利妥昔单抗治疗早期有所降低，但 2022 年 5 月后升高并维持中高水平，其后随着治疗的进程未出现显著降低，与患者的病情一致。

（3）外周血调节性 T 细胞的监测。

患者使用低剂量 IL-2 治疗的过程中，持续监测 Treg 细胞的数量，如图 6.4 所示，治疗后 Treg 细胞的数量持续升高至 38 个 /μL，绝对计数的表达较百分率更为敏感。

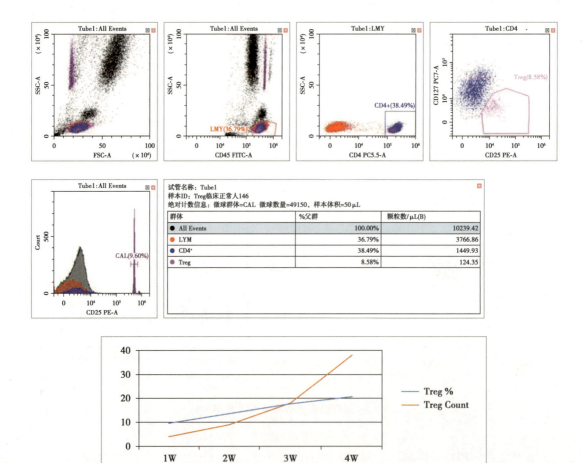

图 6.4 外周血 Treg 细胞方案配色以及水平的变化

2. 临床案例分析

寻常型天疱疮的诊断标准包括临床表现、组织病理与免疫诊断指标（血清抗表皮细胞间抗体或抗桥粒芯抗体等）。免疫诊断指标（3 项）中的两项均为血清学中自身抗体指标，且免疫诊断指标是必备项。血清自身抗体检测是寻常型天疱疮诊断的重要指标。本案例患者口腔黏膜糜烂，躯干出现水疱，皮肤免疫荧光染色显示角质形成细胞间 IgG 网状阳性，C3 网状阳性；血清中抗 Dsg1 和 Dsg3 抗体均明显升高，其 PV 诊断明确。

系统应用糖皮质激素是 PV 的一线治疗药物。此外，建议对中重度患者早期应用免疫抑制剂（因为免疫抑制剂起效大约需要 1~2 个月）。常用的免疫抑制剂包括吗替麦考酚酯、甲氨蝶呤、硫唑嘌呤、环磷酰胺、环孢素等。生物制剂利妥昔单抗通常作为系统糖皮质激素联合药物，也可和静脉滴注免疫球蛋白（IVIG）或免疫吸附联合用药。其他疗法还包括血浆置换、免疫吸附、干细胞移植等。

本案例中患者采用多种治疗方式，其中包括利妥昔单抗和 IL-2 治疗。利妥昔单抗，是一种嵌合鼠 / 人的抗 CD20 分子单克隆抗体，能特异性地与跨膜抗原 CD20 结合。CD20 抗原位于前 B 和成熟 B 淋巴细胞的表面，而造血干细胞、正常浆细胞或其他正常组织不表达 CD20。利妥昔单抗与 B 淋巴细胞上的 CD20 结合，并引发 B 细胞溶解的免疫反应。细胞溶解的可能机制包括补体依赖性的细胞毒性（complement dependent cytotoxicity，CDC）和抗体依赖的细胞介导的细胞毒性（antibody-dependent cell-mediated cytotoxicity，ADCC）。第一次输注利妥昔单抗后，外周 B 淋巴细胞计数明显下降，低于正常水平，6 个月后开始恢复，治疗完成后，通常 12 个月之内恢复正常。在使用 CD20 治疗前以及治疗过程中动态监测 B 细胞的百分率，尤其是绝对计数的值。

低剂量的 IL-2 主要促进 Treg 细胞的分化和扩增。Treg 细胞在维持免疫耐受、预防自身免疫疾病和抑制炎症反应方面发挥着关键作用，相关指南推荐在使用低剂量 IL-2 的过程中，动态监测 Treg 细胞的量。治疗前以及治疗过程中动态监测 Treg 的百分率，尤其是绝对计数的值。治疗早期 Treg 细胞的数量越低，越有使用低剂量 IL-2 调节免疫治疗的价值，同时在治疗的过程中使用绝对计数较百分率更有指导价值。

《寻常型天疱疮诊断和治疗专家建议（2020）》中指出，PV 病情评估指标包括以下几个方面。①临床评估指标：目前有多种评估体系，但以天疱疮疾病面积指数（pemphigus disease area index，PDAI）应用最多，是目前国际上公认的天疱疮病情评估方法。PDAI 0~8 分为轻度，9~24 分为中度，≥ 25 分为重度。此外，还有我国学者提出的按照皮损受累面积占体表面积（BSA）百分比的方法，以及日本学者提出的天疱疮病情严重程度评分

（JPDSS）。本案例中采用了 PADI 评分。②实验室评估指标：对同一患者在治疗的不同阶段，抗 Dsg 抗体水平可作为病情评估指标。如果在治疗期间抗体水平上升，提示病情可能复发或加重，需密切随访。本案例中血清抗 Dsg 抗体定量分析提示，治疗后药物效应显著，同时 PADI 和抗 Dsg 抗体提示的治疗效应并不佳。因此，注意采用适宜指标评估相应的效应作用。

知识拓展

寻常型天疱疮是一组罕见的、危及生命的自身免疫性皮肤病，主要表现为皮肤黏膜出现松弛性水疱、大疱、血疱，破溃后形成糜烂。其组织病理学特点是皮肤角质形成细胞和黏膜复层鳞状细胞间黏附功能丧失，引起表皮内水疱形成。以 IgG 为主的自身抗体和产生抗体的 B 细胞在天疱疮的发病机制中发挥关键作用。桥粒是连接相邻角质形成细胞 / 复层鳞状上皮细胞，维持皮肤黏膜正常黏附功能的重要结构，自身抗体作用于桥粒的胞外结构域桥粒芯糖蛋白 1 和 3，引起棘层松解和表皮内水疱形成。PV 的治疗一般首选糖皮质激素，在激素治疗无效或效果不佳时考虑联合使用免疫抑制剂，如硫唑嘌呤、吗替麦考酚酯、环孢素、环磷酰胺等，对于一些难治性天疱疮患者，利妥昔单抗、血浆置换、免疫球蛋白冲击治疗等是有效的治疗方式。使用利妥昔单抗的患者，12 个月的完全缓解率达 70%~80%，24 个月的长期完全缓解率达 89%。然而，仍有部分难治性 PV 患者对多种治疗反应不佳或病情反复发作，对这部分患者免疫细胞亚群的分析以及持续监测有助于探索疾病活动、预测疾病预后、进一步指导该病的个体化精细治疗。

本案例患者使用了近一年多的 CD20 单抗治疗，外周血 B 细胞也一直处于低限，然而抗体的水平却一直处于高限，我们需要分析是否抗体产生的浆细胞阶段没有得到很好的控制。这些自身的抗体主要是由 B 细胞发育、分化、活化转化成浆细胞，最后浆细胞再分泌出很多的自身抗体。因此，天疱疮患者的疾病活动度和浆母细胞以及短寿浆细胞分泌的抗体水平密切相关。B 细胞在骨髓中从 Pro-B 细胞（祖 B 细胞）发育为 Pre-B 细胞（前 B 细胞），部分前 B 细胞会进入外周，并发育成熟为 Naive B 细胞（初始 B 细胞）。这些 B 细胞转移到淋巴结中，在抗原的刺激和 T 细胞的辅助作用下，成为活化的 B 细胞。有部分转变为记忆 B 细胞，保持在外周血中；有部分活化 B 细胞转变为分泌抗体的短寿命浆细胞，还有部分转变为浆母细胞，进而分化为长寿命浆细胞和浆细胞，归巢骨髓或者炎症组织持续分泌自身抗体。由于骨髓和炎症部位的浆细胞是不易检测的，因此，外周血中的浆母细胞检测就变得很有意义了。我们回顾该患者的浆母细胞情况，发现该患者的外周浆母细胞明显升高，后期考虑使用针对浆母细胞的 CD38 单抗辅助治疗，可能为该难治性天疱疮患者的治疗带来新机会。

案例总结

本案例是一名经过多种治疗病情仍反复发作的寻常型天疱疮（PV）患者，在我院确诊 PV 3 余年，既往曾先后使用糖皮质激素、利妥昔单抗、丙种球蛋白冲击、甲氨蝶呤、盐酸米诺环素、羟氯喹、环孢素、硫唑嘌呤、吗替麦考酚酯、重组人 IL-2、环磷酰胺冲击疗法、托法替布、度普利尤单抗等药物治疗，病情反复。治疗过程中使用 CD20 单抗，效果不佳，B 细胞数量降低但并未出现自身抗体水平明显降低，加之该患者胸部和头部皮肤损伤持续，提示可能存在皮损部位的异位淋巴结构，局部 B 淋巴细胞活化促进自身抗体与皮损持续存在。此时自身抗体（Dsg1 和 Dsg3 抗体）监测可辅助评估 PV 患者的治疗效果，而 B 淋巴细胞绝对计数仅反映药物效果，对于治疗效果评估作用有限。

值得注意的是，在生物治疗时代，外周免疫细胞监测是多种单抗治疗、生物治疗有效的药物效应评估手段，只有药物效应有效时，进一步评估治疗效果才更有意义。因此，本案例中临床采用利妥昔单抗或重组人 IL-2 治疗后均分别采用外周 B 细胞绝对计数和调节性 T 细胞的监测，有效地评估了药物效应。自身抗体定量有效评估了治疗效应。自身免疫性疾病，如天疱疮等的诊疗离不开自身抗体与外周免疫细胞的监测，浆母细胞的监测也可以为疾病疗效提供监测依据，还能为新的治疗选择提供思路和方向。

专家点评

自身免疫性疾病的治疗已经从传统的免疫抑制剂治疗朝着精准靶向治疗的方向发展，目前临床有许多的靶向治疗药物，如靶向 B 细胞以及较多的细胞因子单抗，在精准免疫治疗的同时，精准的免疫监测必不可少，总结起来主要有以下几点。

（1）免疫调节失衡的评估。通过对免疫细胞精细亚群的检测，可以评估免疫调节的失衡情况。在天疱疮中，可能存在精细亚群异常增加或减少的情况，进而影响免疫系统的稳定性，促进疾病的发展。

（2）预测疾病的发展趋势。免疫细胞精细亚群的分析有助于预测天疱疮的发展趋势。某些特定的 T 细胞亚群异常可能与疾病的严重程度或预后相关，因此，可以通过检测免疫细胞精细亚群分群来评估患者病情的进展和预后。

（3）制定个体化治疗方案。根据精细亚群的分析结果，可以为天疱疮患者制订个体化的治疗方案。针对不同的免疫细胞精细亚群异常，可以选择相应的免疫调节治疗或免疫抑制剂，以达到最佳的治疗效果。

（4）监测治疗效果。定期监测免疫细胞精细亚群分群的变化有助于评估治疗效果。通过跟踪 T 细胞精细亚群的动态变化，可以及时调整治疗方案，确保患者获得最佳的治疗效果，减少并发症的发生。

参考文献

［1］ MURRELL D F，PEÑA S，JOLY P，et al. Diagnosis and management of pemphigus：Recommendations of an international panel of experts［J］. Journal of the American Academy of Dermatology，2020，82（3）：575-585.

［2］ PASCAL J，MAUD M V，CATHERINE P. First-line rituximab combined with short-term prednisone versus prednisone alone for the treatment of pemphigus（Ritux 3）：A prospective，multicentre，parallel-group，open-label randomised trial［J］.Lancet，2017，389（10083）：2031-2040.

［3］ WERTH V P，JOLY P，MIMOUNI D，et al. Rituximab versus mycophenolate mofetil in patients with pemphigus vulgaris［J］. New England Journal of Medicine，2021，384（24）：2295-2305.

新生儿红斑狼疮并发血小板减少 1例

7

作　　者：郜秀盼[1]，刘成博[2]（上海交通大学医学院附属新华医院，1检验科 2 新生儿重症监护室）
点评专家：潘秀军（上海交通大学医学院附属新华医院）

前　言

患儿系 G1P1，胎龄 38^{+1} 周，顺产出生，出生后 6 小时全身出现散在皮疹，急查血常规提示血小板计数为 24×10^9/L，初步诊断考虑为"血小板减低"，原因待查。入院后患儿血小板持续减低，甚至出现脑室出血，输注血小板后，指标短暂纠正但仍呈下降趋势。究竟是什么原因导致该患儿出现血小板持续降低呢？

案例经过

患儿，女，年龄 1 天，因"全身散在皮疹 10 小时"收治入院。患儿胎龄 38^{+1} 周，顺产出生，当日发病，出生体重 2940 g，Apgar 9 分，羊水Ⅲ度，脐带、胎盘无异常。出生后患儿生命体征平稳，出生后 6 小时全身出现散在皮疹，颜面部为主，按之不褪色，急查血常规提示血小板计数为 24×10^9/L，为求进一步诊治，于出生后 10 小时来院就诊，拟"血小板减低"收治于新生儿重症监护室。

入院查体：患儿神志清，反应可，前囟平软，大小 2.0 cm × 2.0 cm，头围 34 cm。全身散在暗红色斑丘疹，颜面部成片，按之不褪色。双肺呼吸音粗，未闻及干、湿啰音。心率 130 次 / 分，心律齐，心音有力，各瓣膜区未闻及明显的病理性杂音。腹部饱满，肠鸣音可闻及，3~4 次 / 分。肝肋下 3.0 cm，质地尚软，脾肋下 1.0 cm，质地软。四肢肌张力可。拥抱反射（+），觅食（+），吸吮（+），握持（+）。

入院血常规提示血小板计数为 53.00×10^9/L↓，进一步检查发现，天冬氨酸氨基转移酶 66.0 U/L↑，C 反应蛋白 22 mg/L↑，降钙素原 10.79 ng/mL↑，血清淀粉样蛋白 A 58.4 mg/L↑。入院后经抗感染、丙球蛋白、预防出血、保肝、输红细胞等处理后，输注血小板后仍有下降趋势，血小板无明显回升。自身抗体检测结果显示：ANA 荧光检测呈细颗粒型（AC-4），1∶2560 弱阳性，特异性抗体检测抗 SS-A、抗 SS-B 和抗 Ro-52 强阳性。检验科联系患儿母亲进行自身抗体检查，结果发现母女两人自身抗体结果类似，考虑患儿为新生儿狼疮。在患儿母亲妊娠期，自身抗体中的抗 SS-A、抗 SS-B 抗体通过胎盘进入患儿体内，导致患儿发病。通过对症治疗（甲泼尼龙、免疫球蛋白），患儿血小板计数开始缓慢逐步升高至 219×10^9/L，出血点逐渐消退，病情好转出院，后续随访中未出现血小板降低及其他新生儿狼疮常见症状。

案例分析

1. 检验案例分析

患儿以"全身散在皮疹，血小板减少"待查入院，入院后完善实验室检查，结果如下。

（1）血常规。血常规检查结果见表 7.1，血小板计数明显降低（56×10^9/L，重新采血复核后），血涂片中可见血小板数量减少，形态未见明显异常，提示该患儿血小板真性减少。红细胞大小不一。

表 7.1　患儿入院血常规检查结果

项目名称	结果	单位	参考区间
白细胞计数	20.04↑	$\times 10^9$/L	4~10
中性粒细胞百分比	62.7	—	50%~70%
淋巴细胞百分比	27.1	—	20%~40%
单核细胞百分比	8.4↑	—	3%~8%

续表

项目名称	结果	单位	参考区间
嗜酸粒细胞百分比	1.2	—	0.5%~5%
嗜碱粒细胞百分比	0.6	—	0%~1%
红细胞计数	3.26↓	×10^{12}/L	3.5~5
血红蛋白	122	g/L	110~160
血小板计数	53↓	×10^9/L	100~300
平均血小板体积	13↑	fL	7.8~12.5
血小板压积	0.06↓	—	0.1%~0.27%
血小板分布宽度	24.3↑	fL	9~17
网织红细胞	6.55↑	—	0.5%~1.5%

　　入院后持续监测血小板，提示进行性下降，如图 7.1 所示。

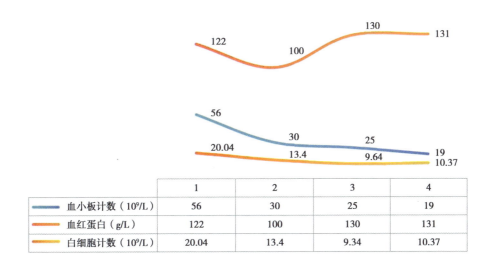

	1	2	3	4
血小板计数（10^9/L）	56	30	25	19
血红蛋白（g/L）	122	100	130	131
白细胞计数（10^9/L）	20.04	13.4	9.34	10.37

图 7.1　患儿入院前四天血小板计数、血红蛋白、白细胞计数的变化情况

　　进行骨髓穿刺，结果显示：①骨髓增生减低，粒、红两系增生减低，巨噬细胞系全片未见。②涂片原始细胞＋幼淋细胞为 15%。

　　（2）肝功能检测。肝功能检查结果见表 7.2，其中天冬氨酸氨基转移酶、γ - 谷氨酰转移酶（GGT）、胆红素升高，白蛋白轻度降低。

表 7.2　患儿入院肝功能检查结果

项目名称	结果	单位	参考区间
胆汁酸	2.7	μmol/L	0~10
丙氨酸氨基转移酶	25.0	U/L	9~52
天冬氨酸氨基转移酶	66.0↑	U/L	14~36
碱性磷酸酶	132↑	U/L	38~126
GGT	319↑	U/L	12~43
总胆红素	27.2↑	μmol/L	3~22
总蛋白	61.8↓	g/L	63~82
白蛋白	34.2↓	g/L	35~50
白球比	1.24↓	—	
肌酸激酶	245.0↑	U/L	30~135
乳酸	2.70↑	mmol/L	0.7~2.1
血氨	14.00	μmol/L	9~30

（3）心肌标志物。心肌标志物检查结果见表 7.3，其中肌红蛋白、肌钙蛋白Ⅰ、NT-proBNP 升高。

表 7.3　患儿心肌标志物检查结果

项目名称	结果	单位	参考区间
肌红蛋白	77.80↑	ng/mL	<70
肌钙蛋白Ⅰ	0.040↑	ng/mL	<0.03
CK-MB	7.7	ng/mL	0~25
NT-proBNP	19163.00↑	pg/mL	<285

（4）感染指标。感染指标检查结果见表 7.4，各项指标均升高。进一步检查病毒指标、血培养及鉴定，结果均为阴性。

表 7.4　患儿感染指标检查结果

项目名称	结果	单位	参考区间
C 反应蛋白（CRP）	22↑	mg/L	<8
降钙素原（PCT）	10.79↑	ng/mL	<0.5
血清淀粉样蛋白 A（SAA）	58.4↑	mg/L	0~10

（5）凝血指标。凝血指标检查结果见表 7.5，APTT 延长、D- 二聚体显著增加。

表 7.5　患儿凝血指标检查结果

项目名称	结果	单位	参考区间
凝血酶原时间（PT）	12.4	s	9~13
活化部分凝血活酶时间（APTT）	42.0 ↑	s	26~39
凝血酶时间（TT）	17.10 ↑	s	12~17
纤维蛋白原（FIB）	2.52	g/L	2~4
D- 二聚体（D-D）	4.04 ↑	mg/L	0~0.5
纤维蛋白降解产物（FDP）	8.23 ↑	mg/L	0~5

（6）自身抗体。抗核抗体：ANA 荧光检测呈细颗粒型（AC-4），1 ∶ 2560 弱阳性，特异性抗体检测抗 SS-A、抗 SS-B 和抗 Ro-52 强阳性，其余靶抗原阴性；抗心磷脂抗体 IgG、IgM 和 IgA 阴性，抗 β2 糖蛋白 1 IgG、IgM 和 IgA 阴性；抗平滑肌抗体、抗线粒体抗体阴性；PR3-ANCA、MPO-ANCA、抗 GBM 抗体阴性；ANCA 阴性。

考虑患儿为新生儿，检验科收到样本后查阅病史，与临床医生积极沟通，探究患儿血小板减少的原因。新生儿血小板减少常见的病因有感染性血小板减少、免疫相关性血小板减少、药物相关性血小板减少、先天性 / 遗传性血小板减少等。需逐步完善相关检查予以明确病因及排除其他疾病。

①感染性血小板减少。患儿入院后完善感染相关指标，结果显示：CRP 22 mg/L ↑，PCT10.79 ng/mL ↑，SAA 58.4 mg/L ↑。根据《新生儿败血症诊断及治疗专家共识（2019 版）》，考虑新生儿败血症。血小板减少是围生期感染的常见并发症，治疗上需要抗感染，并注意监测生命体征以及实验室指标动态变化。

②先天性 / 遗传性 / 新生儿溶血病合并血小板减少。患儿母亲产前血常规检查显示血小板正常且患儿家族中无相关遗传疾病史，相关病史暂不支持该患儿遗传性原因，必要时可行血小板功能检查及相关基因检查，以进一步排除诊断。患儿及母亲完善血型鉴定及抗筛实验，均为 O 型、Rh 阳性，抗筛呈阴性，可初步排除新生儿溶血病合并血小板减少。

③先天被动免疫性血小板减少。可能与母亲患特发性血小板减少性紫癜或系统性红斑狼疮有关，也可能由于母亲血中存在抗血小板抗原的免疫性抗体 IgG 经胎盘进入胎儿体内，破坏血小板，使胎儿出生后血小板减少而出血。该抗体既破坏母亲血小板，也破坏患儿血小板。临床表现与同族免疫性血小板减少性紫癜相似。

该患儿血小板减少，经进一步完善自身抗体相关检查指标，ANA 呈现高滴度的细颗粒型，应进一步明确患儿母亲的自身抗体情况及既往病史。检验科进一步联系患儿家属及临床医生进行明确，如图 7.2 所示。

间接免疫法检测 ANA（IIF ANA）结果如图 7.3、表 7.6 所示，母婴结果均为细颗粒型，滴度为 1 ∶ 2560。免疫印迹法进一步明确母女均为抗 SS-A、抗 SS-B、抗 Ro-52 抗体阳性。

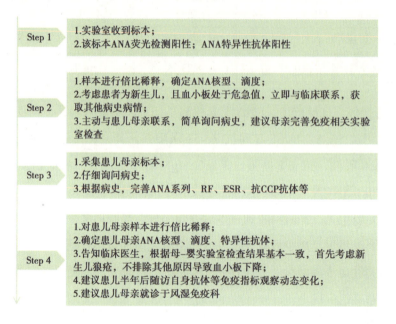

图 7.2　检验科联系临床流程图

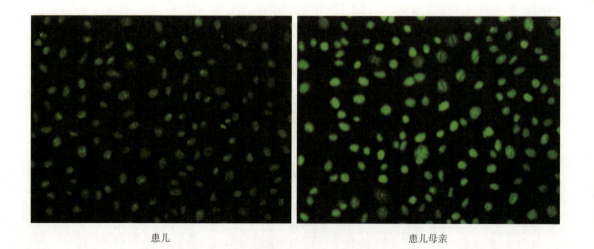

患儿　　　　　　　　　　　　　　　　　　　患儿母亲

图 7.3　患儿及母亲 IIF ANA 结果（均为细颗粒型）

表 7.6　患儿及母亲抗核抗体检查结果

检验项目	患儿	患儿母亲
IIF ANA 结果	细颗粒型（AC-4），1：2560（±）	细颗粒型（AC-4），1：2560（＋）
抗 SS-A 抗体	70.38	57.58
抗 SS-B 抗体	111.31	109.04
抗 Ro-52 抗体	118.94	121.31

　　最后经甲泼尼龙及丙种球蛋白治疗，患儿血小板逐步上升，出院前复查血小板、血红蛋白、白细胞，结果如图 7.4 所示。出院后随访患儿血小板未出现明显下降，结果见表7.7。

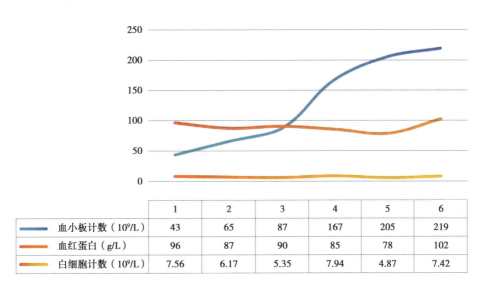

	1	2	3	4	5	6
血小板计数（10⁹/L）	43	65	87	167	205	219
血红蛋白（g/L）	96	87	90	85	78	102
白细胞计数（10⁹/L）	7.56	6.17	5.35	7.94	4.87	7.42

图 7.4　患儿出院前血小板、血红蛋白、白细胞复查情况

表 7.7　患儿出院后随访情况

随访日期	Hb（g/L）	PLT（×10⁹/L）	其他
3 月 3 日	108	243	
3 月 10 日	96	225	颅内超声：未见明显异常
3 月 17 日	96	190	
3 月 24 日	91	210	
3 月 31 日	102	248	
4 月 7 日	106	246	

2. 临床案例分析

该案例患者为新生儿，因"全身散在皮疹 10 小时"入院。入院后除以上实验室检测外，还进行了如下检查。

（1）心电图：肢导联提示窦性心动过速。

（2）颅内超声：双侧室管膜下出血（Ⅰ级）。

（3）腹部超声：肝、脾、双肾未见明显异常；胆囊内未见结石，双侧输尿管未见明显扩张。肝门及后腹膜未见明显异常肿大淋巴结。

（4）双肺超声：双侧后上肺呈肺泡 - 间质综合征改变。

（5）心脏超声：房间隔缺损（Ⅱ）。

患儿出生后全身可见散在红色皮疹，患儿及其母亲抗核抗体、抗 SS-A 抗体、抗 SS-B 抗体均为阳性。符合美国风湿病协会提出的新生儿红斑狼疮诊断标准，诊断为新生儿红斑狼疮（neonatal lupus erythematosus，NLE）。同时患儿感染指标升高，根据《新生儿败血症诊断及治疗专家共识（2019 版）》，考虑为新生儿败血症。此外，该患儿双肺超声提示：上肺呈肺泡 - 间质综合征改变，考虑为 NLE 相关的呼吸系统损害。实验室检查提示：肝酶升高，白蛋白降低，血小板减少，考虑为 NLE 相关的肝脏和血液系统损害。双侧室管膜下出血为血小板过低的并发症。

患儿入院后血小板持续降低，治疗上给予抗感染、输注丙种球蛋白、预防出血、保肝、输注红细胞、输注血小板等处理后，血小板升高不明显，并出现脑室出血的危急症状。尽管骨穿结果提示无产生血小板性的巨核细胞，但结合患儿血小板降低趋势，仍考虑自身产生血小板可能，不能完全确诊为血液疾病。之后针对该患儿血小板减少的病因与检验科医生共同进行深度探寻，追问患儿母亲病史，患儿母亲既往自身抗体为一过性阳性，为干燥综合征可疑者，并且根据患儿及母体各项检查结果，母亲自身免疫抗体趋势和患儿一致，患儿明确诊断为新生儿红斑狼疮及新生儿败血症。治疗上予以甲泼尼龙激素治疗（1.8 mg，q12h）联合丙种球蛋白封闭抗体，经过此次治疗方案的调整，患儿皮疹逐渐消退，血小板计数开始缓慢逐步升高至 219×10^9/L，最终好转出院。整体治疗过程及血小板、血红蛋白变化情况如图 7.5 所示。

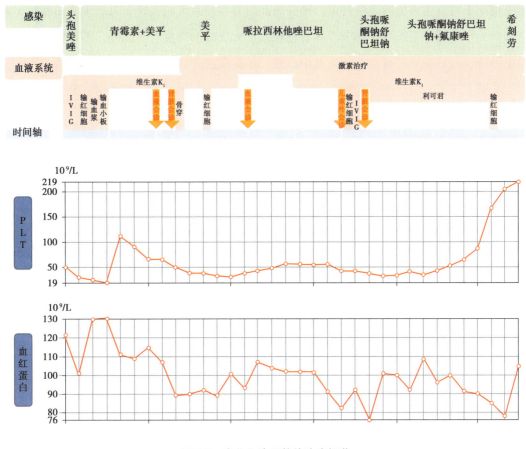

图 7.5　患儿入院后整体治疗概览

知识拓展

　　新生儿红斑狼疮（NLE）是一种因自身抗体（抗 Ro/SS-A、抗 La/SS-B、抗 U1-RNP 抗体）从母体被动转移至胎儿，导致胎儿和新生儿出现皮疹、心脏传导功能异常、肝功能或血液等其他系统异常的临床综合征。其临床表现最常见的是皮肤表现，大约 15%~20% 病例会出现皮疹，可在出生时出现，但多于生后数周（平均 6 周）出现，且可被紫外线照射诱发或加重。多数皮疹在 6~8 个月内自行缓解，一般不需要特殊处理。而心脏受累则是 NLE 最危重的临床改变，包括心脏传导异常、结构异常、心肌病和充血性心衰等，其中先天性心脏传导阻滞（congenital heart block，CHB）最具特征性。在宫内或新生儿期未诊断为结构性缺陷的情况下，80%~95% 先天性完全性心脏传导阻滞病例是 NLE 导致的。另外，NLE 还可累及血液系统，在临床上比较少见，如贫血、粒细胞减少、血小板减少等，罕见情况下可发生再生障碍性贫血。部分患儿可有神经系统的表现，可表现为短暂性、非进展性的中枢神经系统血管病变，亦有脑积水、大头畸形等报告。此外，不规则发热、肝功能异常、肾脏受累等可在部分患儿中出现。本案例患儿诊断为新生儿红斑狼疮综合征，累及血液系统、心脏系统、肝脏，表现为血小板减少、贫血、房间隔缺损、肝功能异常，但未累及皮肤。

从自身抗体角度分析，NLE 与母体特异性自身抗体（抗 Ro/SS-A、抗 La/SS-B、抗 U1-RNP 抗体）有关，患儿母亲可能患有系统性红斑狼疮、干燥综合征或其他自身免疫性疾病，也有部分母亲未明确诊断为自身免疫性疾病或完全无相关症状。抗体的类型和浓度与 NLE 的临床表现呈相关性。国际产前诊断学会研究显示，抗 Ro/SS-A 抗体和抗 La/SS-B 抗体浓度较高的母亲的后代的 CHB 发病率比抗体浓度较低母亲的后代较高。有研究表明，如果母亲的抗 Ro/SS-A 和抗 La/SS-B 抗体均呈阳性，NLE 累及皮肤的风险较高；如果母亲含有高浓度的抗 La/SS-B 抗体，患儿更易出现 NLE 的非心脏表现；如果母亲仅存在抗 U1-RNP 抗体，患儿除存在 NLE 的典型皮疹外，一般不累及心脏传导系统。目前研究表明，抗 Ro/SS-A 抗体参与了先天性心脏阻滞的发生，其机制主要有两种。①细胞凋亡假说：凋亡的心肌细胞在正常情况下被清除，但高滴度抗体存在时，抗体与正进行凋亡的心肌细胞表面抗原可结合形成的免疫复合物会阻碍吞噬细胞的清除过程，凋亡碎片会沉积在心肌细胞的间隙，从而阻滞心脏电传导；②钙离子通道假说：抗体可以直接抑制 L 型和 T 型钙通道，从而影响钙电流，进而参与上述细胞凋亡与纤维化过程。

正常人群中 ANA 抗体检出率为 0.03%，而母体 ANA 阳性的子代 CHB 发生率为 2%，这可能会给患儿带来不可逆转的心脏病变。因此，目前推荐以下情况的孕前女性进行 ANA 抗体筛查：①患有干燥综合征 / 系统性红斑狼疮；② ANA 阴性但系统性红斑狼疮（systemic lupus erythematosus，SLE）可疑的女性；③患有类风湿关节炎 / 青年特发性关节炎的女性；④曾生育过患有 CHB 或 NLE 婴儿的女性；⑤ ANA 阳性但无症状的女性。对抗 Ro/SS-A、La/SS-B 抗体阳性孕母，其胎儿发生 NLE 的概率约在 1%；如果母亲已经有了 1 个 NLE 孩子，则再次分娩 NLE 患儿的概率可达 25%。因此，建议所有 ANA 阳性的妊娠期女性都应进行产前超声心动图检测，并在之后的妊娠期内至少每隔两周进行超声心动图及产科检查，以便早期发现胎儿 CHB 并积极采取相应的治疗措施。另外，定期对 NLE 患儿进行预后随访，除了监测患儿自身免疫指标、所累及系统相关实验室指标的动态变化，还需要关注其生长发育、认知功能的发展。

案例总结

新生儿红斑狼疮综合征在临床上并不多见，85%~90% 的患儿有暂时性皮损，多见于 SLE/Sjögren's-syndrome 的母亲所生育的新生儿。本案例患儿发病早，其临床表现不典型，而其母亲 ANA 阳性却尚未明确诊断为自身免疫性疾病，这对患儿的诊断造成一定的难度。检验医师依据实验室检测结果，主动联系临床，通过与患儿母亲的直接沟通，提高了本病例诊断的时效性与准确性。在实验室日常工作和孕前指导相关工作中，需要提高对新生儿红斑狼疮这一特殊疾病的敏锐性，因为大部分母亲可能完全没有临床症状或未明确诊断为风湿性疾病，可能在孕前或者妊娠期忽视了对胎儿的相关监测。因此，我们建议将抗核抗体检测加入产前筛查中，全面了解孕妇的健康状况和胎儿的发育情况，以便 NLE 的早发现、早干预。作为一名检验医师，需要在日常工作中，主动发现问题，积极解决问题，善于总结知识，积累经验，加强与临床医生的沟通与交流，从而为临床诊疗和预后随访提供有价值的依据和线索，更好地服务临床与患者。

专家点评

新生儿红斑狼疮并发血小板减少的病例比较少见，本案例患儿出生一天内表现为以颜面部为主的全身散在暗红色斑丘疹，急查血常规提示血小板明显减少，完善相关实验室检查时发现患儿 ANA 荧光检测呈高滴度阳性，并且特异性抗体抗 SS-A、抗 SS-B 和抗 Ro-52 强阳性。本文作者作为一名检验医师根据该实验结果结合自己的临床知识，主动联系临床，并建议对患儿母亲进行问诊并作 ANA 检测，随即明确该母亲是尚未出现明显临床症状的 ANA 阳性患者，从而该患儿被确诊为 NLE 合并血小板减少。临床医师及时采取了合理的治疗方案，一个月后患儿的病情得到了有效缓解。在此过程中，作者在日常实践中运用自己的专业特长，积极主动地与临床进行沟通，为患者的诊断和治疗提供了线索，使患儿得到了及时有效的治疗，切实发挥了一名检验医师的桥梁作用。

参考文献

［1］ 史源. 新生儿败血症诊断及治疗专家共识（2019 版）解读［J］. 中华实用儿科临床杂志，2020，35（11）：801-804.

［2］ LEE L A, SOKOL R J, BUYON J P.Hepatobiliary disease in neonatal lupus：Prevalence and clinical characteristics in cases enrolled in a national registry［J］. Pediatrics，2002，109（1）：E11.

［3］ BUYON J P, CLANCY R M, FRIEDMAN D M.Cardiac manifestations of neonatal lupus erythematosus：guidelines to management，integrating clues from the bench and bedside［J］. Nature Reviews Rheumatology，2009，5（3）：139-148.

［4］ KAN N, SILVERMAN E D, KINGDOM J, et al. Serial echocardiography for immune-mediated heart disease in the fetus：results of a risk-based prospective surveillance strategy［J］. Prenatal Diagnosis，2017，37（4）：375-382.

［5］ CIMAZ R, SPENCE D L, HORNBERGER L, Silverman E D.Incidence and spectrum of neonatal lupus erythematosus：A prospective study of infants born tomothers with anti-Ro autoantibodies. J Pediatr，2003，142（6）：678-683.

［6］ JAEGGI E, LASKIN C, HAMILTON R, et al. The importance of the level of maternal anti-Ro/SSA antibodies as a prognostic marker of the development of cardiac neonatal lupus erythematosus a prospective study of 186 antibody-exposed fetuses and infants［J］. Journal of the American College of Cardiology，2010，55（24）：2778-2784.

［7］ ACHERMAN R J, FRIEDMAN D M, BUYON J P, et al.Doppler fetal mechanical PR interval prolongation with positive maternal anti-RNP but negativeSSA/Ro and SSB/La auto-antibodies［J］. Prenatal Diagnosis，2010，30（8）：797-799.

［8］ JOHNSON B. Overview of neonatal lupus［J］. Journal of Pediatric Health Care，2014，28（4）：331-341.

［9］ POPESCU M R , DUDU A , JURCUT C , et al.A broader perspective on anti-Ro antibodies and their fetal consequences：A case report and literature review［J］. Diagnostics，2020，10（7）：478.

［10］ DIAZ-FRIAS J, BADRI T. Neonatal lupus erythematosus［M］. Statpearls. Treasure Island（FL）：StatPearls Publishing，2018.

被误诊的肉芽肿性多血管炎1例 **8**

作　　者：丁梦蕾[1]，肖春媛[2]（同济大学附属东方医院，1临床检验科；2风湿免疫科）
点评专家：范列英（同济大学附属东方医院）

前　言

　　患者，男，71岁。因"反复痰中带血2个月余"于2023年11月于我院就诊。既往病史：2016年因右肺腺癌接受手术。2023年2月，感染新型冠状病毒后身体出现乏力，胸部CT及PET-CT检查显示：右肺上叶肺门占位，考虑腺癌复发及转移的可能。进行胸腔镜下右上肺切除术及对侧纵隔淋巴结切除，术后病理未见肿瘤组织，右上肺呈机化性肺炎，淋巴结内有片状凝固性坏死。

　　半月前在外院接受支气管镜检查发现右肺上叶手术残端开口处肉芽组织增生，中间支气管膜部组织增生导致管腔狭窄、充血和局部渗血，诊断为支气管瘘和支气管狭窄。接受左氧氟沙星、甲硝唑及注射用头孢哌酮钠舒巴坦钠治疗后，症状未得到改善，故来我院进一步诊治，以"食管、支气管瘘"收治入院。需进一步完善检查以进行诊断，与吸入性肺炎、食管癌、其他肺部感染等进行鉴别诊断，开展后续治疗。

案例经过

如前所述，患者入院见神萎、气稍促、精神一般。查体：心率 72 次 / 分，心律不齐且第一心音强弱不等，未检出瓣膜区病理性杂音，血压 110/67 mmHg，皮肤巩膜无黄染，双肺呼吸音粗伴哮鸣音，腹部检查未见异常，双下肢无水肿。既往有 10 余年高血压史及 10 余年房颤病史，于 2023 年 2 月接受房颤消融术并口服利伐沙班进行抗凝治疗。患者曾有长达 30 年的吸烟和饮酒史，但在 8 年前已戒烟和戒酒。

入院后完善三大常规、生化，免疫、微生物等肺部和心脏病情评估检查，进行 ANCA、风湿免疫抗体谱等继发性肺部疾病病因筛查。结果显示：红细胞沉降率升高，抗 PR3-ANCA 抗体 >400.0 AU/mL，c-ANCA 阳性；NT-proBNP 1944 ng/L；尿常规阴性，胱抑素 C 升高，eGFR 下降，提示肾功能受损；风湿免疫抗体谱抗核抗体 1∶100，其余均为阴性；肿瘤标志物等结果为阴性。需进一步完善：①尿特定蛋白检测，24 h 尿蛋白检测评估肾脏功能；②支气管镜检查，形态学检查和病理评估肺部疾病状态。

实验室回报结果如下：24 h 尿蛋白 0.34 g/24 h；尿转铁蛋白、尿微量白蛋白等多种尿蛋白均升高；支气管镜下可见右主支气管及声带前联合处新生物。病理结果显示：肉芽肿性炎伴大量中性粒细胞浸润，微脓肿形成。

结合患者的临床表现和实验室结果，考虑诊断为肉芽肿性多血管炎（granulomatosis with polyangiitis，GPA）伴多器官受累。

案例分析

1. 检验案例分析

一般检查结果显示：C 反应蛋白（CRP）29.28 mg/L↑，胱抑素 C 1.13 mg/L↑，eGFR（肌酐 + 胱抑素 C 法）74 mL/min↓；铁代谢检查结果显示：总铁结合率（TIBC）28.4 μmol/L↓，血清转铁蛋白饱和度 18.3%↓，血清铁 5.2 μmol/L↓；前白蛋白 146 mg/L↓，白蛋白 31.9 g/L↓，白球比 1.0↓；毛细管电泳结果显示：白蛋白↓，α1 球蛋白和 γ 球蛋白↑。提示患者存在肾功能受损，铁利用障碍，但患者血常规中并未看到贫血指征，考虑贫血前期，需密切监测。同时注意鉴别缺铁性贫血和炎症性贫血，前者主要是小细胞低色素贫血，后者多为正细胞正色素贫血。TIBC 在前者升高，后者降低可作为区分两者的重要指标。

c-ANCA 阳性，抗 PR3-ANCA 抗体 >400.0 AU/mL 为该患者诊断 GPA 的重要实验室指标，但由于多种抗原均可产生 ANCA，因此，不能单凭 ANCA 阳性做出 GPA 的诊断。为进一步明确诊断，继续完善检查，结果如下。

（1）支气管镜下可见右主支气管及声带前联合处新生物（图 8.1），病理提示：声带前联合处黏膜急慢性炎，伴肉芽肿及脓肿形成；右主支气管新生物肉芽肿性炎伴大量中性粒细胞浸润，微脓肿形成。

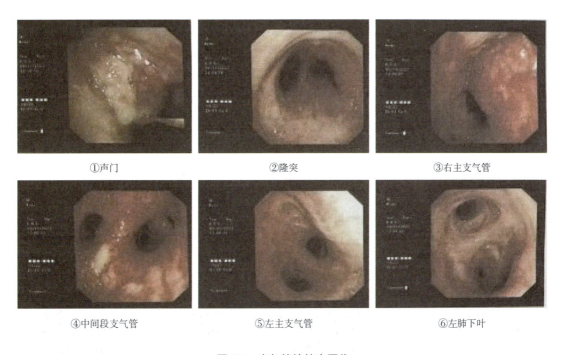

①声门　　　　　　　　　②隆突　　　　　　　　　③右主支气管

④中间段支气管　　　　　⑤左主支气管　　　　　　⑥左肺下叶

图 8.1　支气管镜检查图像

（2）肺泡灌洗液细胞学检查结果提示：浑浊、淡红色，有核细胞计数 920×10^6/L，中性粒细胞 97%，淋巴细胞 1%，巨噬细胞 2%，红细胞（++++）（图 8.2）。

患者反复咳嗽，痰中带血，精神不济以及外院支气管淋巴结内见片状凝固性坏死，需注意排除肺结核。但肺结核患者临床表现还会出现胸痛和发热，该患者未出现这些临床表现。同时患者抗酸染色、结核杆菌 DNA 和 Xpert 结核杆菌、T-SPOT 检测均为阴性，排除肺结核。

尿蛋白是 GPA 累及肾脏的标志，本案例患者虽然尿常规正常，但尿微量白蛋白等多种尿蛋白及 24 h 尿蛋白升高，提示早期肾损伤。尿转铁蛋白升高提示该患者肾小球功能

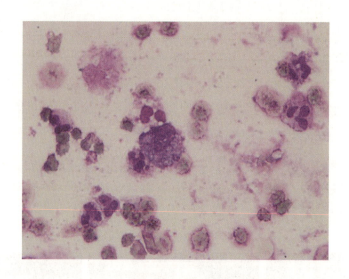

图 8.2　肺泡灌洗液形态学检查结果

受损。同时，应注意鉴别患者是否伴有其他可能引起肾功能损害的疾病，如单克隆轻链沉积病等，可行血、尿免疫固定电泳进一步鉴别。同时为了确认肾损害与 GPA 的关联性，还需要病理学方面的证据予以证实。以上情况均与临床进行了沟通。

2. 临床案例分析

完善胸部 CT 影像检查，结果显示：右上肺术后改变；右侧主支气管管壁增厚，管腔狭窄；两肺多发小结节，散在慢性炎症；主动脉及部分冠状动脉硬化（图 8.3）。

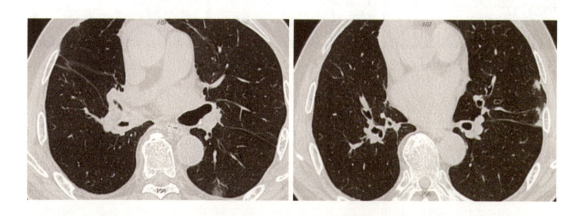

图 8.3　患者肺部 CT 平扫图像

完善鼻咽部和鼻旁窦 CT 影像检查，结果显示：双侧鼻窦炎，左侧蝶窦炎。

结合患者病史、症状、实验室检查结果和影像学结果，患者存在 GPA 明确。GPA 发病隐匿，早期极易误诊。回看病史，患者在 2023 年 2 月感染新型冠状病毒后 PET-CT 和肺部手术后的病理结果提示患者当时可能已经并发 GPA，但由于未进行全面的实验室检查无法追溯。另外，该患者存在早期贫血，早期肾损伤。后续治疗时需密切关注患者的肾功能和血常规，及时纠正。

知识拓展

抗中性粒细胞胞质抗体相关性血管炎（antineutrophil cytoplasmic antibody-associated vasculitis，AAV）是一组以血清中能检测到 ANCA 为最突出特点的系统性小血管炎，主要累及小血管，是临床最常见的一类系统性小血管炎。AAV 包括 GPA、显微镜下多血管炎（microscopic polyangiitis，MPA）和嗜酸性肉芽肿性多血管炎（eosinophilic granulomatosis with polyangiitis，EGPA）。AAV 是一类临床症状复杂多样，多脏器受累的自身免疫性疾病，与其他可以通过实验室检查明确诊断的器质性疾病不同，在临床诊断过程中需要通过排除其他疾病得以诊断。

GPA 早期病变有时只局限于上呼吸道某一部位，常易被误诊。在三种 AAV 中，GPA 最常出现耳鼻喉、上呼吸道和肺部受累，超过 70% 的 GPA 患者 c-ANCA 阳性，70%~90% 患者为 PR3-ANCA 阳性。

2022 年，美国风湿病协会和欧洲抗风湿病联盟（ACR/EULAR）提出了最新的血管炎分类标准。通过评分的方式，赋值予临床表现、实验室检查、影像检查，总分值 >5 分则可确诊。临床标准：①鼻血、溃疡、结痂、鼻腔出血、鼻塞、鼻中隔缺损 / 穿孔，+3 分；②软骨受累，+2 分；③传导性或感音神经性耳聋，+1 分。实验室检查、影像学和组织学标准：c-ANCA 或 PR3 抗体阳性，+5 分；影像学检查提示肺部存在结节、肿块或空洞，+2 分；组织活检见肉芽肿、血管外肉芽肿性炎或巨细胞，+2 分；影像学提示鼻窦 / 鼻旁窦炎症、实变或渗出，或发现乳突炎，+1 分；组织活检提示寡免疫复合物性肾小球肾炎，+1 分；p-ANCA 或 MPO 抗体阳性，−1 分；血嗜酸性粒细胞计数 ≥ 1×10^9/L，−4 分。该患者临床表现不明显，但实验室评分 10 分，最终确诊 GPA。

治疗方面，主要分为诱导缓解和维持缓解两个阶段。诱导缓解阶段要尽快控制炎症，争取完全缓解。糖皮质激素（GC）历来是 AAV 的主要治疗药物，但单用不能持续诱导缓解，GC 联用环磷酰胺（CYC）可提高缓解率。该患者采用大剂量甲泼尼龙（500 mg，qd）联用 CYC（0.4 g，qd）冲击治疗三天后，调整用药方案为甲泼尼龙（240 mg， qd），三天后流式检测机体免疫细胞状态，发现 CD19$^+$，CD20$^+$ 细胞比例增加，患者症状无明显改善。改用利妥昔单抗（500 mg，qd）冲击治疗后病情逐渐好转，咳嗽、痰中带血量较前明显减少，无发热，无气短，无鼻出血，复查胸部 CT 提示好转。

AAV 预后最大的问题就是复发和感染，该患者在后续疗程治疗中出现了黄曲霉菌、白色念珠菌的多重感染，采用卡泊芬净＋奈诺沙星抗菌药物控制了感染。

案例总结

AAV 的临床表现往往具有迷惑性，多器官受累导致患者在发病初期频繁奔波在呼吸科、肾脏科、耳鼻喉科等，经过一系列的阴性检查后最终才会回到风湿免疫科，非常容易误诊或漏诊。

本案例患者以"咳嗽反复痰中带血"为主诉就诊，由于既往病史被外院误诊为肺癌复发和转移，在我院以"支气管瘘"收治入院。ANCA 抗体检测在本病例中起到了关键作用，同时患者抗炎治疗不佳以及 CRP、ESR 等多项炎症指标的升高提示我们关注自身免疫性疾病引起的炎症。此外，支气管镜检查、肺泡灌洗液细胞学检查也很好地辅助了疾病的诊断。结合影像和病理结果，指向 GPA 诊断。患者启动激素冲击治疗。

专家点评

在本案例中，我们面临的首要挑战是如何在复杂的症状背后，识别并准确地诊断出潜在的罕见疾病。老年男性因痰中带血入院，临床医生首先考虑常见的诊断，如肺癌或慢性支气管炎等，而忽略 GPA 这样的罕见病。但这些症状和检查结果未能完全解释患者的临床表现，特别是在抗感染治疗无效的情况下。

关键的实验室发现显示抗 PR3-ANCA 抗体显著升高，这一结果是诊断 GPA 的重要线索。尿蛋白的升高提示肾脏可能受累，这在 GPA 中较为常见。此外，患者还出现了心功能和鼻部的受累。

该案例体现了全面临床评估的必要性，包括详尽的实验室和影像学检查，并需要与风湿科等相关专业的紧密合作。检验科在此过程中发挥了核心作用，提供的关键数据支撑了诊断的决定。最终的确诊展示了在处理不典型症状和复杂病例时，医学检验与临床医生之间的沟通在精准诊疗中至关重要。

参考文献

［1］ YASEEN K，MANDELL B F. ANCA associated vasculitis（AAV）：A review for internists［J］. Postgrad Med，2023，135（sup1）：3-13.

［2］ GEETHA D，JEFFERSON J A.ANCA-Associated Vasculitis：Core Curriculum 2020［J］. American Journal of Kidney Diseases，2020，75（1）：124-137.

［3］ 田新平，赵丽珂，姜振宇，等.抗中性粒细胞胞质抗体相关血管炎诊疗规范［J］.中华内科杂志，2022，61（10）：1128-1135.

［4］ 李嘉辰，刘田.2022年美国风湿病学会和欧洲抗风湿病联盟肉芽肿性多血管炎分类标准发布［J］.中华风湿病学杂志，2022，26（8）：574.

［5］ WALSH M，MERKEL P A，PEH C A，et al. Plasma exchange and glucocorticoids in severe ANCA-associated vasculitis［J］. The New England Journal of Medicine，2020，382（7）：622-631.

以粪便钙卫蛋白持续增高为表现的极早发型炎症性肠病1例

9

作　　者：曾俊祥[1]，王莹[2]（上海交通大学医学院附属新华医院，1检验科；2儿消化营养科）

专家点评：潘秀军（上海交通大学医学院附属新华医院）

前　言

　　患儿，足月男婴，23日龄，以咳嗽伴痰鸣10余天，发现口腔溃疡3天起病，予以抗感染、祛痰等对症支持治疗，咳嗽稍有好转，但其间发现大便表面有红色血丝，时有黏液，大便次数、性质尚可，无明显排便哭闹，遂以"疱疹性口炎，新生儿肺炎，牛奶鸡蛋过敏？"入住我院儿消化营养科。患儿入院后完善相关检查，先后予以抗感染、纠正贫血、保肝及静脉营养支持等对症处理，在病程中患儿偶发便血，临床与实验室多次沟通患儿无法解释的钙卫蛋白持续异常升高，遂建议患儿进行纤维肠镜检测。随后患儿在全身麻醉下进行纤维结肠镜＋胃镜检查术，术中见结肠多发性溃疡隆起性病变，回肠多发浅溃疡，随后送检全外显子测序，基因报告IL-10受体A基因缺陷，复合杂合突变，父母验证，最后诊断为：极早发型炎症性肠病。告知患儿家属病情及预后，且口服药物疗效差，家属经多方咨询造血干细胞移植事宜，但考虑费用、预后等综合因素后决定选择姑息治疗。

案例经过

患儿，足月男婴，23 日龄。主诉"咳嗽伴痰鸣 10 余天，发现口腔溃疡 3 天"。查体：体温 39.6 ℃，心率 132 次 / 分，呼吸 40 次 / 分，血压 73/47 mmHg；神清，反应差，皮肤苍灰，无黄染，前囟平软，口周无发绀，口腔黏膜可见数个小溃疡；颈软，呼吸促，三凹征阴性，双肺呼吸音粗，未闻及啰音；心音低钝，律齐，心前区未闻及杂音；腹平软，肝、脾未扪及，肠鸣音弱；四肢肌张力稍低，末梢凉，原始反射引出不全。无相关家族遗传性疾病。

入院后完善相关实验室检查。血常规：单核细胞百分比 22.50%，淋巴细胞百分比 31.70%，嗜酸粒细胞百分比 0.60%，嗜碱粒细胞百分比 0.40%，嗜酸粒细胞绝对值 0.10×10^9/L，嗜碱粒细胞绝对值 0.10×10^9/L，血红蛋白 99 g/L，网织红细胞 1.51%，嗜酸性细胞计数 110.00×10^6/L，红细胞计数 3.11×10^{12}/L，白细胞计数 14.60×10^9/L，血小板计数 458.00×10^9/L，中性粒细胞百分比 44.8%，CRP 21 mg/L；隐血试验 + 粪便常规 隐血试验：弱阳性；尿常规：正常；血沉 2 mm/h；DIC 全套：凝血酶原时间 0.99 s，部分凝血活酶时间 40.1 s，凝血酶时间 16.40 s，D- 二聚体 0.33 mg/L，纤维蛋白（原）降解产物 1.70 mg/L，凝血酶原时间 10.90 s，纤维蛋白原 3.34 g/L，抗凝血酶活性测定 61%。肝功能：胆汁酸 3.3 μmol/L，白球比 1.43，丙氨酸氨基转移酶 25.0 U/L，总胆红素 6.3 μmol/L，天冬氨酸氨基转移酶 25.0 U/L，直接胆红素 0.00 μmol/L，白蛋白 31.2 g/L，碱性磷酸酶 128 U/L，GGT 68 U/L，总蛋白 53 g/L，降钙素原 0.31 ng/mL。炎症因子检测：肿瘤坏死因子（TNF-α）956.00 pg/mL，白细胞介素-1B 测定 >1000.00 pg/mL，白细胞介素-2 受体测定 2672.0 U/mL，白细胞介素-6 测定 >1000.00 pg/mL，白细胞介素-8 测定 >7500.00 pg/mL，白细胞介素-10 测定 109.00 pg/mL；总淋巴细胞 + 绝对计数百分比 CD3（T 细胞）82.75%，CD4（辅助性 T 细胞）50.03%，CD8（抑制性 T 细胞）30.91%，CD4/CD8 比值 1.62，CD16⁺CD56⁺（NK 细胞）2.80%，CD19（B 细胞）12.95%，CD3（T 细胞）4622.72 个 / μL，CD4（辅助性 T 细胞）2794.70 个 / μL，CD8（抑制性 T 细胞）1726.87 个 / μL，CD16⁺CD56⁺（NK 细胞）156.42 个 / μL，CD19（B 细胞）723.70 个 / μL；免疫球蛋白 + 补体：免疫球蛋白 G 8.97 g/L，免疫球蛋白 A 0.29 g/L，免疫球蛋白 M 0.26 g/L，补体 C3 1.06 g/L，补体 C4 0.10 g/L，免疫球蛋白 E 5.84 IU/mL。粪便钙卫蛋白定量检测：钙卫蛋白 >1800.00 μg/g。慢性炎症性肠病相关抗体检测：抗小肠杯状细胞抗体 -IgG 阴性（–），抗胰腺外分泌腺抗体 -IgG 阴性（–），抗酿酒酵母抗体 -IgG 阴性（–），p-ANCA-IgA

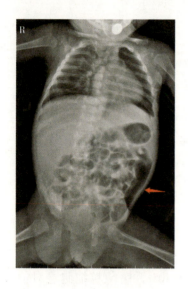

图 9.1　患儿腹部平片

阴性（－），c-ANCA-IgA 阴性（－），抗小肠杯状细胞抗体 -IgA 阴性（－），抗胰腺外分泌腺抗体 -IgA 阴性（－），抗酿酒酵母抗体 -IgA 阴性（－），p-ANCA-IgG 阴性（－），c-ANCA-IgG 阴性（－）。血培养及鉴定（双瓶）：无细菌生长；大便霍乱弧菌、副溶血弧菌培养、沙门菌、志贺菌培养及 O-157 未检出；尿 CMV-DNA 扩增：阴性；血 CMV-DNA 扩增：$<1 \times 10^3$ 拷贝数 /mL；CMV-IgG 54.60 U/mL，CMV-IgM<5.00 U/mL；CMV-IgG 64.50 U/mL，CMV-IgM<5.00 U/mL，TOX-IGG 5.40 IU/mL，TOX-IGM<3.00 AU/mL，风疹病毒 IGG 28.50 IU/mL，风疹病毒 IGM<10.00 AU/mL，EBV-CA-IgG 105.00 U/mL，EBV-CA-IgM<10.00 U/mL，EBV-EA<5.00 U/mL，EBV-NA 288.00 U/mL。大便副溶血性弧菌、沙门菌、志贺菌培养及 O-157、霍乱弧菌培养未检出；艰难梭菌抗原及毒素：阴性；内毒素 +G 试验（红管）细菌内毒素 <5.00 pg/mL，真菌葡聚糖 <31.25 pg/mL。

影像学检查：腹部平片提示两肺纹理增多，腹部部分肠管积气扩张（图 9.1）。

患儿入院后以发热、咳嗽为主要表现，予以头孢吡肟、甲硝唑联合利奈唑胺抗感染、输注红细胞纠正贫血，输注人血白蛋白改善低蛋白血症，以及保肝、静脉营养支持等对症处理。病程中患儿偶然发现大便中带有血丝，但并无腹泻等其他临床表现。患儿反复复查钙卫蛋白，结果均持续异常升高，临床难以解释，遂与实验室沟通。

案例分析

1. 检验案例分析

我们首先认真分析了该患儿既往几次粪便钙卫蛋白原始检测结果，在仔细询问并排除分析前及分析中相关实验影响因素后，结合其他相关指标（表 9.1）进一步确认了结果的客观性、准确性。钙卫蛋白是一个十分灵敏的炎性指标，对炎症的反应程度明显早于临床表现，但这个指标本身却没有疾病特异性，在炎症、肿瘤等一般性的肠道器质性疾病中均会增高，且新生儿由于肠道免疫屏障未发育完全，本身基数水平就高，但目前并没有针对年龄区间的参考范围。因此，对新生儿粪便钙卫蛋白结果解读有一定的困难性。通过多次与临床沟通后，建议对患儿进行纤维肠镜检查并完善相关基因检测。

表 9.1 各项实验室检验指标动态结果

检测项目	入院初	治疗 5 天后	治疗 10 天后	出院前
炎症指标				
CRP（mg/L）	21 ↑	49 ↑	18 ↑	8
IL-2R（U/mL）	2672 ↑	2058 ↑	1883 ↑	1342 ↑
TNF-α（pg/mL）	956 ↑	553 ↑	124.1 ↑	117.0 ↑
粪便钙卫蛋白				
fecal calprotein（μg/g）	>1800 ↑	>1800 ↑	>1800 ↑	>1800 ↑

2. 临床案例分析

该患儿的粪便钙卫蛋白检测结果反复异常升高，尽管病程中没有出现腹痛、腹泻、黏液脓血便等，且新生儿本身由于肠道屏障发育不完全，中性粒细胞更易迁移，钙卫蛋白基数高，因此，新生儿粪便钙卫蛋白升高不一定是病理性的。但反观其他炎症因子及偶发的患者大便带血，综合实验室及临床表现，有理由相信该患儿存在肠道器质性病变，需要纤维肠镜进一步确诊。随后患儿在全身麻醉下进行纤维结肠镜＋胃镜检查术，术中见结肠多发性溃疡隆起性病变，回肠多发浅溃疡（图 9.2）。

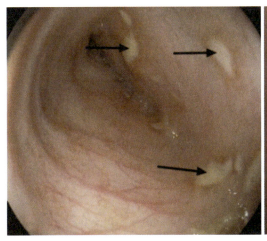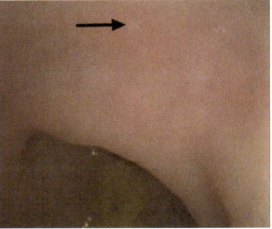

图 9.2 患儿肠镜检查结果（箭头所示为溃疡）

之后外送的全外显子测序检测报告显示：IL-10 受体 A 基因缺陷，复合杂合突变，父母验证（图 9.3）。

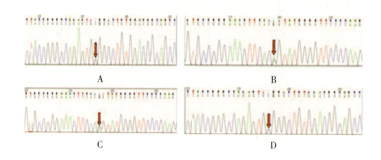

注：A.患儿基因测序 C→T；B.患儿基因测序 G→A；C.患儿父亲基因测序 C→T；D.患儿母亲基因测序 G→A

图 9.3　全外显子测序检测结果

最后告知患儿家属病情及预后，且口服药物疗效差，家属经多方咨询造血干细胞移植事宜，但考虑费用、预后等综合因素后决定选择姑息治疗。

知识拓展

近年来，儿童炎症性肠炎（inflammatory bowel disease，IBD）发病率有上升趋势，上海地区报告 2000—2010 年 0~14 岁儿童 IBD 的发病率从 0.5/100 万升至 2011 年的 6.0/100 万，增长 12 倍。其中以新生儿发病的极早型炎症性肠病（very early onset inflammatory bowel disease，VEO-IBD）尤为突出，由于新生儿特殊的生理特点，新生儿 IBD 与儿童 IBD 临床表现更为不典型，主要以腹泻、发热、血便、体质量不增、口腔溃疡、贫血更为常见，腹痛因新生儿本身特点而比较少见，目前对 VEO-IBD 的认识依然不足，因此，往往出现漏诊的现象。目前内镜检查依然是诊断的金标准，内镜检测对 VEO-IBD 的诊断、确定病变范围、程度、分期、制订治疗计划具有重要地位，但新生儿进行内镜检测的手术操作难度极大，需要多学科配合，耗时长、风险大，因此，一般不作为筛查项目。从近年来关于粪钙卫蛋白（fecal calprotectin，FC）的研究报道可以看出，FC 对于 IBD 的诊断、活动性评估及疗效监测具有较好的临床价值，同时还具有试剂价廉、检测无创、患者接受程度高和操作方便等多种优点，是较为理想的 IBD 生物学标志物。

由于婴幼儿肠黏膜屏障不成熟，肠壁通透性较成人高，致中性粒细胞易于迁移至肠腔，因此，婴幼儿的 FC 基数水平较成人高，现有的参考区间仅适用于成人，不适用于儿童。此外，现有的参考区间也仅仅是国外推荐的，由于种族、地域、经济水平、饮食结构及检测方法的差异，国外的参考区间能否适用于我国人群仍有待评估，各实验室应各自建立使用的参考区间。根据文献报道的健康新生儿 FC 结果及本课题组目前整理的相关结果（待发表）（表 9.2），若不加以区分，现有参考区间下新生儿 FC 假阳性率极高（成人高值上限 <50 μg/g），极易引起误诊。建立儿童特别是婴幼儿 FC 的生物参考区间是当前亟待解决的问题。

表 9.2　已报道的健康新生儿 FC 结果［中位数（范围）］

研究	例数	胎龄（周）	出生体重（g）	FC 浓度（μg/g）	阳性率（cut-off: 50 μg/g）
Nissen	11	31~46	—	150（81~221）	100%
Josefsson	52	23~43	519~1442	253（9~1867）	89%
Campeotto	19	27~34	780~2900	160（<15~650）	93%
Campeotto	95	28~35	730~2750	206（16~1240）	90%
Reisinger	33	25~41	585~3570	79.6（1~625）	94%
本课题组（结果待发表）	71	32~43	—	377.8（34~1432）	89%

以上这些问题均为新生儿粪便钙卫蛋白检测结果的解读带来了困难，也是本例患儿临床医生出现困惑并主动找寻实验室寻求解答的原因。

案例总结

本案例患儿病程中出现反复异常升高的粪钙卫蛋白，经多学科 MDT 讨论，排除了本实验室因分析前或分析中检测过程出现的误差而导致的假阳性结果，认为该患儿肠道存在器质性病变。尽管患儿病程中没有出现腹痛、腹泻、黏液脓血便等炎症性肠病典型表现，但多次、反复的粪钙卫蛋白升高仍需引起临床医师的警惕。因此，我们多次建议新生儿科联合儿童消化科进行肠镜检测，最后确诊该患儿为 VEO-IBD。FC 对于 IBD 的诊断、活动性评估及疗效监测具有较好的临床价值，同时还具有试剂价廉、检测无创、患者接受程度高和操作方便等优点，是较为理想的 IBD 生物学标志物。对于新生儿这类特殊人群，肠镜检查成本高、代价大，临床医师能够通过 FC 检测结果决定是否需要进行进一步肠镜检测，可以减少非必需的肠镜检查频率。

检验医师首先应深入实验室，通过对分析前、中、后全环节分析，排除实验影响因素后确认结果的准确性、可重复性，并可以通过结合 FC、炎症因子、炎性标志物等多项目综合分析，最终为疾病的诊断提供线索性的实验室证据。患儿在确诊后的后期治疗也通过监测 FC 进一步评估治疗效果。

患儿新生儿期出现全消化道症状，如口腔溃疡、血便、体重不增、反复脓疱疹、贫血。实验室检查特点：粪钙卫蛋白反复异常升高，婴幼儿起病炎性肠病不能排除。MDT 会诊后行肠镜检查，全结肠段可见深浅不一、大小不一溃疡，全外显子测序检测基因诊断：IL-10 受体 A 基因复合杂合突变。结合患儿临床表现、实验室检查、肠镜结果和基因检测报告综合分析，确诊为极早发型炎性肠病。因 VEO-IBD 疾病特点存在先天性基因缺陷，口服药物治疗效果差，需造血干细胞移植，我院目前尚未开展小儿造血干细胞移植技术，建议家长前往复旦大学附属儿科医院小儿消化科门诊咨询移植事宜。由于及时查明原发病因，因此，早期诊断 VEO-IBD 可以改善患儿预后，从而大大降低病死率。对于新生儿期起病的反复腹泻、血便、发热为临床表现的患儿，若实验室表现为异常增高的粪钙卫蛋白，应高度怀疑 IBD，积极行消化内镜及基因检测，尽早确诊，尽早予以规范治疗。

专家点评

由于新生儿特殊的生理特点，新生儿极早型炎症性肠病临床表现更不典型，更依赖实验相关依据寻求诊断线索，目前对极早型炎症性肠病的认识依然不足，容易出现漏诊的现象。本案例从实验室出现异常增高的粪钙卫蛋白增高入手，在探寻导致该患儿持续异常增高的原因中从临床和检验两个角度出发，分析可能存在的原因，最后通过纤维肠镜及基因测序确诊，抽丝剥茧般将此罕见病例诊断过程完整地叙述清楚。该案例充分体现了粪钙卫蛋白检测对新生儿极早型炎症性肠病的重要性，新生儿期若实验室表现为异常增高的粪钙卫蛋白，无论是否具有临床表现均应高度怀疑 IBD，积极进行消化内镜及基因检测，尽早确诊，尽早予以规范治疗。

参考文献

［1］ MOLODECKY N A，SOON I S，RABI D M，et al. Increasing incidence and prevalence of the inflammatory bowel diseases with time，based on systematic review［J］. Gastroenterology，2012，142（1）：46-54.

［2］ 刘晓景，杨威，陈永兴，等.新生儿起病的克隆恩病1例报告［J］.临床儿科杂志，2015，33（9）：776-778.

［3］ 张慧，李贵南，刘新晖，等.新生儿溃疡性结肠炎一例［J］.中华儿科杂志，2009，47（5）：393-394.

［4］ BENCHIMOL E I，FORTINSKY K J，GOZDRA P，et al. Epidemiology of pediatric inflammatory bowel disease：A systematic review of international trends［J］. Inflammatory Bowel Diseases，2011，17（1）：423-439.

［5］ RABIZADEH S，DUBINSKY M. Update in pediatric inflammatory bowel disease［J］. Rheumatic Diseases Clinics of North America，2013，39（4）：789-799.

［6］ 曾俊祥，吕婕，罗婷，等.粪便钙卫蛋白检测及其实验影响因素［J］.临床检验杂志，2019，37（10）：756-759.

［7］ 曾俊祥，吕婕，罗婷，等.粪便钙卫蛋白不同检测方法分析前及分析中影响因素分析［J］.临床检验杂志，2020，38（6）：422-426.

［8］ 曾俊祥，高莉梅，余悠悠，等.粪便性状及分析前标本处理方式对钙卫蛋白检测结果影响探讨［J］.临床检验杂志，2021，39（2）：115-118.

干扰导致自身免疫性肝抗体阳性 1例

10

作　者：贾子超[1]，张晓方[1]，刘晓萱[1]，苏丽[2]，吕星[2]（天津医科大学总医院，1 医学检验科；2 风湿免疫科）

点评专家：董作亮（天津医科大学总医院）

前　言

　　患者，女，60 岁。主因"多关节肿痛 20 余年，加重半年"来我院就诊，根据各项检查结合临床体征，确诊为类风湿性关节炎。但该患者自身免疫性肝病抗体检测出现各项相关抗体普遍阳性，这种结果并无特异性诊断意义，这引起了检验科的重视，遂与临床沟通。通过沟通证实此结果与患者临床表现不相符，高度怀疑该结果可能是某种因素干扰引起的假阳性。为了验证此猜测，检验科采取了一系列排除干扰的措施，抽丝剥茧，以探讨此类现象在临床检验中可能出现的原因及处理措施，为检验工作者遇到此类问题提供借鉴。

案例经过

　　如前所述，患者周身多关节肿痛，近半年逐渐加重，生活不能自理，来我院就诊。查体：体温 36.2 ℃，脉搏 78 次 / 分，呼吸 20 次 / 分，血压 135/79 mmHg，皮肤黏膜颜色正常，腹软，无肌紧张，无压痛，无反跳痛，未触及包块，肝脏未触及，脾脏未触及，肝区叩击痛阴性，移动性浊音阴性，肠鸣音正常，右手 DIP4 屈曲畸形，双掌背曲受限，双肘伸直受限，双肩上举受限，张口困难，双膝活动范围缩小，双手近指间关节、掌指关节、双腕关节、双肘、双肩、双膝、双踝关节肿胀压痛（＋），余关节无畸形，无杵状指（趾）。

实验室检查：免疫球蛋白 G 1960 mg/dL↑（正常值 751.00~1560.00 mg/dL），补体 C3 83.2 mg/dL（正常值 79.00~152.00 mg/dL），补体 C4 55.6 mg/dL↑（正常值 16.00~38.00 mg/dL），C 反应蛋白（C-reactive protein，CRP）4.49 mg/dL↑（正常值 <0.80 mg/dL），类风湿因子（rheumatoid factor，RF）75.2 IU/mL↑（正常值 <20.00 IU/mL），抗环瓜氨酸肽抗体（CCP-Ab）>893.5 U/mL↑（正常值 <18 U/mL），血沉 76 mm/h↑（正常值 0~20 mm/h），丙氨酸氨基转移酶 5.2 U/L（正常值 0~40 U/L），总胆红素 8.49 μmol/L（正常值 ≤ 26 μmol/L）。

该患者自身免疫性肝病抗体检测（表 10.1）出现各项相关抗体普遍阳性，这样的结果引起了检验科的怀疑，日常工作中出现多项结果阳性且涵盖两种自身免疫性肝病类型的非常少见，难道该患者患有自身免疫性肝病重叠综合征？

表 10.1　患者自身免疫性肝病抗体检验报告单

姓名：×××　　　　性别：女　　　　年龄：60

序号	检测项目	结果	提示	生物参考区间
1	抗线粒体抗体 M2（AMA-M2）	＋	↑	—
2	抗肝肾微粒体抗体（LKM）	＋	↑	—
3	gp210	＋	↑	—
4	sp100	＋－	↑	—
5	SLA/LP	＋	↑	—
6	LC-1	＋	↑	—
7	PML	＋	↑	—

案例分析

1. 临床案例分析

患者为老年女性，有对称性多关节肿痛史，主要累及双手近端指间关节、掌指关节、腕关节、双肘及双肩、双颞颌、双膝、双踝关节，伴有晨起攥举困难、口眼干燥、牙齿片状脱落等情况。结合患者病史、症状、体征及实验室检查结果，考虑类风湿性关节炎诊断成立。入院后进行相关检查，肝肾功能未见明显异常，加用云克注射液治疗，予以静脉注射甲泼尼龙，后口服甲泼尼龙片（24 mg，qd）、雷公藤多苷片（20 mg，bid）和硫酸羟氯喹片（0.1 g，tid）等一系列对症支持治疗。

2.检验案例分析

本案例涉及自身免疫性肝病抗体（表 10.2）。

表 10.2　涉及自身免疫性肝抗体谱阳性的疾病

相关疾病		特异性抗体
AIH	I	SMA
	II	LKM-1（90%）LC-1
	III	SLA/LP（100%）
PBC		AMA-M2，gp210，sp100，PML

当一份样本在检测时出现多个免疫项目的同时阳性，尤其是与不同疾病相关指标同时阳性时，我们会考虑是否有某种干扰的存在，发现上述结果后，我们积极地查阅患者病历，同时与临床沟通，了解到由于该患者所用相关药物有肝损害的风险，检测自身免疫性肝病抗体只是为了监测其用药，而非怀疑患者患有自身免疫性肝病。通过观察，我们发现该患者免疫印迹膜条本底较高，故怀疑该结果极有可能为假阳性（图 10.1）。

我们采用了以下方法来验证此推测。

（1）不同采血管检测：为了排除采血管添加剂可能造成的影响，与临床沟通后，又

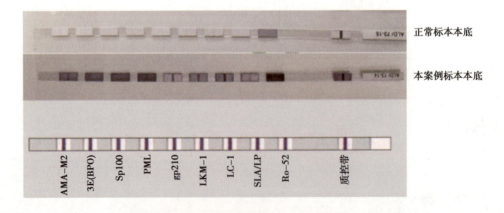

图 10.1　患者自身免疫性肝病抗体免疫印迹膜条结果（本底较高）

重新用无添加剂采血管对患者重新采血进行检测，发现与原管结果一致（表10.3）。

表 10.3 **患者不同种类采血管结果比较**

序号	采血管	M2-AMA	LKM	gp210	SLA/LP	LC-1	PML	提示
1	促凝管（黄）	+	+	+	+	+	+	↑
2	无添加剂管（红）	+	+	+	+	+	+	↑

（2）变更稀释倍数检测：由于干扰为非特异性结合，针对结合通常比较弱的特点，我们对样本进行了 1：20、1：50 稀释并进行检测，结果与 1：10 常规检测的结果基本一致（表10.4）。

表 10.4 **患者不同稀释倍数结果比较**

序号	稀释倍数	M2-AMA	LKM	gp210	SLA/LP	LC-1	PML	提示
1	1：10	+	+	+	+	+	+	↑
2	1：20	+	+	+	+	+	+	↑
3	1：50	+-	+	+	+-	+	+	↑

（3）样本预处理后检测：由于发现该患者电泳检测结果 γ 区出现过度浓染，免疫固定电泳各泳道也均有异常浓染条带，这种异常条带可能为球蛋白的非特异性聚集，也可能是由于存在嗜异性抗体（图 10.2）。

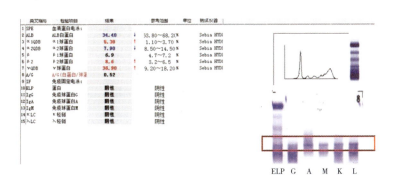

图 10.2 **患者电泳检测结果**

鉴于上述原因，对患者样本进行如下处理。

（1）50 μL 10% β - 巯基乙醇（BME）+150 μL 患者血清。处理后血清的检测膜条，本底已大幅消除，各检测模块结果也都恢复到了正常，证明样本中可能存在类风湿因子的干扰，同时，我们对另一份 RF 阴性、自身免疫性肝抗体阳性患者血清进行了相同的处理，其处理前后结果却没有变化。证明 BME 处理样本不会影响自身免疫性肝抗体结果（图 10.3）。

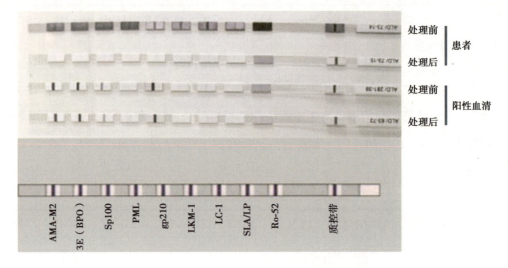

图 10.3　BME（10%）处理血清前后的结果对比

（2）A 试剂、B 试剂、牛血清白蛋白（BSA）、脱脂奶粉处理。由于 BME 处理样本会对其有所稀释，可能会影响结果的准确性，本着严谨的工作态度，我们又寻求其他去除干扰的途径来进一步验证，通过查阅试剂说明书，我们发现 A 试剂和 B 试剂具有 HAMA 阻断成分，又考虑到 BSA 成分单一，适用于大多数情况，而脱脂奶粉易获得，且含多种不同分子量的蛋白，故封闭起来更全面。

我们用以上四种成分对患者血清进行相应处理，结果显示，用 A、B 试剂、BSA 处理后所得结果与未处理样本结果相同，证明样本中不存在 HAMA 干扰（图 10.4）。

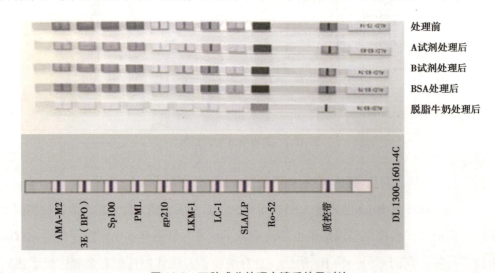

图 10.4　四种成分处理血清后结果对比

而脱脂奶粉处理后的结果（表 10.5），则去除了大部分的本底和假阳性结果。证明检测中是可能存在非 HAMA 的嗜异性抗体干扰的。后续应购置嗜异性抗体阻断剂进一步验证。

表 10.5　患者自身免疫性肝系列抗体处理（脱脂奶粉）前后结果对比

姓名：×××　　　　性别：女　　　　年龄：60

序号	检测项目	原结果	处理后结果	提示	生物参考区间
1	AMA-M2	+	—	N	—
2	LKM	+	—	N	—
3	gp210	+	—	N	—
4	sp100	+−	—	N	—
5	SLA/LP	+	—	N	—
6	LC-1	+	+−	↑	—
7	PML	+	—	N	—

通过以上一系列去除干扰的措施，我们将正确报告发回后，临床回馈结果与病情相符。

知识拓展

类风湿性关节炎（rheumatoid arthritis，RA）是一种以侵蚀性关节炎症为主要临床表现的自身免疫病，其基本病理表现为滑膜炎，并逐渐出现关节软骨和骨破坏，最终导致关节畸形和功能丧失。

自身免疫性肝病（autoimmune liver disease，AILD）是一组由异常自身免疫介导的肝胆炎症性疾病，包括自身免疫性肝炎（AIH）、原发性胆汁性胆管炎（PBC）、原发性硬化性胆管炎（PSC）及上述任何两种疾病主要特征同时出现的重叠综合征等。

自身抗体作为 AILD 诊断和管理的重要实验室指标，其结果的准确性关系到相关疾病的诊断与分类、预测预后、病情监测及探究发病机制。

检验结果的假阳性、假阴性不但增加了复检的难度与频率，还可导致临床误诊，给患者带来身心伤害，甚至引发医患纠纷。免疫试验项目中存在众多干扰因素，包括类风湿因子、嗜异性抗体、类生物素、自身抗体和补体等。如何识别和解决这些现象需要我们对其有较为全面、深入的了解。

RA 患者体内的 RF 可以与免疫反应系统中的捕获抗体及酶标记二抗的 Fc 段直接结合，从而导致假阳性。

RF 干扰的排除方法：①稀释样本；②用 F（ab）2 替代完整的 IgG；③样本中的 RF 用变性 IgG 预先封闭；④检测抗原时，可以用 BME 等加入到样本稀释液中，使 RF 降解。

本案例中，患者血清 RF 升高（75.2 IU/mL），血清用 BME 处理后，检测膜条本底大幅消除，各检测模块结果均恢复正常，证明样本中可能存在 RF 的干扰。

嗜异性抗体（heterophil antibody，HA）为人类血清中含有抗啮齿类动物免疫球蛋白抗体。较多见的是人抗鼠抗体（human anti-mouse antibody，HAMA）。

目前临床所使用的免疫试剂抗体大多来源于实验动物，而 HA 可与许多动物 Ig 的 Fc 和 Fab 表位非特异性结合，通过交联固相和酶标记的单抗或多抗而导致假阳性反应。

HA 干扰的排除方法：①在样本或样本稀释液中加入过量的动物 Ig 封闭；②使用非特异性吸附剂吸附；③使用 HBT 阻断剂阻断。

本案例中我们用 BSA、脱脂奶粉封闭去除非特异结合，结果显示，BSA 可能因成分单一亚类不同而未能排除干扰，而脱脂奶粉因含多种不同分子量的蛋白，封闭较为全面，从而排除了导致假阳性的干扰。另外，有些免疫试剂中含有 HAMA 阻断剂成分，也可用于排除相应干扰的存在。

案例总结

本案例中，我们使用 BME 解聚 RF、脱脂奶粉、BSA 和含有 HAMA 阻断成分的 A、B 试剂封闭非特异性结合（可能为 HA），证实患者的自身免疫性肝病抗体阳性是由于干扰所致，干扰可能是 RF 和 HA（非 HAMA）。

在临床实践过程中，免疫学干扰现象越来越普遍，如何正确地识别干扰的存在是个难题。当遇到有疑问的结果时，检验人员要用扎实的专业知识判断结果的准确性，排除干扰因素，积极查阅病历，增加与临床的沟通，做好临床解释和咨询工作，以获得相对可靠的检验结果，这是我们作为检验人的共同责任。

专家点评

　　自身抗体作为自身免疫性疾病的血清学检测指标具有非常重要的意义。因此，其检测结果的重要性可想而知，每份结果均应结合临床检查、病史和其他相关资料进行分析解读。当一份样本在同时检测多个自身抗体项目时，如出现多个项目同时阳性（包括临界阳性），尤其是涉及与不同疾病相关的项目时，应高度怀疑干扰的存在。

　　对于临床实验室免疫项目来说，由于抗原 - 抗体相互作用的复杂性，免疫分析相对容易受到干扰，这些干扰会造成检测结果与临床表现不符，容易导致误诊。因此，如何准确地识别干扰的存在，从而找到消除或减少干扰的方法，有助于临床医生对疾病进行正确的诊断和治疗。

　　本案例诠释了作为一名检验工作者，不能只是机械地操作仪器、审核报告，而应对检验结果进行认真推敲和解读。当遇到有疑问的结果时，要本着严谨、细心的工作态度，不放过任何蛛丝马迹，抽丝剥茧，还原真相，用扎实的专业知识判断结果的准确性，面对可能的干扰问题，要选择适当的方式排除干扰因素，以获得相对可靠的检验结果，同时积极地查阅病历，加强与临床的深度沟通，做好临床的解释和咨询工作，这样才能教学相长，共同提升诊治水平。

参考文献

［1］耿研，谢希，王昱，等. 类风湿关节炎诊疗规范［J］. 中华内科杂志，2022，61（1）：51-59.

［2］曾小峰，胡朝军，周仁芳，等. 自身免疫性肝病相关自身抗体检测的临床应用专家共识［J］. 中华内科杂志，2021，60（7）：619-625

［3］ASTARITA G，GUTIÉRREZ S，KOGOVSEK N，et al. False positive in the measurement of thyroglobulin induced by rheumatoid factor［J］. Clinica Chimica Acta，2015，447：43-46.

［4］黎锦，李一荣. 内源性抗体对临床免疫检测的干扰及对策［J］. 中华检验医学杂志，2016，39（11）：811-813.

以自身免疫性溶血性贫血为首发的系统性红斑狼疮1例

11

作　　者：王媛[1]，张文婧[2]（天津市第一中心医院：1检验科；2全科医学科）
点评专家：周春雷（天津市第一中心医院）

前　言

患者，女，66岁。主因"乏力10余天"入院，自述有贫血病史10余年，口服中药治疗，症状未见缓解，血常规检查：红细胞（RBC）1.18×10^{12}/L，血红蛋白（Hb）49 g/L，患者重度贫血。尿常规检查：尿白细胞酯酶（LEU）（+++），尿亚硝酸盐（NIT）（+），尿隐血（BLD）（±），尿浑浊度（CLA）轻度浑浊，疑为泌尿道感染，入院治疗。入院后进一步检查，网织红细胞计数（RET）28.52%，明显升高。红细胞镜检：大小不等，中空浅染，可见RBC碎片及畸形RBC。患者血型为A型，Rh（D）阳性，但血库合血配型失败。患者否认输血史，否认家族史及特殊饮食病史，考虑自身抗体存在。血总胆红素升高，以间接胆红素升高为主，乳酸脱氢酶（LDH）升高，Coombs试验：抗IgG阳性，抗C3d阳性，抗核抗体（ANA）阳性：核均质滴度>1∶1000，核颗粒滴度>1∶1000，胞质颗粒滴度1∶320。初步怀疑为自身免疫性溶血性贫血（autoimmune hemolytic anemia，AIHA）及结缔组织病（系统性红斑狼疮不除外），需进一步完善相关检查进行诊断，从而开展后续治疗。

案例经过

如前所述，患者入院前 10 余天无明显诱因出现乏力，伴活动耐力下降，出虚汗，偶有胸闷、憋气，无心前区疼痛，无心悸、手抖，患者自发病以来，精神、进食较差，睡眠尚可，大小便正常，10 余天体重减轻 5 kg。既往病史：高血压 20 余年，自述最高 130/90 mmHg，曾服用降压药物，已停药 1 年余；贫血 10 余年，口服中药治疗。否认糖尿病、冠心病、脑血管病史等；否认传染病史、手术史、外伤史、输血史；否认药物或食物过敏史。查体：体温 36.5 ℃，脉搏 118 次 / 分，呼吸 18 次 / 分，血压 141/90 mmHg；无皮疹红斑、溃疡、脱发，无发热、关节肿痛，无肌痛、无力，无皮肤硬化，无雷诺现象，无口干、眼干。入院后完善三大常规、生化、免疫等相关检查，异常结果如下。

（1）患者重度贫血，大细胞、血清铁正常，总铁结合力低，网织红细胞升高，镜检红细胞大小不等，中空浅染，可见 RBC 碎片及畸形 RBC，中性粒细胞及淋巴细胞无明显异常，如图 11.1 所示。

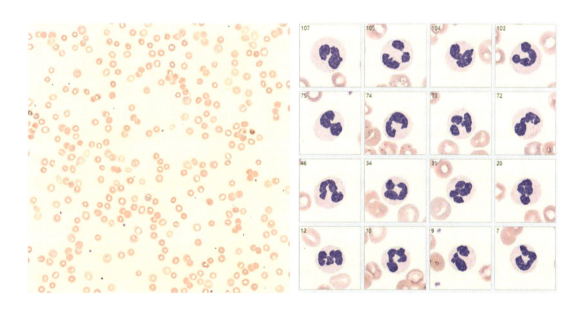

图 11.1　血涂片镜检结果（1000×）

（2）尿常规及尿培养提示泌尿道感染。

（3）生化检查：血总胆红素升高，以间接胆红素升高为主；乳酸脱氢酶（LDH）升高。

（4）免疫检查：抗核抗体（ANA）阳性，核均质滴度 >1 ∶ 1000，核颗粒滴度 >1 ∶ 1000，胞质颗粒滴度 1 ∶ 320，如图 11.2 所示。

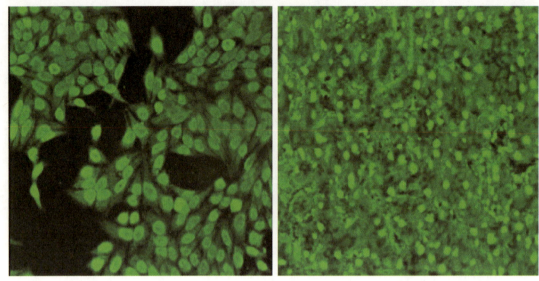

HEp-2 细胞 　　　　　　　　　　　　　　　　猴肝

注：细胞核均质型：HEp-2 细胞分裂间期细胞核呈现均匀荧光，核仁区有时无荧光；分裂期细胞染色体呈现增强的均匀荧光，染色体周围区域荧光较弱。猴肝细胞核呈现均匀荧光，有时为粗或细的块状荧光，荧光强度与 HEp-2 细胞基本一致。细胞核颗粒型：HEp-2 细胞分裂间期细胞核呈现颗粒样荧光，分裂期细胞染色体无荧光，染色体以外呈现颗粒样荧光。猴肝的肝细胞核呈现颗粒样荧光，荧光强度比 HEp-2 细胞弱或一致，或无特征性荧光。胞质颗粒性：HEp-2 细胞分裂间期胞质中呈现颗粒样荧光，猴肝细胞表现为胞质荧光，伴随有斑块状荧光增强。

图 11.2　抗核抗体核型结果（200×）

抗 Smith（Sm）抗体弱阳性，抗 SS-A 抗体阳性，抗 SS-B 抗体阳性，抗核小体抗体阳性，抗组蛋白抗体弱阳性；免疫球蛋白 IgG、IgM 升高，补体 C3、C4 降低，类风湿因子（rheumatoid factor，RF）升高。

进一步完善网织红细胞计数、Coombs 试验、GPI 锚蛋白、抗 β2- 糖蛋白 1 抗体、抗心磷脂抗体、尿蛋白定量、骨髓穿刺、胸腹盆 CT 等相关检查。

实验室结果回报如下，患者 24 h 尿蛋白定量阴性，网织红细胞计数明显升高，抗心磷脂抗体阳性；Coombs 试验：抗 IgG 阳性，抗 C3d 阳性；GPI 锚蛋白：红细胞膜 CD59 比例 99.90%，粒细胞膜 Flaer 比例 99.99%，单核细胞膜 Flaer 比例 99.91%，提示自身免疫性溶血性贫血。骨髓涂片结果显示：骨髓增生明显活跃，粒系减低，红系增高，淋巴细胞未见异常，如图 11.3 所示。骨髓穿刺流式检查结果显示：各细胞类型未见明显异常，提示增生性贫血，与前期自身免疫性溶血性贫血的诊断一致，排除并发其他类型贫血的可能。

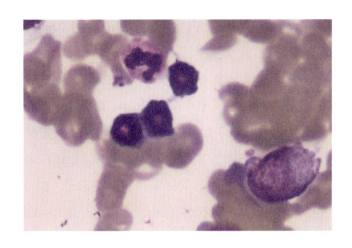

图 11.3　骨髓涂片结果（100×）

患者为老年女性，ANA 阳性，免疫性溶血（4 分），补体减低（4 分），抗 ds-DNA 抗体、抗 Sm 抗体阳性（6 分），诊断系统性红斑狼疮（systemic lupus erythematosus, SLE）明确。系统性红斑狼疮多见于育龄期女性，临床表现为多系统受累，涉及皮肤黏膜、关节肌肉、肾脏、浆膜、神经系统等，血清中多种自身抗体阳性，其中，ds-DNA、Sm 抗体有高度特异性。本案例中，患者虽无面部红斑、皮疹、关节疼痛等典型 SLE 的临床表现，但其抗核抗体阳性，抗 ds-DNA、抗 Sm 抗体阳性，补体降低合并有溶血性贫血，经甲泼尼龙激素治疗后，患者血红蛋白较前升高，考虑治疗有效。

综合患者临床表现和实验室结果，考虑诊断为系统性红斑狼疮继发的自身免疫性溶血性贫血，泌尿道感染可能为患者疾病加重的重要诱导因素。

案例分析

1. 检验案例分析

一般检查结果中，血常规指标提示患者重度贫血，红细胞（RBC）1.18×10^{12}/L↓，血红蛋白（Hb）49 g/L↓，红细胞压积（HCT）15.2%↓，红细胞平均体积（MCV）128.4 fL↑，平均血红蛋白量（MCH）41.4 pg↑。尿常规检查：尿白细胞酯酶（LEU）（+++），尿亚硝酸盐（NIT）（+），尿隐血（BLD）（±），尿浑浊度（CLA）轻度浑浊，留尿培养，尿培养提示粪肠球菌及大肠埃希菌感染。生化全项：白蛋白（ALB）36.40 g/L↓，低密度脂蛋白胆固醇（LDL-C）0.69 mmol/L↓，血清铁（Fe）20.90 μmol/L，脑钠肽前体（N 端）（NT-proBNP）307.80 pg/mL↑，未饱和铁结合力（UIBC）5.9 μmol/L↓，总铁结合力（IBCT）26.80 μmol/L↓，总胆红素（TBIL）38.59 μmol/L↑，直接胆红素（DBIL）2.64 μmol/L，间接胆红素（IBIL）35.95 μmol/L↑，乳酸脱氢酶（LDH）328.20 U/L↑，24 h 尿蛋白定量阴性。免疫相关检测：免疫球蛋白 G（IgG）2190 mg/dL↑，免疫球蛋白 M（IgM）380 mg/dL↑，补体 3（C3）39.9 mg/dL↓，补体 4（C4）8.76 mg/dL↓，类风湿因子（RF）42.2 IU/mL↑，抗核抗体（ANA）高滴度阳性，抗 Smith 抗体（Sm）弱阳性，抗 SS-A 抗体阳性，抗 SS-B 抗体阳性，抗核小体抗体阳性，抗组蛋白抗体弱阳性。

为明确诊断，继续完善检查，结果如下：

（1）网织红细胞计数（RET）28.52%↑；红细胞镜检：大小不等，中空浅染，可见 RBC 碎片及畸形 RBC。

（2）骨髓穿刺结果：骨髓涂片的结果显示骨髓增生明显活跃，粒系减低，红系增高，淋巴细胞未见异常；骨髓流式结果显示各细胞类型未见明显异常。

（3）Coombs 试验：抗 IgG 阳性，抗 C3d 阳性，提示红细胞膜存在自身抗体和补体，结合患者间接胆红素升高及贫血情况，怀疑自身免疫性溶血性贫血。

（4）流式细胞术：GPI 锚蛋白：红细胞膜 CD59 比例 99.90%，粒细胞膜 Flaer 比例 99.99%，单核细胞膜 Flaer 比例 99.91%，结果排除阵发性冷性血红蛋白尿（paroxysmal cold hemoglobinuria，PCH）。

（5）抗 ds-DNA 定量测定：53.6 IU/mL↑，抗心磷脂抗体 IgG 25.1 GPL/mL↑，抗心磷脂抗体 IgM 37.6 MPL/mL↑，结合患者补体降低及抗核抗体谱阳性结果，进一步明确诊断为系统性红斑狼疮。

2. 临床案例分析

结合患者病史、症状、体征及实验室检查结果，患者贫血、胆红素升高、网织红细胞增高、骨髓红系增生明显活跃，存在溶血性贫血比较明确；Coombs 试验：抗 IgG 阳性，抗 C3d 阳性，提示患者发生自身免疫性溶血性贫血。病程中，患者虽无面部红斑、皮疹、光过敏、关节疼痛、口腔溃疡等典型 SLE 的临床表现，但患者抗核抗体阳性，滴度升高，抗 ds-DNA、抗 Sm 抗体阳性，抗磷脂抗体阳性，补体降低合并有溶血性贫血，根据 2019 年 EULAR/ACR 制定的 SLE 新分类标准，符合 SLE 诊断标准。在自身免疫性溶血性贫血

（AIHA）病因中，排外肿瘤、药物、肝炎、病毒感染等病因，亦无其他免疫性疾病的证据，考虑 AIHA 继发于 SLE，且是 SLE 的首发症状。

知识拓展

系统性红斑狼疮是由自身免疫介导的，以血清中出现多种自身抗体为特征的自身免疫性疾病，其发病机理复杂，可以造成机体多系统和多器官损伤。SLE 可侵犯造血系统，临床上往往以血液学改变为主要特征之一，约 5%~10% 会发生自身免疫性溶血性贫血，血液系统的改变可发生于 SLE 的病程中，也可作为 SLE 首发和唯一表现而长期存在。当 SLE 患者在早期以溶血性贫血起病而其他系统受累征象不典型时，容易导致诊断和治疗的延误。自身免疫性溶血性贫血是由于免疫功能紊乱产生抗自身红细胞抗体与红细胞表面抗原结合，或激活补体使红细胞加速破坏而引起的一组溶血性贫血。SLE 患者并发 AIHA 的机制是体内产生大量的多克隆免疫球蛋白和自身抗体，这种免疫球蛋白是一种温抗体，通常为 IgG，经抗体包被的红细胞与具有 Fc 段受体的脾脏巨噬细胞及补体结合而被破坏，从而导致贫血。

SLE 继发性 AIHA，需要积极治疗 SLE，并考虑 SLE 所处的阶段和活动性，采取不同的治疗方案。该患者初步诊断 AIHA 后，根据其重度贫血现状首选甲泼尼龙 60 mg 治疗，复查血常规血红蛋白 72 g/L，考虑激素治疗有效。后续转入免疫科进行 SLE 的进一步治疗，予以加用环孢素 100 mg qd、羟氯喹 200 mg qd 口服，人免疫球蛋白 10 g tid 静脉滴注联合治疗，治疗疗程结束后复查患者血常规，血红蛋白 123 g/L，血清总胆红素及间接胆红素均恢复正常，治疗效果明显。

案例总结

本案例患者以"乏力 10 余天"入院，自述有贫血病史，入院后血常规提示重度贫血，予以血库交叉配血输血治疗，但交叉配血提示患者体内存在自身抗体，配型失败。完善网织红细胞计数、骨髓穿刺、Coombs 试验及 GPI 锚蛋白等实验室检查，明确为自身免疫性溶血性贫血。综合患者既往史及体征，完善免疫球蛋白、补体、抗核抗体及抗磷脂抗体等免疫学相关实验室检查，结果为系统性红斑狼疮，且糖皮质激素治疗有效，后续加用免疫抑制剂及免疫球蛋白等进一步治疗。由于患者入院时尿常规及尿培养提示泌尿道感染，不排除感染加重 SLE 继发性的 AIHA 导致患者贫血进一步加重，抗生素应用七日泌尿道感染治疗有效，患者病情好转。

SLE 以 AIHA 起病而其他系统受累不明显的病例临床少见，易误诊、漏诊。SLE 及 AIHA 都属于自身免疫性疾病，有共同的免疫学基础，可产生共同的免疫学效应，表现为产生自身抗体，攻击自身器官，故两者会相伴发生或交错发生。当其他系统受累征象不典型时，容易导致诊断和治疗的延误。因此，当中青年女性因长期血液系统损害就诊时，应警惕自身免疫性疾病，同时感染可能会加重病情发展，必要时反复多次免疫学检查，长期跟踪随访，避免漏诊、误诊，延误治疗时机。

专家点评

本案例为系统性红斑狼疮继发的自身免疫性溶血性贫血，患者入院前自述有贫血史 10 余年，中药治疗效果尚可。本次由于乏力入院治疗，进一步发现重度贫血，且病情严重。通过临床与实验室的有效沟通，在短时间内明确诊断了患者的病情并给予相应的治疗，患者的病情得到有效改善。自身免疫病相关抗体等免疫学检查对本病例的早期诊断意义重大，检验者应学会根据患者的临床诊断及表现进行综合分析，为临床诊疗提供参考性意见，为患者的诊疗提供有力的依据。

参考文献

［1］ 中华医学会血液学分会红细胞疾病（贫血）学组 . 自身免疫性溶血性贫血诊断与治疗中国专家共识（2017 年版）［J］. 中华血液学杂志，2017，38（4）：265-267.

［2］ YUI J C, BRODSKY R A. Updates in the management of warm autoimmune hemolytic Anemia［J］. Hematology/Oncology Clinics of North America，2022，36（2）：325-339.

［3］ 高清妍，张凤奎 . 自身免疫性溶血性贫血研究进展［J］. 中华血液学杂志，2016，37（11）：1012-1016.

［4］　张廷廷，张乾忠，姜红.以溶血性贫血为首发表现的系统性红斑狼疮一例［J］.中国小儿急救医学，2019，26（9）：718-720.

［5］　贾群楠，许汪斌，李晓飞.以自身免疫性溶血性贫血为首发的系统性红斑狼疮：1例报告及文献复习［J］.中外医疗，2021，40（22）：68-70.

［6］　SUN L Y，AKIYAMA K，ZHANG H Y，et al. Mesenchymal stem cell transplantation reverses multiorgan dysfunction in systemic lupus erythematosus mice and humans［J］. Stem Cells，2009，27（6）：1421-1432.

风湿性心脏病合并系统性红斑狼疮继发 Jaccoud 关节病1例

12

作　者： 孙宁娜[1]，韦慧[2]（徐州医科大学附属医院，1 检验科；2 心内科）

点评专家： 李洪春（徐州医科大学附属医院）

前　言

患者，男，57岁。两个月前无明显诱因出现活动后憋喘，日常活动即可出现，经休息后有所缓解，不伴有胸痛、大汗，伴咳嗽、咳痰，夜间憋醒，不能平卧入睡，端坐位好转，无黑矇、晕厥，无反酸、恶心、呕吐，无双下肢浮肿。于当地医院就诊检验提示：脑钠肽前体（N 端）11913 pg/mL，肌酐 212.3 μmol/L，尿酸 467.4 μmol/L，甘油三酯 3.16 mmol/L。为求进一步诊治遂来我院，门诊以"心功能不全"收治入院。

案例经过

如前所述，患者平素健康状况良好，风湿性关节炎8年，未规律服药。否认肝炎、结核等传染病史，否认高血压、糖尿病、癫痫等慢性病史，否认手术、外伤、输血史，否认食物、药物过敏史，预防接种史不详。病程中无发热、盗汗，无咯血，无粉红泡沫痰，无意识丧失，无少尿。食欲下降，憋喘，难以入睡，大小便未见明显异常。查体：体温 36.5 ℃，心率 70 次 / 分，呼吸 18 次 / 分，血压 130/85 mmHg，神志清楚。全身皮肤黏膜未见明显黄染，浅表淋巴结未触及肿大，甲状腺未触及肿大，胸廓无畸形，两肺呼吸粗，双肺湿性啰音，心脏浊音界无扩大，心音低钝，律齐，各瓣膜区未闻及病理性杂音，腹平软，无压痛及反跳痛，肝脾肋下未及，双下肢无水肿，双手关节畸形（图 12.1）。

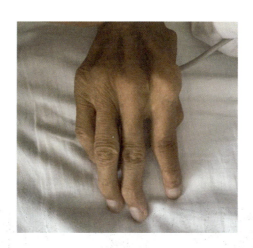

图 12.1　患者手关节畸形

辅助检查：白细胞计数 2.7×10^9/L，红细胞计数 3.10×10^{12}/L，血红蛋白 91 g/L，血小板计数 49×10^9/L，C 反应蛋白（快）9.2 mg/L（表 12.1）；血尿素氮 15.37 mmol/L，肌酐 211 μmol/L，肾小球滤过率 29.89 mL/min，肌酸激酶 20 U/L，超敏肌钙蛋白 T 15.8 ng/L，脑钠肽前体（N 端）13422.0 pg/mL，降钙素原 0.432 ng/mL（表 12.2）；尿常规：尿蛋白（++），尿隐血（+++），白细胞 44.00 个 /μL，红细胞 597.50 个 /μL。心脏彩超结果显示：风湿性心脏病，二尖瓣重度狭窄并少量反流，主动脉瓣少量反流并前向血流速度稍增快，三尖瓣中大量反流，左房增大，右心稍大，肺动脉高压可能性（高），室间隔基底段稍增厚，左室舒张功能减低，少、中量心包积液（图 12.2）。患者瓣膜情况不佳，入院检查提示：心功能不全、肾功能不全，诊断明确，予以患者记 24 h 尿量、吸氧、强心、利尿、扩血管、改善肾功能等对症支持治疗。

表 12.1　血常规 + 超敏 C 反应蛋白部分检查结果

检测项目	结果	提示	参考区间	单位
白细胞计数（WBC）	2.7	↓	3.5~9.5	10^9/L
红细胞计数（RBC）	3.10	↓	4.30~5.80	10^{12}/L
血红蛋白（Hb）	91	↓	130~175	g/L
血小板计数（PLT）	49	↓	125~350	10^9/L
超敏 C 反应蛋白（hsCRP）	9.2	↑	0.0~5.0	mg/L

表 12.2　肾功能＋心肌酶＋降钙素原部分检查结果

检测项目	结果	提示	参考区间	单位
尿素（Urea）	15.37	↑	1.78~8.30	mmol/L
肌酐（Cre）	211	↑	40~97	μmol/L
肾小球滤过率（eGFR）	29.89	↓	>120	mL/min
肌酸激酶（CK）	20	↓	3.50~5.00	U/L
超敏肌钙蛋白 T（hs-cTnT）	15.8	↑	阴性：0~14	ng/L
脑钠肽前体（N 端）（NT-proBNP）	13 422.0	↑	≤ 900	pg/mL
降钙素原（PCT）	0.432	↑	0.020~0.046	ng/mL

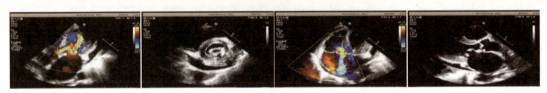

名称	测值	名称	测值	名称	测值
Aod	24（mm）	LAD	45（mm）	IVS	9（mm）
LVDd	45（mm）	LVPW	9（mm）	RV	24（mm）
RA	41（mm）	PA	31（mm）	EF	57%
FS	30%	AV 最大	2.2（m/s）	AVPG 最大	20（mmHg）
间隔 e'	4（cm/s）	侧壁 e'	4.6（cm/s）	MV 最大	2.67（m/s）
MV 平均	1.75（m/s）	MVPG 最大	29（mmHg）	MVPG 平均	15（mmHg）

超声所见：

二维 +M 型超声所示：

1. 主动脉不宽，肺动脉增宽，下腔静脉不宽，吸气塌陷率尚可。

2. 二尖瓣增厚、钙化，交界区粘连，瓣叶开放受限，关闭不佳，瓣口面积约 0.8 cm²。三尖瓣瓣叶增厚，隔叶、后叶较短小，开放尚可，关闭不佳。主动脉瓣增厚，局部钙化，右、无冠叶交界处融合，瓣叶开放稍受限，关闭欠佳。

3. 左房增大，内径约 45 mm×50 mm×71 mm，右心稍大，右房内径约 41 mm×55 mm，右室横径约 42 mm，左室内径正常。室间隔基底段稍增厚约 12 mm，左室后壁不厚。静息状态下左室室壁运动欠协调，收缩幅度尚可。TAPSE 约 17 mm。

4. 心包腔内探及液性暗区：左室后壁深约 12 mm，右室前壁深约 3 mm，左室侧壁深约 9 mm，右室游离壁深约 6 mm。

CDFI：彩色血流二尖瓣前向血流速度增快，平均跨瓣压差约 15 mmHg，关闭时少量反流。主动脉瓣前向血流速度稍增快，关闭时少量反流，三尖瓣中大量反流，反流速度约 5.5 m/s，压差约 121 mmHg，估测肺动脉收缩压约 126 mmHg。肺动脉瓣少中量反流，舒张早期反流速度约 3.35 m/s，压差约 45 mmHg。

图 12.2　心脏彩超报告

　　患者二尖瓣重度狭窄并少量反流，请心脏大血管外科会诊，会诊意见回示：患者心脏瓣膜病具备手术指征，建议纠正心肾功能、低蛋白血症。患者消瘦，近两月体重减轻约 5 kg，查体可见消瘦、贫血貌，胸骨无压痛，检验结果显示患者血常规三系减少，请血液科会诊明确原因。患者肾小球滤过率下降，血肌酐升高，请肾内科指导治疗及用药。入院后，患者反复低热，既往关节炎病史，请风湿免疫科会诊明确患者目前的关节炎状态。

进一步完善实验室检查：血清铁＋总铁结合力、贫血三项、溶血全套检查结果排除溶血性贫血。行肿瘤全套筛查排除肿瘤，同时完善相关免疫学指标，抗突变型瓜氨酸波形蛋白抗体（MCV-Ab）、抗环瓜氨酸肽抗体（抗 CCP 抗体）、类风湿因子未见异常，HLA-B27 结果未显示异常。免疫系列部分检查结果（表 12.3）及风湿全套部分检查结果（表 12.4）显示某些指标异常：补体 C3 0.129 g/L↓，补体 C4 0.038 g/L↓，抗 SS-A 抗体（+++），抗 Ro-52 抗体（+++），抗 ds-DNA 抗体 1123 IU/mL↑，抗核抗体 164.16 units↑。

表 12.3　免疫系列部分检查结果

检测项目	结果	提示	参考区间	单位
补体 C3	0.129	↓	0.500~1.500	g/L
补体 C4	0.038	↓	0.100~0.400	g/L

表 12.4　风湿全套部分检查结果

检测项目	结果	提示	参考区间	单位
抗 SS-A 抗体（SS-A）	+++	—	阴性	阴性
抗 Ro-52 抗体（Ro-52）	+++	—	阴性	—
抗双链 DNA 抗体（ds-DNA）	1 123	↑	<200	IU/mL
抗核抗体（ANA）	164.16	↑	<20.00	units

双手＋腕关节彩超结果显示：右腕部指伸肌腱腱鞘增厚，血流增多，腱鞘积液声像，左腕部指屈肌腱腱鞘积液声像，双手关节退行性变（图 12.3）。泌尿系统彩超结果显示：双肾实质回声稍增强，左肾囊肿声像，双肾周少量积液声像，膀胱壁稍毛糙（图 12.4）。

风湿免疫科会诊意见明确诊断：系统性红斑狼疮（systemic lupus erythematosus，SLE），同时患者关节畸形符合 Jaccoud 关节病。血液科会诊意见回示：患者自身抗体指标升高，诊断考虑系统性红斑狼疮导致的血常规三系减低。肾内科会诊意见回示：患者系统性红斑狼疮诊断明确，考虑狼疮性肾炎导致肾功能不全。考虑系统性红斑狼疮可能累及眼底，联系眼科会诊，意见回示，视力：右眼 0.8，左眼 0.6；眼压：右眼 13.2 mmHg，左眼 14.5 mmHg；双眼睑启闭可，睑结膜不充血，双眼角膜不水肿，前房安静，瞳孔药物性散大，晶体轻度混浊，在位；眼底：可见视盘界清，网膜在位，可见棉绒斑，黄斑区未见明显病变；考虑视网膜病变。

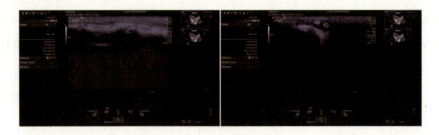

超声所见:

双手关节变形严重, 探查困难。

双侧腕关节滑膜未示明显增厚, 关节腔未见明显积液, 关节软骨可见。

右腕部指伸肌腱腱鞘增厚, 较厚约 0.2 cm, 血流增多, 腱鞘探及积液声像, 深约 0.3 cm。

左腕部指屈肌腱腱鞘探及积液声像, 深约 0.2 cm。

双手掌指关节及指间关节滑膜未示明显增厚, 关节腔未见明显积液, 骨边缘可见骨赘, 指伸肌腱及指屈肌腱未示明显增粗, 腱鞘未示明显增厚。

图 12.3　手 + 腕关节彩超报告

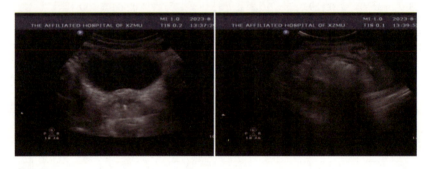

超声所见:

双侧肾脏形态、大小正常, 实质回声稍增强, 集合系统光带不分离。

左肾探及无回声, 大小约 0.5 × 0.4 cm, 界清, 内未示明显血流信号。

双肾周探及少量积液声像。

双侧输尿管未示明显扩张。

膀胱充盈, 壁稍毛糙, 腔内未探及明显肿块声像。

CDFI: 双肾动脉走形正常, 血流通畅, 频谱形态未示明显异常。

　　　双侧肾静脉管腔内未示明显异常回声, 血流通畅。

图 12.4　泌尿系统彩超报告

案例分析

1. 检验案例分析

常规实验室检查结果显示: 白细胞计数 2.7×10^9/L, 红细胞计数 3.10×10^{12}/L, 血红蛋

白 91 g/L，血小板计数 49×10^9/L，C 反应蛋白（快）9.2 mg/L，血尿素氮 15.37 mmol/L，肌酐 211 μmol/L，肾小球滤过率 29.89 mL/min，肌酸激酶 20 U/L，超敏肌钙蛋白 T 15.8 ng/L，脑钠肽前体（N 端）13422.0 pg/mL，降钙素原 0.432 ng/mL；尿常规结果显示：尿蛋白（++），尿隐血（+++），白细胞 44.00 个 /μL，红细胞 597.50 个 /μL。血常规检查结果提示血常规三系减少，肾功能及尿常规检查结果提示肾功能不全，脑钠肽前体（N 端）对疑似心力衰竭的诊断和预后评估具有重要价值，被多个临床实践指南作为 I 级推荐，肾功能不全对 NT-proBNP 水平的影响较大，为保证最佳临床应用性能，当 eGFR<60 mL/（min · 1.73 m²）时，NT-proBNP 诊断心力衰竭界值应 >1200 ng/L。

进一步完善实验室检查，结果显示：血沉 25 mm/h，补体 C3 0.129 g/L，补体 C4 0.038 g/L，24 h 尿蛋白定量 1.32 g/24 h，抗 SS-A 抗体（+++），抗 Ro-52 抗体（+++），抗 ds-DNA 抗体 1123 IU/mL，抗核抗体 164.16 units。抗 ds-DNA 抗体是系统性红斑狼疮高度特异性抗体，自身免疫证据（如自身抗体阳性、补体降低等）高度提示 SLE。抗 SS-A 抗体与 SLE 中出现光过敏、血管炎、皮损、白细胞减低、平滑肌受累、新生儿狼疮等相关。抗 Ro-52 抗体为抗核抗体谱，即 ANA 抗体谱中较常见的自身抗体，可见于多种疾病，如干燥综合征、系统性红斑狼疮、系统性硬化或类风湿关节炎等。24 h 尿蛋白定量是最准确地测定尿蛋白的方法，蛋白尿的检测对指导慢性肾脏病治疗、评价治疗效果和判断预后都具有重要意义。该患者 24 h 尿蛋白定量增高，提示出现肾脏病变。另外，补体 C3 或补体 C4 低于正常参考值下限、血尿（尿红细胞 >5 个 / 高倍视野，除外结石、感染和其他原因所致）、脓尿（尿白细胞 >5 个 / 高倍视野，除外感染）、血小板计数减少（<100 × 10⁹/L，除外药物影响）、白细胞计数减少（<3 × 10⁹/L，除外药物影响）等是 SLE 疾病活动性和严重程度评估的重要指标。

2. 临床案例分析

患者为中老年男性，急性起病，既往有风湿性关节炎病史。两个月前在无明显诱因下出现活动后憋喘，日常活动即可出现，经休息后有所缓解。血液检验提示脑钠肽显著增高，肌酐明显增高；心脏彩超提示风湿性心脏病，二尖瓣重度狭窄并少量反流，主动脉瓣少量反流并前向血流速度稍增快，三尖瓣中大量反流，左室舒张功能减低，少中量心包积液等。患者心力衰竭、风湿性心脏病、二尖瓣狭窄、肾功能不全诊断明确。

患者低热、消瘦、手关节畸形、视网膜病变、血常规三系减少、自身抗体阳性、补体降低、尿蛋白阳性，诊断为系统性红斑狼疮合并多系统损害明确。

患者在诊断 SLE 的同时，合并双手关节呈"天鹅颈"样畸形，完善手＋腕关节彩超可见右腕部指伸肌腱腱鞘增厚，血流增多，腱鞘积液声像，左腕部指屈肌腱腱鞘积液声像，双手关节退行性变，诊断 Jaccoud 关节病明确。

关于该患者的治疗，在避免感染、容量过多等诱因的基础上，建议通过利尿减轻心脏负荷、改善肾功能等对症支持措施，同时需要积极控制 SLE 病情发展，予以激素、抗免疫等针对性药物。但患者风湿性心脏病伴二尖瓣重度狭窄，推荐瓣膜置换手术治疗，从而从根本上改善预后。遗憾的是，其整体消瘦、基础免疫力低，合并多脏器功能不全及 SLE 活动，当前不能耐受手术，结合客观实际，医患沟通后家属选择继续药物保守治疗，并多学科门诊密切随诊，待情况改善后评估手术条件。

知识拓展

风湿热（rheumatic fever，RF）是一种由咽喉部感染 A 组乙型溶血性链球菌后反复发作的急性或慢性的全身结缔组织炎症，主要累及关节、心脏、皮肤和皮下组织，偶可累及中枢神经系统、血管、浆膜及肺、肾等内脏。临床表现以关节炎和心肌炎为主，可伴有发热、皮疹、皮下结节、舞蹈病等。本病发作呈自限性，急性发作时通常以关节炎较为明显，急性发作后常遗留轻重不等的心脏损害，尤其以瓣膜病变最为显著，形成慢性风湿性心脏病或风湿性瓣膜病。风湿性二尖瓣疾病是我国心脏瓣膜病的主要病因之一，其中以二尖瓣狭窄最多。导致瓣环钙化的原因包括老年性退行性改变及结缔组织病（如类风湿关节炎、系统性红斑狼疮、硬皮病等）。风湿性心脏病病人中约 25% 为单纯二尖瓣狭窄，40% 为二尖瓣狭窄伴二尖瓣关闭不全，主动脉瓣常同时受累。

SLE 是一种典型的系统性自身免疫病，其特征是对核抗原等自身抗原失去免疫耐受，产生自身抗体和免疫复合物，最终导致组织炎症和各种器官损伤。SLE 的主要临床特征包括：血清中出现以抗核抗体（ANA）为代表的多种自身抗体及多器官和系统受累。SLE 好发于育龄期女性，发病年龄多为 15~40 岁，女：男约（7~9）：1。有典型皮肤表现的 SLE 不易漏诊，但早期不典型的 SLE 可表现为抗炎退热治疗无效的反复发热。

Jaccoud 关节病（Jaccoud's arthropathy，JA）是一种变形性非糜烂性关节病，其特征是第 2 至第 5 指尺骨偏曲伴掌指关节半脱位，可通过物理操作矫正。传统上，JA 被描述为风湿热后发生，但也与系统性红斑狼疮、银屑病关节炎、炎症性肠病和恶性肿瘤有关。JA 是焦磷酸盐关节病的并发症，被认为与韧带松弛有关，通常累及掌、指关节，但也可能累及手、腕和膝的近端指间关节。目前 JA 尚无明确的定义和统一的诊断标准，2020 年，Santiago 提出的 JA 诊断标准简单、实用，可以与类风湿性关节炎（rheumatoid arthritis，RA）、其他弥漫性结缔组织病、帕金森病和马方综合征中的 JA 病相鉴别，也可以与原发性和家族性形式的关节病相鉴别。该标准主要包括：①基于 2019 年 EULAR/ACR 标准的 SLE 的诊断；②典型的关节畸形，如尺骨偏斜、天鹅颈、Z 拇指、拇指外翻；③关节 X 线片无侵蚀；④根据最新的特定 EULAR/ACR 标准排除 RA 和其他结缔组织病，排除累及关节的遗传性结缔组织疾病，如皮肤弹性综合征、马方综合征及帕金森病等。

案例总结

本案例患者是因"胸闷憋喘 2 个月余"就诊，有八年风湿性关节炎病史，结合实验室检查、彩超检查等明确诊断为心力衰竭、心脏瓣膜病、风湿性心脏病、肾功能不全。

SLE 患病以女性多见，尤其是 20~40 岁的育龄期女性，80% 的病人在病程中会出现皮疹，包括蝶形红斑、盘状红斑等。本案例患者为老年男性，未出现 SLE 的典型皮肤与黏膜表现，极易漏诊。该患者指关节畸形，有 ESR 和 CRP 增高，容易被误诊为类风湿关节炎。然而 SLE 的关节病变一般为非侵蚀性，且该患者关节外的系统性症状如发热、血细胞减少、眼底病变、蛋白尿等较突出，抗核抗体、抗 ds-DNA 抗体等阳性也更加证实该患者患有 SLE。

JA 是一种以关节畸形但无骨质损害为特征的继发性关节疾病，近年来文献报道多见于 SLE 患者，称为 SLE 继发 JA，在 SLE 中的患病率约为 5%，严重者可出现如天鹅颈、尺侧偏移等类似于 RA 的改变，因此，二者常需鉴别。主要的鉴别点为：① RA 为侵蚀性关节炎，畸形关节行 X 线检查可见明显的骨质破坏。② RA 一般有相对特异性抗体，如抗 CCP 抗体阳性。本病例患者抗突变型瓜氨酸波形蛋白抗体、抗环瓜氨酸肽抗体未见异常，故不支持诊断为 RA，按照 2019 年 EULAR/ACR SLE 分类标准该患者诊断为 SLE，故其关节改变诊断 JA 更准确。

专家点评

本案例综合分析了有 8 年风湿性关节炎病史的患者，随着病情进展到风湿性心脏病，并发系统性红斑狼疮，继发 Jaccoud 关节病。虽然实验室指标表现为多种自身抗体阳性，诊断自身免疫性疾病证明确，但在鉴别诊断方面，鉴于靶抗原的复杂性与多样性，检测位点的差异性，需要结合更多的临床疾病信息和影像检查等综合分析。本案例的患者虽有风湿性关节炎病史，容易致关节畸形且有骨质破坏，但该患者关节畸形但无骨质损害，结合患者 SLE 诊断明确和文献复习，患者最终诊断为 SLE 继发 JA。

自身免疫性疾病是指个体的身体错误地攻击自己体内的某部分作为外来物质，导致免疫系统攻击原本应该保护的健康组织或器官，引起炎症和损害。目前尚未完全厘清自身免疫性疾病的起因，可能的因素包括遗传、环境触发因素、感染和某些药物影响等。自身免疫性疾病的检测是一个复杂的过程，需要多种诊断方法来确定病情。①临床评估：病史采集、查体；②实验室检测：血常规、C 反应蛋白（CRP）、红细胞沉降率（ESR）、自身抗体、免疫球蛋白；③影像学检查：X 线、MRI、CT 扫描等；④组织活检：必要时，可能需要取样受影响组织进行活检。

参考文献

［1］ 古洁若，林智明，王友莲，等.风湿热诊疗规范［J］.中华内科杂志，2023，62（9）：1052-1058.

［2］ LUO T G, MENG X. Repair strategies based on pathological characteristics of the rheumatic mitral valve in Chinese patients［J］. Heart, Lung and Circulation, 2018, 27（7）: 856-863.

［3］ 施威振，张莉，张竹青，等.系统性红斑狼疮合并 Jaccoud 关节炎 1 例［J］.中华风湿病学杂志，2023，27（4）：243-245，C4-2.

［4］ 沈南，赵毅，段利华，等.系统性红斑狼疮诊疗规范［J］.中华内科杂志，2023，62（7）：775-784.

［5］ GUPTA M S, MEHTA L, MALHOTRA S, et al.Jaccoud's arthritis［J］.The Journal of the Association of Physicians of India, 1990, 38（12）: 947-948.

［6］ GOLWARA A K, KUMAR P, JHA P, et al. Jaccoud's arthropathy: A rare but well-known clinical entity［J］. European Heart Journal Case Reports，2021，5（10）：ytab334.

［7］　中国医师协会检验医师分会心血管专家委员会，周洲，蔺亚晖，等 . B 型利钠肽及 N 末端 B 型利钠肽前体实验室检测与临床应用中国专家共识［J］. 中华医学杂志，2022，102（35）：2738-2754.

［8］　中华医学会儿科学分会肾脏学组 . 狼疮性肾炎诊治循证指南（2016）［J］. 中华儿科杂志，2018，56（2）：88-94.

［9］　SANTIAGO M. Jaccoud-type lupus arthropathy：Practical classification criteria［J］. Lupus Science & Medicine，2020，7（1）：e000405.

［10］　ARINGER M，COSTENBADER K，DAIKH D，et al. 2019 European League Against Rheumatism/American College of Rheumatology classification criteria for systemic lupus erythematosus［J］. Annals of the Rheumatic Diseases，2019，78（9）：1151-1159.

抗中性粒细胞胞质抗体相关性血管炎—耶氏肺孢子菌感染1例

13

作　　者：王洁[1]，王怡[2]，任红瑜[2]，张改连[1]（山西省人民医院，1 风湿免疫科；2 风湿科实验室）
点评专家：张改连（山西省人民医院）

前　言

患者，女，62 岁。因"间断发热伴多关节、肌肉痛半年，加重伴手足麻木 1 个月"就诊。患者于半年前出现间断发热，最高体温 39.2 ℃，伴畏寒、寒战，同时伴有多关节、肌肉疼痛，化验 p-ANCA 1 : 32 阳性，髓过氧化物酶（myeloperoxidase，MPO）>739.8 CU 强阳性，诊断为 ANCA 相关性血管炎（AAV），给予糖皮质激素、环磷酰胺治疗，其间出现新型冠状病毒感染，有体温波动，最高体温 >38 ℃，抗病毒等对症治疗有效。4 周后患者再次发热，同时出现四肢指 / 趾末梢麻木、肌酐升高，考虑原发病活动。在免疫治疗过程中，出现急进性呼吸衰竭伴干咳。完善血常规、肝肾功、G 试验、GM 试验、血气分析、肺 CT 检查，化验外周血和肺泡灌洗液宏基因组二代测序技术（metagenomics next-generation sequencing，mNGS），结果显示：耶氏肺孢子菌，置信度：高。诊断：耶氏肺孢子菌肺炎。经过复方磺胺甲噁唑足量、长程治疗 2 个月，复查肺部 CT，结果显示：两肺片状影逐渐消退，Ⅰ 型呼吸衰竭改善，未再发热。

案例经过

患者，女性，62 岁。主因"间断发热伴多关节、肌肉痛半年，加重伴手足麻木 1 个月"，于 2023 年 7 月 18 日入院。

1. 第一阶段

2022 年底，患者感冒后自觉发热（体温未测，具体不详），伴多关节疼痛明显，累及右手掌指关节、右手第 3 近端指间关节、双腕、双膝、双肩、双肘关节，肩关节疼痛明显伴双上臂肌肉疼痛，上抬时明显，双手无法举过头顶，于当地医院就诊，予以对症治疗后多关节疼痛缓解。2023 年 4 月初，无诱因出现咳嗽、咳痰，乏力，伴发热，并再次出现上述关节症状，腕关节肿胀，活动受限，体温最高 39.2 ℃，到当地医院就诊。血常规检查：白细胞（WBC）12.6 × 10⁹/L。生化检查：白蛋白（ALB）25.4 g/L，抗链球菌溶血素 O（ASO）341.7 IU/mL↑（正常值 0~120 IU/mL），类风湿因子（RF）75.5 IU/mL↑（正常值 0~12.5 IU/mL）。肺部 CT 检查结果显示：两肺下叶渗出性改变，抗感染治疗无效。2023 年 4 月 21 日，于我院急诊，化验结果显示：D- 二聚体（D-D）2.36 mg/L↑（正常值 0~0.5 mg/L），WBC 8.8 × 10⁹/L，红细胞（RBC）3.63 × 10¹²/L，血红蛋白（Hb）103 g/L，血小板（PLT）324 × 10⁹/L，C- 反应蛋白（CRP）204.84 mg/L；降钙素原（PCT）阴性；ALB 26.53 g/L。尿液检查结果显示：蛋白质（±），尿血（+），尿白细胞（+），尿红细胞 13/μL，予以补液、退热对症治疗后于我科住院。化验结果显示：MPO>739.8 CU 强阳性，p-ANCA 1 ∶ 32 阳性，抗核抗体（ANA）、抗 ENA 抗体（抗 -ENAs）、抗环瓜氨酸肽（CCP）、RF 阴性，血肌酐（Scr）44.6 μmol/L（正常值41~81 μmol/L），诊断为 ANCA 相关性血管炎（AAV）。予以泼尼松 80 mg/d × 1 周或 7天，联合异环磷酰胺 1 g 二次治疗。住院期间感染新型冠状病毒，予以阿兹夫定片等抗病毒对症治疗，泼尼松逐渐减量 60 mg/d × 3 d → 40mg/d × 3 d，出院后予以泼尼松片 50mg/d × 3 周，40 mg/d × 5 d，之后自行停药 3 天。其间体温间断波动，最高体温 39.1 ℃，伴畏寒、寒战、大汗，双眼憋胀感，无咳嗽、咳痰，口服布洛芬退热治疗。

2. 第二阶段

2023 年 6 月初，出现左足底麻木，右手中指、环指、小指指尖麻木，伴双下肢肌肉憋胀感，6 月 14 日再次住院。血常规检验结果：WBC 15.14 × 10⁹/L，RBC 4.14 × 10¹²/L，Hb118 g/L，PLT 228 × 10⁹/L，CRP 188.44 mg/L；ALB 22.8 g/L，尿素氮（BUN）12.37 mmol/L，

Scr 116.8 μmol/L；血沉（ESR）55 mm/h；白细胞介素 -6（IL-6）170 pg/mL。尿常规检查结果：蛋白质（+），隐血阴性；24 h 尿蛋白定量 0.73 g/24 h（尿量 2800 mL），D-D 2.0 mg/L。肺炎支原体抗体、G 试验、血培养、咽拭子培养＋药敏试验均无异常。肌电图提示：四肢周围神经损害。肺部 CT 提示：两肺胸膜下散在轻度炎症可能，较前有所吸收。诊断为显微镜下多血管炎（microscopic polyangiitis，MPA）（周围神经损害、肾功能不全），予以静点泼尼松 250 mg/d × 3 d，之后口服泼尼松 40 mg/d+ 环磷酰胺 600 mg 1 次，同时纠正低蛋白血症，改善循环，营养神经等对症治疗后好转出院。2023 年 7 月 15 日，再次出现高热，最高体温 38.7 ℃，伴畏寒、寒战、咳嗽，痰不易咳出。自觉手足麻木加重。查体：体温 38 ℃，心率 98 次 / 分，呼吸 23 次 / 分，血压 126/80 mmHg，急性病容，Cushing 貌，口腔黏膜及舌面可见白色片状物覆盖，不易擦拭。双下肺可闻及湿啰音，心脏各瓣膜未闻及病理性杂音，腹软，无压痛、反跳痛。脊柱生理弯曲存在，各棘突及椎旁肌肉压痛阴性，双侧"4"字试验阴性。各关节无肿胀压痛，双下肢见可凹陷性水肿。

入院诊断：①发热原因待查：真菌感染？②显微镜下多血管炎（四肢周围神经损害、肾功能不全）；③口腔念珠菌感染。

再次化验结果显示：WBC $3.48 × 10^9$/L，淋巴细胞百分比（LY%）11.8%，RBC $3.46 × 10^{12}$/L，Hb 100 g/L，PLT $154 × 10^9$/L；谷丙转氨酶（ALT）15.73 IU/L，天门冬氨酸转氨酶（AST）24.84 IU/L，ALB 31.02 g/L，Scr 125.5 μmol/L，K^+ 3.3 mmol/L，肾小球滤过率 39.61 mL/（min · 1.73 m²），CRP 168.14 mg/L，铁蛋白 803.4 ng/mL，IL-6 125.5 pg/mL。尿液检查结果：蛋白质（±），隐血（±），红细胞 2/μL。糖化血红蛋白 6.5%。肺炎支原体抗体阴性。人类免疫缺陷病毒（HIV）阴性。急查肺部 CT，结果显示：两肺多发感染，较前（2023-6-15）范围明显增大（图 13.1）。血气分析结果显示：酸碱度 7.45，氧分压 58.1 mmHg，二氧化碳分压 32.4 mmHg，氧饱和度（SpO_2）88.9%，HCO_3^- 22 mmol/L。G 试验 >600 pg/mL，GM 试验阴性。

入院后患者呼吸困难加重，咳嗽、咳痰，痰不易咳出。指脉氧在未吸氧状态下为 70%~80%，鼻导管吸氧 5 L/min 波动为 88%~91%。给予亚胺培南 / 西司他丁钠 0.5 g q8h，体温未下降，加用伏立康唑（首剂 0.4 g，序贯 0.2 g q12h）。同时行气管镜检查，检测外周血及支气管肺泡灌洗液 mNGS 显示：耶氏肺孢子菌（表 13.1、表 13.2）。

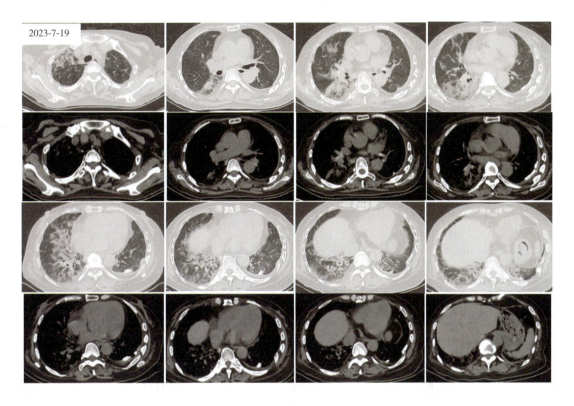

2023-7-19

图 13.1　肺高分辨（HR）CT：两肺多发片状影

表 13.1　外周血病原微生物宏基因组检测

属（Genus）		种（Species）			
属名	序列数	种名	置信度	特异序列数	相对丰度
肺孢子菌属 *Pneumocystis*	34	耶氏肺孢子菌 *Pneumocystis jirovecii*	高	34	98.86%

表 13.2　肺泡灌洗液病原微生物宏基因组检测

属			复合群 / 种		
名称	序列数	相对丰度	名称	序列数	覆盖度
肺孢子菌属 *Pneumocystis*	144	94.35%	耶氏肺孢子菌 *Pneumocystis jirovecii*	144	0.09%

补充诊断：①耶氏肺孢子菌肺炎，菌血症（耶氏肺孢子菌感染），口腔念珠菌感染；②Ⅰ型呼吸衰竭。经过短暂（3~5天）抗生素治疗，患者呼吸道症状改善不明显，于7月25日要求出院。出院后继续口服泼尼松片 30 mg qd，复方磺胺甲噁唑 1.44 g qid，1个月；减量至 0.96 g qid，1个月。制霉菌素配制漱口液对症治疗口腔念珠菌。后分别于

2023 年 8 月 25 日、9 月 30 日复查肺部 CT，结果显示：多发斑片影较前改善（图 13.2、图 13.3）。口服泼尼松逐渐减量至 20 mg qd，联合雷公藤多甙治疗。

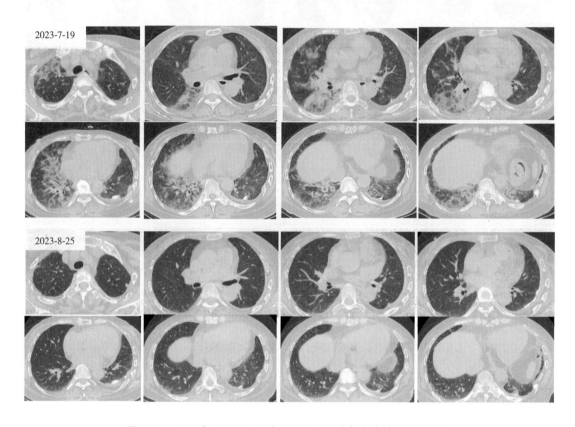

图 13.2　2023 年 8 月 25 日肺 HRCT：两肺多发片状影部分消退

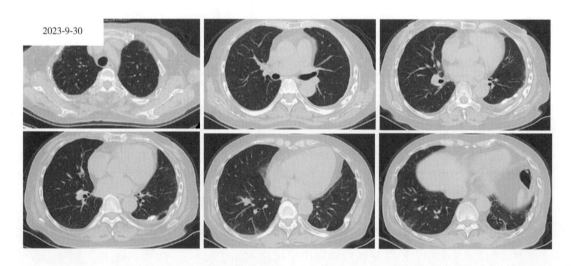

图 13.3　2023 年 9 月 30 日肺 HRCT：两肺多发片状影明显消退

案例分析

1.检验案例分析

自身免疫病诊断。AAV 检验依据：① WBC 8.8×10^9/L，RBC 3.63×10^{12}/L，Hb 103 g/L，PLT 324×10^9/L，表现为轻度贫血；炎症指标 ESR 55 mm/h，CRP 204.84 mg/L，D-D 2.36 mg/L，IL-6 170 pg/mL 明显升高；降钙素原（PCT）阴性；暂不考虑细菌感染。② ALB 26.53 g/L，患者间断发热，提示高炎症消耗状态。③肾脏受累：Scr 125 μmol/L，24 h 尿蛋白定量：0.73 g/24 h（尿量 2800 mL）。病程进展出现血肌酐升高，肾小球滤过率下降，提示肾脏功能不全。④ p-ANCA 1 ：32 阳性，MPO>739.8 CU 强阳性，ANA、抗 ENAs 阴性（图 13.4），结合患者有四肢周围神经损害，可明确诊断为 MPA。

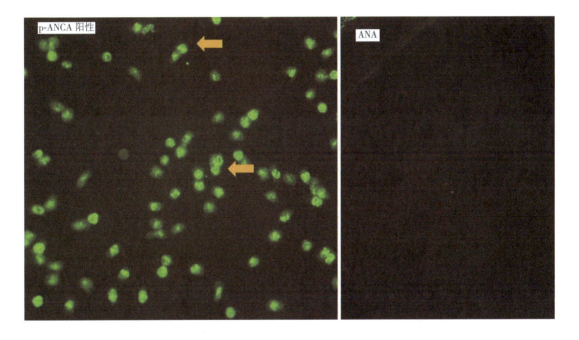

图 13.4 p-ANCA 阳性（左）、ANA 阴性（右）

特殊菌感染：2023 年 7 月 18 日，因发热再次入院，实验室检查结果显示：WBC 3.48×10^9/L，LY% 11.8%，RBC 3.46×10^{12}/L，Hb 100 g/L，PLT 154×10^9/L；CRP 168.14 mg/L，铁蛋白 803.4 ng/mL，IL-6 125.5 pg/mL，炎症指标明显升高。

HIV 阴性；G 试验（真菌 1-3-β-D 葡聚糖检测）>600 pg/mL，GM 试验阴性（表 13.3）。送检血及肺泡灌洗液标本，检测病原微生物宏基因组提示：耶氏肺孢子菌。血气分析：酸碱度 7.45，氧分压 58.1 mmHg，二氧化碳分压 32.4 mmHg，SpO_2 88.9%。提示低氧血症，Ⅰ型呼吸衰竭。

表 13.3　区别 G 试验与 GM 试验

特　点	G 试验	GM 试验
检测物质	1，3-β-D 葡聚糖	半乳甘露聚糖
可检测菌种	念珠菌、曲霉、镰刀菌、地霉毛孢子菌、肺孢子菌等	曲霉
不能检测菌种	隐球菌、结核菌	非曲霉的真菌
检测方法	以鲎试验为基础的光度法	酶联免疫法
临床应用	侵袭性真菌病（IFD）的有效筛查手段	可进一步明确 IFD 的真菌种属

2. 临床案例分析

（1）MPA 为 ANCA 相关性血管炎三种分型之一。

根据 2022 年 ACR/EULAR 关于 MPA 分类标准（表 13.4），确诊为小或中血管炎，并且排除其他诊断。该患者无鼻腔出血、溃疡、结痂，无充血、堵塞，或鼻中隔缺损 / 穿孔，临床表现有关节肌肉受累、多发性周围神经炎（四肢周围神经病变）、蛋白尿和肾损害、p-ANCA 1 ∶ 32，靶抗原 MPO 抗体强阳性。根据 2022 年 ACR/EULAR 关于 MPA 分类标准，得分 ≥ 5 分，可明确诊断为 MPA。

表 13.4　2022 年 ACR/EULAR 关于 MPA 分类标准

标准条目	描述	得分
临床标准	鼻腔血性分泌物、溃疡、鼻痂或鼻窦 - 鼻腔充血 / 不通畅、鼻中隔缺损或穿孔	−3 分
实验室检查	p-ANCA 或 MPO-ANCA 抗体阳性	6 分
	胸部影像检查提示肺纤维化或肺间质性病变	3 分
	寡或无免疫复合物沉积的肾小球肾炎	3 分
	c-ANCA 或 PR3-ANCA 抗体阳性	−1 分
	嗜酸细胞计数 ≥ 1×10^9/L	−4 分

（2）特殊菌感染。

该患者快速出现低氧血症的临床表现，不吸氧的状况下指脉氧下降至 80% 以下，结合肺部 CT：两肺多发感染，较前（2023 年 6 月 15 日）范围明显增大。患者在免疫治疗中存在免疫力低下，经验性选择广谱且有较强抗菌活性的亚胺培南 / 西司他汀。根据 G 试验 >600 pg/mL，加用足量伏立康唑抗感染治疗。当检测血及肺泡灌洗液病原微生物 mNGS 时，均提示耶氏肺孢子菌感染，确诊耶氏肺孢子菌肺炎（pneumocystis jirovecii pneumonia，PJP）、菌血症（PJ 感染）。尽管患者住院时间短，但出院后坚持足量、足疗程口服复方磺胺甲噁唑治疗，其低氧表现和胸部 CT 检查结果提示逐渐好转。因此，早期识别 PJP，并给予相应的抗感染治疗是至关重要的。

知识扩展

PJP 是由耶氏肺孢子菌引起的一种危及生命的严重机会性真菌感染，主要影响免疫功能低下人群，引发重症肺炎，非 HIV 感染肺孢子菌肺炎患者死亡率在 29%~60%。其中，发生 PJP 的最重要危险因素是使用糖皮质激素（以下简称激素）和细胞毒性药物导致免疫力缺陷。一项来自 Mayo 医学中心的病例系列研究纳入了 116 例患者，均为 PJP 初次发作的非 HIV 感染者，91% 的患者在确诊前 1 个月内使用过激素。患者使用泼尼松等效中位剂量为 30 mg/d，部分患者接受剂量低至 16 mg/d。PJP 发生前激素治疗的中位持续时间为 12 周，但有 25% 的患者接受激素治疗的时间 ≤ 8 周。另一项研究纳入了 1990—2010 年的 293 例 PJP 病例，自身免疫疾病中炎症性疾病（15%）和血管炎（10%）。在接受激素联合细胞毒性药物（如环磷酰胺）治疗的患者中，以及接受多种化疗药物治疗的患者中（特别在白细胞减少期间），发生 PJP 的风险尤其高。国内常洁等人总结了单中心确诊 AAV 合并感染的 113 例患者，肺部感染 85 例，PJP 感染 1 例次。尽管 AAV 患者合并 PJP 感染的概率并不高，但是在治疗过程中仍需警惕其发生。

临床表现：对 PJP 临床表现的识别尤为关键，急进性呼吸衰竭伴发热和干咳为其典型特征。几乎所有 PJP 患者均存在静息时或运动时低氧血症，或者是肺泡 - 动脉氧分压梯度增加。其他症状包括乏力、寒战、胸痛和体重减轻。G 试验及乳酸脱氢酶（LDH）联合升高，可将 PJP 敏感度提高至 96.8%。研究指出，mNGS 敏感性远高于涂片染色镜检（100% ：25%），血液与肺泡灌洗液的 mNGS 对肺孢子菌检出率一致性达 100%，对于外周血中肺孢子菌的检出，研究认为系患者免疫功能受损，肺孢子菌透过局部的感染入血，外周血 mNGS 用于肺孢子菌肺炎诊断的敏感性达 94.6%。本案例患者临床表现出现急进性呼吸窘迫，G 试验明显升高，外周血及肺泡灌洗液 mNGS 均为阳性，均提示 PJ 感染合并 PJP 的重要依据。

对于非 HIV 感染者发生的 PJP，无论严重程度如何，应尽早启动抗肺孢子菌治疗，首选复方磺胺甲噁唑（trimethoprim-sulfamethoxazole，TMP-SMX）。肾功能正常者的 TMP-SMX 剂量为 15~20 mg/（kg·d）（TMP）+75~100 mg/（kg·d）（SMZ）≥ 14 天，分 3 次或 4 次静脉给药或口服。若治疗期间肌酐清除率出现变化，则可能需要调整剂量。患者应接受静脉给药治疗，直至临床情况稳定（如 PaO_2 ≥ 60 mmHg、呼吸频率 <25 次 / 分）。无法使用 TMP-SMX 时，治疗 PJP 的其他方案包括克林霉素 + 伯氨喹，TMP+ 氨苯砜，阿托伐醌以及喷他脒静脉治疗。

案例总结

本案例患者临床表现为发热、乏力，关节肌肉症状，四肢周围神经炎，肾功能损伤，蛋白尿及血肌酐升高，p-ANCA 1∶32、MPO 阳性，临床可以确诊为 MPA。MPA 诱导缓解方案首选足量糖皮质激素和环磷酰胺，在治疗过程中出现再次发热、乏力，需要鉴别原发病进展或新发感染。急进性呼吸衰竭伴发热和干咳为 PJP 突出的临床表现，TMP-SMX 是预防和治疗 PJP 的首选用药。

专家点评

本案例患者在发病初临床表现为发热、乏力，关节肌肉症状，结合 p-ANCA、MPO 均为高滴度阳性，诊断为 ANCA 相关性血管炎，在激素免疫抑制剂治疗过程中，原发病的病情逐渐进展，出现新的症状，表现为四肢周围神经炎，蛋白尿和血肌酐升高，进一步确诊为 MPA。本案例患者病情复杂之处在于患者在整个病程中反复出现间断高热。发热可能是感染、自身免疫性疾病、恶性肿瘤、药物反应等多种原因引起。每一种原因都可能涉及多种病理生理过程，且相互交叉与重叠。面对发热的 MPA 患者时，临床医师需要根据临床症状的变化，结合病原学检验、影像学检查，进行全面系统的分析评估，给予患者积极有效的治疗方案。这不仅是对临床医师基本功的要求，也迫切要求临床医师从单一学科的诊疗模式向多学科协作诊疗模式（MDT）进行转变。

本案例患者在病程中出现了 5 次发热，第 1 次发生在半年前，患者出现感冒后自觉发热，伴有多关节肌肉疼痛，未测体温，未予重视，对症治疗后症状好转。第 2 次发热，表现为高热，最高体温 >39 ℃，当地医院给予青霉素类抗生素，疗效欠佳，经过自身抗体检查发现，p-ANCA、MPO 均为高滴度阳性，结合之前病史，诊断为 ANCA 相关性血管炎，给予糖皮质激素及免疫抑制治疗的过程中，患者体温可降至正常。但治疗期间，再次发热（第 3 次），完善病原体检测时发现感染了新型冠状病毒。在糖皮质激素减量的过程中患者出现第 4 次发热，伴有指 / 趾末梢麻木表现，肌电图提示四肢神经损害，血肌酐升高、肾小球滤过率下降，出现周围多发神经炎和肾功能不全，考虑为原发病进展，确诊为 MPA。在排除感染后，给予糖皮质激素冲击治疗并联合环磷酰胺再次诱导缓解。但 1 周后患者出现第 5 次发热，入院后出现急进性呼吸衰竭，不吸氧时指脉氧低于 80%，肺部 CT 结果提示：新发多部位片状影，考虑肺部感染。经验性使用抗菌谱广覆盖的亚胺培南，化验 G 试验高滴度阳性，存在真菌感染，给予伏立康唑足剂量治疗。进一步进行外周血和肺泡灌洗液病原学 mNGS 检测，结果提示：耶氏肺孢子菌感染，明确诊断为耶氏肺孢子菌肺炎（PJP）。尽管患者放弃继续住院治疗，但出院后患者继续口服了足剂量的 TMP-SMX，在随后的 1 个月、2 个月复查中肺部 CT 结果显示逐渐恢复正常。众所周知，未得到积极控制的 PJP 死亡率极高，本案例患者获得成功救治是值得庆幸的。尽管 AAV 患者合并 PJP 感染的概率并不高，但是在治疗过程中如果出现与原发病不吻合的症状，如呼吸系统症状以及反复发热时，仍需警惕其发生，需要不断寻找新的病原学证据，指导临床诊断与治疗，对于可能存在免疫紊乱的风湿病患者需要警惕 PJP 感染。

参考文献

［1］ KARAGEORGOPOULOS D E，M QU J，KORBILA I P，et al. Accuracy of β -D-glucan for the diagnosis of Pneumocystis jirovecii pneumonia：A meta-analysis［J］. Clinical Microbiology and Infection，2013，19（1）：39-49.

［2］ SUPPIAH R，ROBSON J C，GRAYSON P C，et al. 2022 American college of rheumatology/ European alliance of associations for rheumatology classification criteria for microscopic polyangiitis［J］. Arthritis Rheumatology，2022，74（3）：400-406.

［3］ BATEMAN M，OLADELE R，KOLLS J K. Diagnosing Pneumocystis jirovecii pneumonia：

A review of current methods and novel approaches ［J］. Medical Mycology, 2020, 58（8）: 1015-1028.

［4］ BONNET P, GAL S L, CALDERON E, et al. Pneumocystis jirovecii in patients with cystic fibrosis: A review ［J］. Frontiers in Cellular and Infection Microbiology, 2020, 10: 571253.

［5］ RODRIGUEZ M, FISHMAN J A. Prevention of infection due to Pneumocystis spp. in human immunodeficiency virus-negative immunocompromised patients ［J］. Clinical Microbiology Reviews, 2004, 17（4）: 770-782, tableofcontents.

［6］ FILLATRE P, DECAUX O, JOUNEAU S, et al. Incidence of Pneumocystis jiroveci pneumonia among groups at risk in HIV-negative patients ［J］. The American Journal of Medicine, 2014, 127（12）: 1242.e11-1242.e17.

［7］ 常洁, 梁素忍, 郭佳音, 等. ANCA 相关性小血管炎合并感染的致病菌谱及预后分析 ［J］. 医学研究杂志, 2019, 48（5）: 134-139.

［8］ THOMAS C F, LIMPER A H.Pneumocystis pneumonia ［J］.The New England Journal of Medicine, 2004, 350（24）: 2487-2498.

［9］ ESTEVES F, CALÉ S S, BADURA R, et al. Diagnosis of Pneumocystis pneumonia: Evaluation of four serologic biomarkers ［J］. Clinical Microbiology and Infection, 2015, 21（4）: 379.e1-379.e10.

［10］ JIANG J, BAI L, YANG W, et al. Metagenomic next-generation sequencing for the diagnosis of Pneumocystis jirovecii pneumonia in non-HIV-infected patients: A retrospective study ［J］. Infectious Diseases and Therapy, 2021, 10（3）: 1733-1745.

［11］ MIAO Q, MA Y Y, WANG Q Q, et al. Microbiological diagnostic performance of metagenomic next-generation sequencing when applied to clinical practice ［J］. Clinical Infectious Diseases, 2018, 67（suppl_2）: S231-S240.

［12］ LIMPER A H, KNOX K S, SAROSI G A, et al. An official American thoracic society statement: Treatment of fungal infections in adult pulmonary and critical care patients ［J］. American Journal of Respiratory and Critical Care Medicine, 2011, 183（1）: 96-128.

［13］ NAGAI T, MATSUI H, FUJIOKA H, et al. Low-dose vs conventional-dose trimethoprim-sulfamethoxazole treatment for Pneumocystis pneumonia in patients not infected with HIV A multicenter, retrospective observational cohort study ［J］. CHEST, 2024, 165（1）: 58-67.

自身免疫性甲状腺疾病伴系统性红斑狼疮肝损伤1例

14

作　　者：侯丽丽[1]，高慧棋[2]（哈尔滨医科大学附属第一医院，1检验科；2核医学科）

点评专家：周海舟（哈尔滨医科大学第一附属医院）

前　言

自身免疫性疾病（autoimmune diseases，AD）与许多复杂疾病一样，是遗传和环境因素共同作用导致的固有免疫和适应性免疫功能紊乱，最终导致机体发病。AD曾被归类为罕见病，但流行病学研究表明，AD发病人数已占全球人口总数的3%~5%，患病人数逐年上升。临床中自身免疫性疾病也逐渐得到临床医生的重视，检验科与临床医生的沟通也日益密切起来。

本案例患者，男性，46岁，主因"腹胀、乏力、皮肤巩膜黄染1周"入院治疗。1周前因甲状腺功能亢进导致的心力衰竭住院，住院期间出现腹胀、乏力、食欲不振，厌油腻食物，皮肤巩膜黄染，尿色加深，呈豆油色，不伴皮肤瘙痒，无寒战、发热，无腹痛，无恶心呕吐，大便颜色正常，无齿龈出血及双下肢水肿，无意识障碍，诊断为"肝损伤"并给予保肝、退黄、对症治疗（具体药物不详）后，患者上述症状进行性加重，乏力明显。为进一步诊治再次入院治疗，病程中，患者进食减少，尿量正常，偶有腹泻，睡眠欠佳，无进行性体重减轻。初步诊断：肝损伤。

案例经过

如前所述，患者入院后，停用可能导致肝损害的药物保肝、退黄治疗，针对可能病因治疗，补充白蛋白或输血浆支持治疗。查体：神志清楚，血压 118/91 mmHg，脉搏 69 次 / 分，结膜苍白，皮肤、巩膜黄染。患者既往有甲状腺功能亢进、心力衰竭、房颤等病史。否认高血压、糖尿病、心脏病病史，否认肝炎、结核病史，否认药物过敏史，否认外伤、手术史。初步诊断为"肝损伤"。经过对症治疗后，患者仍未见明显好转，病情进一步加重，曾转入 ICU 进行胆红素吸附治疗两天，病情稳定后转入普通病房进一步完善相关检查和治疗。患者病情稳定后出院，并进行碘 131 治疗。

案例分析

1. 检验案例分析

患者入院后检查，血常规结果显示：红细胞计数、血红蛋白、红细胞比积和平均红细胞体积均降低；尿常规结果显示：尿胆原（+）；凝血四项检测结果显示：PT 凝血酶原时间 17.5 s↑，凝血酶原活动度（PT%）45.40%↓，国际标准比值（INR）1.55，部分凝血活酶时间（APTT）38.2 s；生化及血脂检查结果显示：丙氨酸氨基转移酶 68.3 U/L，天门冬氨酸氨基转移酶 62.0 U/L，碱性磷酸酶 270.5 U/L，γ - 谷氨酰基转移酶 73.0 U/L，总胆红素 490.23 μmol/L，直接胆红素 365.72 μmol/L，总胆汁酸 170.0 μmol/L，前白蛋白 158.4 mg/L，尿素 10.58 mmol/L，钠 136.0 mmol/L，氯 96.7 mmol/L，无机磷 1.58 mmol/L。总胆固醇，载脂蛋白 α1，载脂蛋白 B、高密度脂蛋白胆固醇均降低。该患者无应用肝损害药物史，肝炎标志物阴性，无大量饮酒史，可排除药物性肝损伤及酒精性肝病，临床初步考虑自身免疫性肝损伤。为明确诊断，进一步完善相关检查，自免肝谱 9 项：阴性；免疫球蛋白亚类定量测定（免疫）：免疫球蛋白 G1（免疫比浊法）12.40 g/L↑，免疫球蛋白 G2（免疫比浊法）8.83 g/L↑，免疫球蛋白 G3（免疫比浊法）1.13 g/L↑，巨细胞病毒基因定量、EB 病毒基因定量及 TORCH-IgM 检测均阴性；淋巴细胞亚群检测：NK 淋巴细胞亚群 6.25%↓，NK 淋巴细胞 63.71↓。根据以上检查综合分析，排除自身免疫性肝损伤的诊断。

因患者有甲状腺功能亢进病史，为明确诊断，进一步完善甲状腺相关检查。甲状腺功能五项：甲状腺球蛋白抗体 711.53 IU/mL，过氧化酶抗体 >1000.00 IU/mL，游离三碘甲状腺原氨酸 15.6100 pg/mL，游离甲状腺素 >5.00 ng/dL，超敏促甲状腺素 0.0017 IU/mL；促甲状腺素受体抗体测定：10.20 IU/L↑；甲状腺超声结果显示：甲状腺弥漫性病变；甲状腺 ECT 检查结果显示：甲状腺肿大伴摄取功能增强；吸碘率：3 h 22.7%（参考值 8.1%~31%），24 h 53.2%（参考值 25.8%~61.2%）。根据上述检查综合分析，诊断为自身免疫性甲状腺疾病。患者因症状进一步恶化转入重症加强护理病房（ICU），建立中心静脉，行胆红素吸附治疗。症状缓解后转出 ICU 并继续同上治疗。

患者多脏器出现功能异常，为了进一步明确诊断，继续完善相关检查。抗核抗体系列：抗核抗体（荧光法）核颗粒型 1 ∶ 320，抗 Sm 抗体弱阳，抗 RNP 抗体（+）；狼疮抗凝物质检测（筛查＋确认）：狼疮抗凝物质筛查试验 62.50 s↑，狼疮抗凝物质确认试验 42.30 s↑，狼疮抗凝物质标准化比值 1.35↑；补体：正常；抗心磷脂酶抗体 IgM↑，抗 β 糖蛋白抗体↑；糖类抗原 CA 125 ∶ 747.70↑，神经元特异性烯醇化酶（NSE）30.62↑；C 反应蛋白↑，红细胞沉降率↑。根据 2012 年 SLICC 制定的 SLE 分类标准和 1997 年 ACR 修订的 SLE 分类标准以及 2019 年欧洲抗风湿病联盟（EULAR）/ 美国风湿病学会（ACR）制定的 SLE 分类标准，该患者 ANA 核颗粒 1 ∶ 320（必须符合大于 1 ∶ 80），抗 Sm 抗体弱阳性（6 分），胸腔积液（5 分），抗 β 糖蛋白抗体 208（抗 β2 糖蛋白抗体 IgG 型 >40 单位或狼疮抗凝物阳性，2 分），综上所述，患者总评分 >10 分，符合系统性红斑狼疮诊断。

2. 临床案例分析

自身免疫性疾病是机体免疫功能障碍，免疫耐受丧失，导致机体免疫系统识别自身抗原而产生的炎症性疾病对自身抗原失去免疫耐受而发生的一类异质性疾病。自身免疫性甲状腺疾病是最常见的器官特异性自身免疫性疾病，常与其他自身免疫性疾病共患，他们之间可能有着共同的遗传背景及诱发因素，相似的免疫机制及组织学特征。

本案例患者最初因甲状腺功能亢进致心力衰竭而入院治疗，相应科室治疗后并未见明显好转，患者进一步出现感染、贫血、皮肤黄染等临床症状，相关化验结果异常增高。患者多次肝功能、凝血功能、血常规检查提示肝脏功能发生异常，经过消化科治疗后症状仍未见明显好转，经 ICU 进行胆红素吸附治疗后有所缓解。住院期间进一步完善相关检查，综合临床会诊意见，最终主要诊断为"自身免疫性甲状腺疾病、系统性红斑狼疮、肝损伤、心力衰竭"，排除最初的"自身免疫性肝病"诊断。

本案例患者甲状腺功能亢进，超敏促甲状腺素明显减低，氧化物酶抗体及促甲状腺素受体抗体（TRAb）测定明显增高，三者联合检测更有利于对自身免疫性甲状腺疾病（autoimmune thyroid disease，AITD）的诊断。患者抗核抗体阳性：核颗粒型 1 ∶ 320，抗 Sm 抗体弱阳性，抗核糖核蛋白（RNP）抗体（+），狼疮抗凝物质检测（筛查＋确认）均为阳性以及其他检验指标增高，评分大于 10 分，考虑该患者为系统性红斑狼疮。结合以上检查分析，患者为自身免疫性甲状腺疾病合并系统性红斑狼疮导致的肝脏功能损伤。

患者住院期间两次肺部 CT 检查结果出现明显改变。第一次检查，可见肺部左右叶异常占位，同时伴有胸腔积液，半个月后复查肺部 CT，结果未见明显占位病变及胸腔积液。同时完善肿瘤标志物相关检查，癌胚抗原、甲胎蛋白、鳞状细胞癌抗原（SCC）、CA19、NSE 均正常，CA125 为 724 U/mL。尽管高水平的 CA125 常与恶性肿瘤相关，但有些良性疾病也常常导致其数值异常增高，如急性心力衰竭、自身免疫性疾病、肝硬化、慢性活动性肝炎、肾功能衰竭等也会出现高值。需要注意的是，肿瘤的诊断需要相关肿瘤标志物联合相关影像检查以及临床症状分析，综合诊断更能提高肿瘤的诊断率。本案例患者经过两次肺部 CT 对比后排除占位性病变可能，根据患者多脏器功能受损，患有自身免疫性疾病，肿瘤标志物单一项目增高，排除肿瘤可能，患者多器官损伤主要是自身免疫性疾病所致。

本案例患者住院期间进行保肝、利尿治疗，纠正离子紊乱、凝血功能障碍，输血浆支持等治疗后，症状减轻。经过临床多个学科会诊意见及评估后，患者出院后进行碘 131 治疗，治疗一个月后随访，甲状腺功能亢进症状有所缓解，其他临床症状亦有所缓解，三个月后复查相关指标并评估病情。

知识拓展

AITD 是最常见的器官特异性自身免疫性疾病，以甲状腺内淋巴细胞浸润、血中甲状腺自身抗体升高为特征，主要包括 Graves 病（Graves disease，GD）、桥本甲状腺炎（Hashimoto thyroiditis，HT）等疾病。AITD 常与其他自身免疫性疾病共患，如 SLE。既往观点认为，这些疾病在同一个体出现是自身免疫性疾病的重叠；也有观点认为，疾病之间存在因果关系，但缺乏充分证据，还需要更深入的研究来证实。SLE 是以自身免疫性炎症为突出表现的典型的弥漫性结缔组织病，发病机制复杂，目前尚未完全阐明。SLE 的主要临床特征包括：血清中出现以抗核抗体（ANA）为代表的多种自身抗体及多器官和系统受累。由于缺乏相关研究，AITD 和其他自身免疫性疾病的内在关系未引起关注。近年来，虽然已经开始在自身免疫性疾病患者中筛查可能共患的其他自身免疫性疾病，但由于其被认为仅仅是疾病的简单叠加，故并未受到重视。而 AITD 患者在出现临床甲状腺功能亢进或甲状腺功能减退后才进行相应治疗，即使发现其他自身免疫性疾病患者合并 AITD 时，也没有考虑其与疾病严重程度和药物疗效等方面的内在联系，治疗策略并未考虑疾病之间的相互影响。

案例总结

自身免疫性甲状腺疾病与其他自身免疫病共患时，疾病严重程度、活动度及预后均发生变化，他们之间可能存在因果关系，需要更多的研究和分析来证实。在本例患者中，在消化科对症治疗后，甲状腺功能明显好转，而碘 131 治疗后，患者其他临床症状也有所缓解。我们是否可以推测，在免疫疾病中，不是单一的疾病引起某一脏器的改变，而是整个免疫系统协同起作用。该患者肿瘤标志物 CA125 异常增高，与免疫系统疾病是否有相关协同作用，有待我们通过大量的数据进行回顾性分析和验证。

专家点评

自身免疫性疾病病因复杂，多与自身免疫系统、环境等诸多因素有关，近年来，我国患病人数众多且逐年上升，这一疾病也逐渐得到临床医生的重视，检验科与临床医生的沟通也日益密切起来。

从疾病的表象到疾病的最终诊断，是一个复杂的过程，诊疗过程中常常使临床医生感到困惑，因此，在临床诊疗过程中，如何找到真正的病因无疑是一个不小的挑战。

本案例患者最初以"肝损伤"入院治疗，经过深入的病情分析和完善检查结果后，临床与检验科医生之间进行沟通和分析，最终患者诊断为"自身免疫性甲状腺疾病、系统性红斑狼疮、肝损伤、心力衰竭"。

　　本案例的诊断难点在于，如何从患者首发异常的肝功能受损，到自身免疫性疾病（自身免疫性甲状腺疾病伴系统性红斑狼疮）的确诊。从患者首发症状两次住院比较，第一次患者以"甲状腺功能亢进伴心力衰竭"入院并治疗，患者未见明显好转，病情持续加重。第二次患者以"肝损伤"入院，经过相应专科治疗后症状仍未见缓解。随着检查的完善和病情的发展，最终做出正确诊断。从本案例中我们可以看出，临床医生在诊治过程中，不能仅从专科角度出发，更应该结合临床相关检查，综合诊断与分析，不仅要有专科的深度，还要有多方面分析的发散思维，尤其是免疫系统疾病，无论是临床表现，还是疾病演化和转归，都是一个复杂的过程，在诊疗过程中临床医生与检验科医生密切合作，才能够发挥"1+1>2"的作用。

参考文献

［1］ STATHOPOULOU C, NIKOLERI D, BERTSIAS G.Immunometabolism：An overview and therapeutic prospectsinautoimmune diseases ［J］. Immunotherapy，2019，11（9）：813-829.

［2］ YASUNAGA M.Antibody therapeutics and immunoregulation in cancer and autoimmune disease ［J］.Seminars in cancer biology，2020，64：1-12.

［3］ HEMMINKI K，HUANG W Q，SUNDQUIST J，et al.Autoimmune diseases and hematological malignancies：Exploring the underlying mechanisms from epidemiological evidence ［J］. Seminars in Cancer Biology，2020，64：114-121.

［4］ 杨宗桥 . TSH、TPOAb、TRAb 联合检测对自身免疫性甲状腺疾病的诊断价值［J］.检验医学与临床，2023，20（14）：2108-2110.

［5］ 马塱，娄水平 . 血清 TSH、TPOAb、TRAb 诊断妊娠期甲状腺功能低下的应用价值［J］.中国卫生标准管理，2021，12（16）：54-56.

［6］ 朱颖娜，潘海祥 . 甲状腺激素相关指标对自身免疫性甲状腺疾病的诊断价值［J］.实用检验医师杂志，2023，15（2）：143-146.

系统性红斑狼疮合并巨噬细胞活化征 1 例

15

作　　者： 黄卓春[1]，徐红梅[1]，刘陶[2]（四川大学华西医院，1 实验医学科；2 风湿免疫科）
点评专家： 张君龙（四川大学华西医院）

前　言

患者，女，29 岁。因"腹痛、呕吐 1 个月，加重半月"就诊。患者 1 个月前无明显诱因出现呕吐，呕吐物为胃内容物，伴有轻度腹痛，无头痛、头晕、发热、胸痛等不适。社区医院予以消炎针及止吐对症治疗（具体不详）后未再呕吐，未予重视。半月前凌晨无明显诱因出现腹痛加重，疼痛主要位于脐周及中上腹，疼痛为胀痛，伴呕吐，呕吐物为褐色胃内残留食物或墨绿色胆汁，呕吐 7~8 次 / 天，呕吐后腹痛症状稍有好转，腹痛剧烈时可伴胸闷、心慌、头晕、出汗等不适，伴腹泻，大便呈黄色稀水样便，2~3 次 / 天，无发热、反酸、烧心等不适，遂至当地医院就诊。予以口服药物（具体不详）后症状无明显好转，且症状逐渐加重，表现为呕吐后腹痛持续不缓解，进一步查腹部 CT 提示：中上腹小肠肠壁明显肿胀、增厚，临近肠系膜血管影增粗聚集，中上腹膜炎，伴腹盆腔内散在积液。为进一步诊治来到我院。

案例经过

如前所述，患者进一步于我院急诊科就诊，完善腹部 CT 血管造影检查（CTA），结果提示：腹、盆腔部分小肠壁明显肿胀、增厚，浆膜层毛糙，肠系膜小血管影明显增多，腹盆腔散在积液，腹膜炎征，多个淋巴结显示部分增大。予以抗感染、补液等对症支持治疗后，考虑为腹膜炎，转入我院消化科住院治疗。住院期间予以抗感染、补液、调节肠道菌群等治疗后，患者腹痛、腹泻、呕吐等症状缓解不明显，逐渐出现腹胀，腹围增大。为进一步明确诊断，完善免疫相关检查，结果提示：抗核抗体、抗 U1-snRNP 抗体、抗 Sm 抗体、抗 ds-DNA 抗体、抗核小体抗体、抗核糖体 P 蛋白抗体阳性，考虑诊断为"系统性红斑狼疮，狼疮肠系膜血管炎，狼疮肾炎"。予以甲泼尼龙 80 mg 抗炎，丙种球蛋白调节免疫，治疗后患者腹痛、腹胀症状稍有好转，未再呕吐。但患者在治疗过程中出现发热，最高体温达 39.1 ℃。完善胸部 CT，结果提示：双肺少许炎症，双肺下叶部分实变不张，右肺中叶内侧段实性小结节，双侧胸腔少量积液伴邻近肺组织受压不张，扫及纵隔及双侧腋窝淋巴结增多，铁蛋白 >2000 ng/mL，补体 C3、C4 明显降低（C3 0.3 g/L，C4<0.8 g/L），考虑为"系统性红斑狼疮活动期"，遂转至我院风湿免疫科进一步治疗。

自发病以来，患者精神、饮食欠佳，睡眠一般，小便如常，大便 2~3 次 / 天，大便不成形，体重无明显变化。

既往史：一般情况良好，否认肝炎、结核或其他传染病史，已接种乙肝疫苗、卡介苗、脊髓灰质炎疫苗、麻疹疫苗、百白破疫苗、流行性乙型脑炎疫苗，无过敏史、外伤史、手术史、输血史，无特殊病史。

查体：体温 39.8 ℃，心率 102 次 / 分，呼吸 22 次 / 分，血压 140/97 mmHg。全身皮肤未见皮疹及色素沉着，全身未触及浅表淋巴结肿大，双下肺呼吸音减弱，其余部位呼吸音清，未闻及干、湿啰音，心界正常，心律齐，各瓣膜区未闻及杂音。全腹软，全腹有反跳痛、深压痛，腹部未触及浅表淋巴结肿大及包块，移动性浊音阳性。面部无红斑，全身各处关节及肌肉无肿胀畸形及压痛，双下肢无水肿。

入院后进一步完善检查，结果显示：C 反应蛋白 77.00 mg/L，血沉 9.0 mm/h；血常规：血红蛋白 116 g/L，白细胞计数 6.73×10^9/L，血小板计数 74×10^9/L，淋巴细胞绝对值 0.37×10^9/L；弥散性血管内凝血（DIC）常规检查：凝血酶原时间 18.5 s，国际标准化比值 1.71，活化部分凝血活酶时间 75.5 s，凝血酶时间 39.3 s，抗凝血酶Ⅲ 71.2%，纤维蛋白原 1.62 g/L，纤维蛋白及纤维蛋白原降解产物 >80.0 mg/L，D- 二聚体 38.00 mg/L

FEU；血生化检查：估算肾小球滤过率（CKD-EPIcrea）69.07 mL/min/1.73 m²，肌酐 96 μmol/L，碱性磷酸酶 247 IU/L，γ-谷氨酰转转酶（GGT）367 IU/L，丙氨酸氨基转移酶 1406 IU/L，乳酸脱氢酶 3013 IU/L，甘油三酯 2.83 mmol/L；铁蛋白 37102.00 ng/mL，白细胞介素 2 受体 3263.0 U/mL，白细胞介素 6 47.70 pg/mL，降钙素原 0.38 ng/mL；尿常规检查：尿隐血（+++），尿蛋白定性（++），尿红细胞 26 U/L；大便常规检查：红细胞 0~1 个 /HP，隐血阳性，白细胞 6~10 个 /HP，脓细胞少许 /HP。

结合患者临床表现和检查结果，考虑诊断为：①系统性红斑狼疮（重症，活动期）；②巨噬细胞活化综合征；③肠系膜血管炎；④狼疮肾炎；⑤肝功能异常；⑥肺部感染；⑦多浆膜腔积液。

案例分析

1. 检验案例分析

（1）血常规结果显示患者存在贫血，血小板减少。

患者的血红蛋白由入院的 116 g/L 下降到后期的 85 g/L，大便常规、小便常规隐血阳性，提示可能存在血红蛋白丢失，即有出血的可能性；结合患者 DW 分布增加，生化指标中乳酸脱氢酶升高，提示可能存在溶血性贫血；入院时血小板降低，提示存在免疫性血小板减少或有血小板消耗。

（2）生化指标提示患者有肝功能不全及肾功能损伤。

患者的生化指标结果显示转氨酶升高，铁蛋白升高显著，提示存在急性肝损伤；结合肌酐升高，估算肾小球滤过率降低，同时出现蛋白尿，提示肾功能受损。

（3）凝血检查提示患者有凝血功能异常。

凝血酶原时间 18.5 s，国际标准化比值 1.71，活化部分凝血活酶时间 75.5 s，凝血酶时间 39.3 s，抗凝血酶Ⅲ 71.2%，纤维蛋白原 1.62 g/L，纤维蛋白及纤维蛋白原降解产物 >80.0 mg/L，D- 二聚体 38.00 mg/LFEU。

（4）为明确诊断，完善相关检查，结果如下。

①抗核抗体谱：抗核抗体、抗 U1-snRNP 抗体、抗 Sm 抗体，抗 ds-DNA 抗体、抗核小体抗体、抗核糖体 P 蛋白抗体阳性。

②补体 C3、C4：外院检查提示补体 C3、C4 明显降低（C3 0.3 g/L，C4<0.8 g/L），

入院后检查补体 C3 0.3550 g/L，补体 C4 0.0373 g/L。

③血沉：9.0 mm/h。

④铁蛋白：外院检查铁蛋白 >2000 ng/mL，入院后检查结果为 37102.00 ng/mL。

⑤ TBNK 细胞计数：$CD4^+T$ 细胞绝对计数 159 cell/μL，B 细胞绝对计数 70 cell/μL，$CD3^+T$ 细胞绝对计数 1033 cell/μL，$CD8^+T$ 细胞绝对计数 868 cell/μL，NK 细胞绝对计数 177 cell/μL。

⑥巨细胞病毒核酸定量：3.21×10^2 copies/mL。

⑦狼疮抗凝物质检测：筛查时间（dVVT 法）89.90 s，筛查时间比值 2.68，确诊时间（dVVT 法）52.70 s，确诊时间比值 1.55，标准化比值（比值比）（dVVT 法）1.73。

⑧抗心磷脂抗体、抗 β_2 糖蛋白 I 抗体：抗心磷脂抗体 IgA 15.40 APLU/mL，抗心磷脂抗体 IgG 78.70 GPLU/mL，抗心磷脂抗体 IgM 18.50 MPLU/mL，抗 β_2 糖蛋白 I 抗体 IgA 25.30 AU/mL，抗 $\beta2$ 糖蛋白 I 抗体 IgG 81.20 AU/mL，抗 β_2 糖蛋白 I 抗体 IgM 190.00 AU/mL。

⑨免疫球蛋白：免疫球蛋白 G 16.80 g/L，免疫球蛋白 A 3210 mg/L。

综合一般检查结果及特殊检查结果显示，患者多项自身抗体阳性，补体降低，尿蛋白阳性，CT 提示明确的肠系膜肿胀，结合患者为青年女性，可诊断为系统性红斑狼疮、狼疮肾炎、狼疮肠系膜血管炎。加之患者高热数日，铁蛋白、IL-2R 明显升高，纤维蛋白原降低，甘油三酯、转氨酶升高，考虑合并巨噬细胞活化综合征。同时患者狼疮抗凝物阳性，抗心磷脂抗体、抗 β_2 糖蛋白 I 抗体阳性，不排除抗磷脂综合征的诊断。在后期的复诊中，超过 12 周后复查抗磷脂抗体仍然阳性，结合患者病程中出现的肠系膜血管炎、转氨酶异常，且有血小板降低，不排除微血管病变，故新增抗磷脂综合征的诊断。

2. 临床案例分析

本案例患者为青年女性，起病急，病程短，以呕吐、腹痛、腹泻为主要表现，无典型皮肤表现。查体：全腹软，全腹有反跳痛、深压痛，腹部未触及浅表淋巴结肿大及包块，移动性浊音阳性。入院查抗核抗体谱、狼疮抗凝物、抗心磷脂抗体、抗 β_2 糖蛋白 I 抗体阳性，铁蛋白、IL-2R 明显升高，纤维蛋白原降低，甘油三酯、转氨酶升高，结合患者持续发热，系统性红斑狼疮及巨噬细胞活化综合征诊断明确。

诊疗过程中，及时予以激素冲击、免疫抑制剂、血浆置换、保肝、抗凝等治疗后，患者各项指标均明显好转，治疗效果佳。

知识拓展

巨噬细胞活化综合征（macrophage activation syndrome，MAS）是一种严重的、可能危及生命的风湿性疾病并发症，早期识别、早期诊断以及及时、恰当的治疗是改善预后的关键。在结缔组织病（connective tissue disease，CTD）疾病谱中，MAS 最常见于幼年特发性关节炎（juvenile idiopathic arthritis，JIA），可发生在约 10% 的 JIA 患者中。MAS 也可以见于成人斯蒂尔病、系统性红斑狼疮、皮肌炎、干燥综合征等其他风湿病。

CTD 相关的 MAS 的机制目前尚不完全清楚，可能是遗传缺陷、自身免疫或自身炎症活动和感染等危险因素"多重打击"共同作用的结果，其中感染是触发 MAS 的常见诱因，EB 病毒是最常见的病原体。本案例中患者巨细胞病毒核酸阳性，提示此次发生 MAS 可能与该病毒感染相关。

CTD 合并 MAS 后症状缺乏特异性，容易与原发病活动及感染混淆，从而极易导致 MAS 的诊断延误，病死率增高。血清铁蛋白（serum ferritin，SF）/ 红细胞沉降率（ESR）比值可以帮助早期识别 MAS 风险。当患者合并 MAS 时，SF 会明显升高，而 ESR 则因纤维蛋白原耗竭而下降，这是该病的一个特征。有研究明确提出，当二者比值 ≥ 21.5 时，需警惕 MAS 的发生，其敏感度为 82%，特异度为 78%，本案例中患者 SF/ESR 高达 4122.44，是诊断 SLE 合并 MAS 的一个重要依据。

血清铁蛋白由活化的巨噬细胞分泌，故有研究认为，可以通过监测血清铁蛋白的水平及其变化来预测 MAS 的进展。当血清铁蛋白 >10000 μg/L 时，对 MAS 诊断的敏感性为 90%，特异性为 96%。本案例中，经过有效治疗，患者血清铁蛋白由入院时的 37 102.00 ng/mL 下降至出院时的 332.00 ng/mL，提示疾病治疗有效。

目前尚无治疗 MAS 的标准化建议，MAS 治疗应考虑到原发病及诱发因素（尤其是感染），进行个体化治疗。MAS 的传统治疗方案为大剂量激素联合免疫抑制剂，对于难治性 MAS 可尝试新型靶向药物治疗。2020 年，MAS 的中国共识中也提出 MAS 治疗方案以兼顾 MAS 及原发病活动为主。其主要治疗方案包括传统免疫疗法（如糖皮质激素、环孢素 A、依托泊苷、免疫球蛋白）、新型细胞因子阻断剂（包括 IL-1 受体拮抗剂、IL-6 抑制剂、IL-18 结合蛋白、抗 γ 干扰素单克隆抗体以及细胞因子信号传导下游靶点的抑制剂等）及其他辅助治疗，并提到新型细胞因子阻断剂将逐渐成为主要的治疗选择。

案例总结

本案例患者以"腹痛、呕吐 1 个月，加重半月"就诊，既往及本次病程无系统性红斑狼疮疾病典型临床表现，极易误诊为消化系统疾病。实际操作中，在经过一系列对症处理后，患者病情未获得有效改善，反而越发凶险。青年女性患者，我们要考虑到自身免疫病的可能，抗核抗体检查作为一项无创且经济的筛查实验，在此案例中发挥了重要作用。在明确了系统性红斑狼疮的诊断下，患者的多系统损伤均能得到合理的解释。

值得注意的是，本案例中的患者起病急，病情严重，结合不明原因发热、铁蛋白升高显著，需要警惕合并 MAS 的可能。MAS 是一种进展迅速的高致死性风湿性疾病的并发症。本案例中，我们并没有进行高精尖的实验室检查，即明确了诊断，经过恰当治疗，挽救了患者生命，提示我们常规实验室检查同样能发挥重要作用。在患者临床症状不具特异性时，我们应跳出惯性思维，利用必要的检验技术，结合临床，这样才能为患者做出合理诊断，从而进行合理治疗。

专家点评

自身免疫病临床表现多样，极易出现漏诊、误诊。本案例患者以消化道症状起病，对症治疗效果不佳，寻找引起患者消化道症状的病因是重点。通过免疫学检查，发现患者存在多个自身抗体阳性，提示患者自身免疫病的可能，结合患者的临床表现和进一步的实验室检查，最终明确患者为 SLE。明确疾病类型后，还需要对疾病活动性、疾病受累器官等做出进一步评估，从而精准治疗。常规实验室检查如血细胞分析、小便常规、大便常规、凝血常规、肝功能、肾功能等检验结果有利于疾病活动性和受累器官的评估。本案例中，铁蛋白升高显著（>2000 ng/mL）、IL-2R 升高显著，提示患者可能还存在巨噬细胞活化综合征。由此可见，实验室检查对自身免疫病的诊断和分类极具支撑价值。

参考文献

［1］HE L B，YAO S Y，ZHANG R X，et al. Macrophage activation syndrome in adults：Characteristics，outcomes，and therapeutic effectiveness of etoposide-based regimen［J］. Frontiers in Immunology，2022，13：955523.

［2］KE Y，LV C Y，XUAN W H，et al. Clinical analysis of macrophage activation syndrome in adult rheumatic disease：A multicenter retrospective study［J］. International Journal of Rheumatic Diseases，2020，23（11）：1488-1496.

［3］ESRAA M A ELOSEILY MD M，MD F M，COURTNEY B CRAYNE MD M，et al. Ferritin to erythrocyte sedimentation rate ratio：Simple measure to identify macrophage activation syndrome in systemic juvenile idiopathic arthritis［J］. ACR Open Rheumatology，2019，1（6）：345-349.

［4］CARTER S J，TATTERSALL R S，RAMANAN A V. Macrophage activation syndrome in adults：Recent advances in pathophysiology，diagnosis and treatment［J］. Rheumatology，2019，58（1）：5-17.

［5］孙利. 儿童风湿病国际相关诊治指南系列解读之四：儿童风湿病合并巨噬细胞活化综合征诊治指南解读［J］. 中国实用儿科杂志，2020，35（4）：259-262.

1例危重症系统性红斑狼疮的实验室检测及治疗

16

作　　者：薛娟[1]，周丽卿[2]（河南科技大学第一附属医院，1 检验科；2 风湿免疫科）

点评专家：江涛（河南科技大学第一附属医院）

前　言

　　患者，女，16 岁。以"间断发热伴咳嗽 2 周，发现全血细胞减少 1 天"为主诉入院。2 周内间断发热，最高体温 38.2 ℃，伴咳嗽、咽部不适、头晕，自服布洛芬、头孢类抗生素、中药等治疗，效果不佳，2 天前出现恶心、呕吐，为进一步治疗来我院门诊就诊。2023 年 11 月 18 日，急查血常规结果显示：白细胞数目 2.59×10^9/L、血小板数目 72.00×10^9/L；生化结果显示：钾 5.48 mmol/L。门诊以"全血细胞减少查因"收入血液科。初步诊断：①全血细胞减少待查：淋巴瘤？继发性？②高钾血症；③肺部感染。鉴别诊断如下：①急性白血病：患者可见头晕、乏力、发热等表现，查体可有胸骨压痛、瘀斑等表现，骨髓穿刺可见原始细胞 >20%。②骨髓增生异常综合征：患者可见发热、贫血、出血等表现，骨髓穿刺可见病态造血，原始细胞 <20%。③自身免疫性疾病：该病为免疫功能紊乱，可出现发热伴血常规异常，多出现于年轻女性，可行免疫全套等相鉴别。诊疗计划如下：①完善血常规、肝肾功能、免疫全套、咽拭子培养、骨髓穿刺及颈部淋巴结彩超等检查进一步明确诊断。②患者发热，免疫力低下，肺部感染，给予头孢唑肟积极地进行抗感染治疗。③加强对症支持治疗。

病案经过

如前所述，患者入院后完善辅助检查，以明确诊断。当晚患者突发抽搐，牙关紧闭，双眼紧闭，意识丧失，呼之不应，经立刻抢救后抽搐停止，后出现间断烦躁、谵妄状态，病情危重。经神经内科及重症医学内科会诊后不排除颅脑感染、自身免疫性脑炎的可能性，患者病情危重转重症加强护理病房（ICU）进一步治疗。

辅助检查结果回报中，血常规：白细胞 $2.42 \times 10^9/L$，中性粒细胞数目 $1.40 \times 10^9/L$，淋巴细胞数目 $0.77 \times 10^9/L$，血红蛋白 109.00 g/L，血小板数目 $40.00 \times 10^9/L$；尿常规：蛋白质（+）；生化指标：总蛋白 54.6 g/L，白蛋白 26.8 g/L，门冬氨酸氨基转移酶 45 U/L，Na^+ 114.0 mmol/L，Cl^- 90.6 mmol/L，Ca^{2+} 1.75 mmol/L；感染：巨细胞病毒、EB 病毒核酸阴性，G 试验、GM 试验阴性；脑脊液（CSF）常规、生化阴性；脑脊液宏基因组二代测序技术（mNGS）阴性；肺泡灌洗液 mNGS 提示：鲍氏不动杆菌 / 醋酸钙不动杆菌复合体阳性；降钙素原（PCT）、血沉（ESR）、C 反应蛋白（CRP）正常。

血液系统检查，骨髓活检结果显示：未见幼稚细胞及淋巴细胞增多，巨核细胞未见病态造血；骨髓细胞形态：增生活跃，粒系、红系比例正常，淋巴比例降低为成熟细胞；骨髓流式细胞学检查：髓系原始细胞比例不高，$CD3^+CD4^+$ 与 $CD3^+CD8^+$ 比值减低，B 淋巴细胞及浆细胞表型未见明显异常，其余各系表型未见明显异常。

自身免疫方面，抗核抗体谱定量检测抗核抗体（IF）1 ： 3200 核颗粒型 + 均质型；抗组蛋白抗体 IgG 24.50 AI/mL，抗 ds-DNA 抗体 IgG 449.35 IU/mL，抗核小体抗体 IgG 24.40 AI/mL，抗 U1 小核核糖核蛋白抗体 IgG 47.20 AI/mL，抗核糖体 P 蛋白抗体 IgG 40.20 AI/mL，抗 Sm 抗体 IgG 79.90 AI/mL，抗 PM-Scl 抗体 IgG 15.80 AI/mL。

影像方面，DR 检查提示：两侧肺野透亮度稍减低；CT 提示：①脑沟稍宽；②双侧胸腔积液并双肺局部膨胀不良及渗出，右肺上叶小结节影，心包积液可能，双侧腋窝区增大及肿大淋巴结，胸壁皮下渗出可能；心脏彩超：三尖瓣少量反流，心包少量积液，脾大，侧颈部、锁骨上窝、腹股沟区、左侧腋窝淋巴结异常肿大；腹、盆腔积液。

患者病情危重，在积极抗感染、抗癫痫的同时继续对症治疗，并请风湿科会诊。结合专科查体（可见面部点状红疹，双手指末梢可疑点状缺血灶）、影像学检查、抗核抗体谱多指标阳性、抗 ds-DNA 抗体阳性等特点，考虑患者为系统性红斑狼疮，狼疮脑病，血液系统累及，狼疮肾炎？积极完善磷脂综合征、免疫球蛋白补体、24 h 尿蛋白等检查，积极糖皮质激素冲击，联合丙种球蛋白冲击治疗，患者病情稳定后转入风湿免疫科。

风湿免疫科治疗原发病 5 日后患者出现心率加快，伴胸闷，胸片提示肺部大量渗出，氧饱和度下降，持续 10 L/min 氧气吸入仍不能改善，病情危重转入呼吸重症监护室（RICU）治疗。

辅助检查回报，血常规：白细胞 7.38×10⁹/L，中性粒细胞 6.45×10⁹/L，中性粒细胞百分比 87.40%，血红蛋白 62.00 g/L，血小板数目 45.00×10⁹/L；尿常规：尿蛋白（＋＋）；生化指标：N 端脑钠肽激素原 28 700.00 pg/mL，尿素 14.7 mmol/L，肌酐 141 μmol/L，补体 C3 0.21 g/L，补体 C4 <0.0735 g/L；感染指标：肺泡灌洗液 mNGS：铜绿假单胞菌（3284），嗜麦芽窄食单胞菌（133），医院不动杆菌（123），阿氏肠杆菌（117），人疱疹病毒 I 型（16946），人疱疹病毒 5 型（613）；14 种呼吸道病原菌核酸检测：鲍曼不动杆菌（＋）。

患者处于免疫抑制状态，合并严重肺部感染，病情危重，给予亚胺培南 - 西司它丁、氟康唑、复方磺胺甲噁唑抗感染治疗。同时患者原发疾病系统性红斑狼疮诊断明确，多系统损害，出现胸闷、心悸，伴阵发性呼吸困难等，结合辅助检查提示存在心力衰竭，血常规提示严重贫血合并血小板降低，考虑系统性红斑狼疮造成骨髓抑制，给予红细胞及血小板输注，同时给与血浆置换，口服羟氯喹，糖皮质激素治疗。治疗几日后患者病情稍有好转，转出 RICU，继续风湿免疫科专科治疗。2023 年 12 月 14 日，复查 CT，结果显示：双肺透亮度较前清晰，双肺内片状高密度影较前减少；心包积液较前明显减少，双侧胸腔未见积液；双侧腋窝区淋巴结较前减小。未发现活动性感染，病情相对平稳，无病危，予以泰他西普、环磷酰胺联合羟氯喹、激素应用治疗原发病，患者各项指标逐步好转。

复查血常规：白细胞 9.32×10⁹/L，中性粒细胞 6.45×10⁹/L，中性粒细胞百分比 87.40%，血红蛋白 109 g/L，血小板 177×10⁹/L；尿常规：尿蛋白（－）；生化：尿素 14.7 mmol/L，肌酐 91.1 μmol/L，补体 C3 0.53 g/L，补体 C4 0.10 g/L，B 型钠尿肽 59.83 pg/mL。患者病情较稳定，要求出院，规律半个月随访一次，目前随访 4 个月，各项指标逐步正常。

案例分析

1. 检验案例分析

本案例患者以"间断发热伴咳嗽 2 周，发现全血细胞减少 1 天"为主诉入院，在疾病诊断初期用了大量的实验室检查来做诊断和鉴别诊断。

（1）常规检查。在整个疾病过程中，血常规的监测贯穿始终，通过对白细胞、红细胞、血小板及其他常规指标的连续监测（图 16.1），监测患者骨髓造血情况、感染情况、贫血情况、溶血情况。

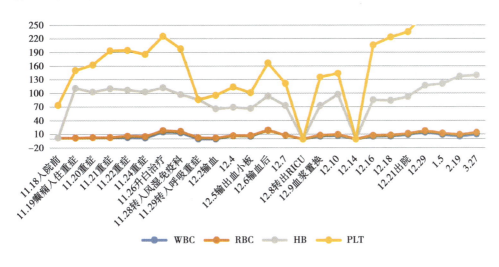

图 16.1　患者的多次血常规指标变化图

从历次的血常规中可以明显地看到，血小板和血红蛋白随着病情的变化而变化，疾病好转后白细胞、红细胞、血小板稳定，是临床最直接病情监测可靠指标。

（2）病原学检查。患者历次病原学检查项目及结果见表 16.1。

表 16.1　患者历次病原学检查项目及结果

检测时间	检测项目	检测时机	检测结果	临床处理
2023-11-20	巨细胞病毒 DNA 检测	入院后初检	$<5 \times 10^2$ IU/mL	—
2023-11-20	EB 病毒 DNA	入院后初检	$<5 \times 10^2$ IU/mL	—
2023-11-24	痰液真菌涂片检查	ICU 初检	未查到真菌	—
2023-11-24	痰液细菌涂片检查	ICU 初检	查到革兰氏阴性杆菌	待痰培养结果回报
2023-11-24	痰液微生物培养鉴定	ICU 初检	鲍曼不动杆菌/醋酸钙不动杆菌复合体阳性（危急值报）	接触隔离，抗感染治疗处理
2023-11-24	肺泡灌洗液微生物靶向基因测序	ICU 初检	鲍曼不动杆菌/醋酸钙不动杆菌复合体	监测感染指标尚可，肺部感染较前好转，考虑不除外定植可能，予以动态监测痰培养

续表

检测时间	检测项目	检测时机	检测结果	临床处理
2023-11-24	脑脊液微生物二代测序	ICU 初检	阴性	中枢神经系统感染可能性不大
2023-12-01	肺炎支原体抗体（IgM）	转风湿免疫科肺炎症状加重	阴性	—
2023-12-01	肺炎衣原体抗体（IgM）	转风湿免疫科肺炎症状加重	阴性	—
2023-12-01	甲型 / 乙型流感病毒抗原	转风湿免疫科肺炎症状加重	阴性	—
2023-12-04	血流感染数字 PCR 检测	RICU 转入呼吸困难、发热	嗜麦芽窄食单胞菌（38），余阴性	—
2023-12-04	14 种呼吸道病原菌核酸检测	RICU 转入呼吸困难、发热	鲍曼不动杆菌阳性（+）	继续抗感染、接触隔离，密切监测患者的病情变化
2023-12-04	曲霉菌属核酸检测	RICU 转入呼吸困难、发热	烟曲霉、黄曲霉、黑曲霉核酸检测阴性	—
2023-12-04	结核菌涂片检查	RICU 转入呼吸困难、发热	未查到抗酸杆菌	—
2023-12-04	肺泡灌洗液 mNGS	RICU 转入呼吸困难、发热	铜绿假单胞菌（3284），嗜麦芽窄食单胞菌（133），医院不动杆菌（123），阿氏肠杆菌（117），人疱疹病毒 I 型（16946），人疱疹病毒 5 型（613）	停用氟康唑、复方磺胺甲噁唑，加用膦甲酸钠覆盖单纯疱疹病毒，结合肺部影像学检查及患者临床表现、炎症标志物，患者曾有 ICU 入住史，暂不考虑鲍曼不动杆菌、铜绿假单胞菌导致的肺部侵袭性感染，继续用亚胺培南西司他丁钠抗感染治疗

病原学检测采用层层递进式检查，特别是血培养、mNGS，数字血流 PCR 等更加精准地寻找感染源，为抗感染治疗做进一步指导，在结果分析中也要注意定植菌的可能性，注意合理分析 mNGS 结果的置信度。

（3）骨髓检查。骨髓检查在血液系统原发病排除诊断中有非常重要的作用。本案例患者的骨髓检查结果如图 16.2 所示。

本案例患者的骨髓检查结果显示，骨髓细胞学、骨髓活检均未发现原发性改变，为临床排除血液系统原发病做了有力的证据。

（4）自身抗体检测。患者的自身抗体检测结果如图 16.3 所示。

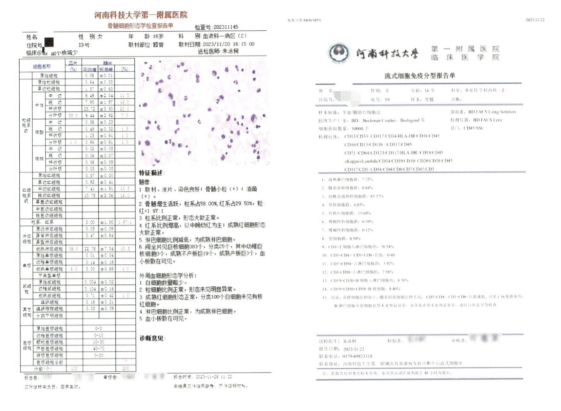

图 16.2　患者的骨髓检查结果

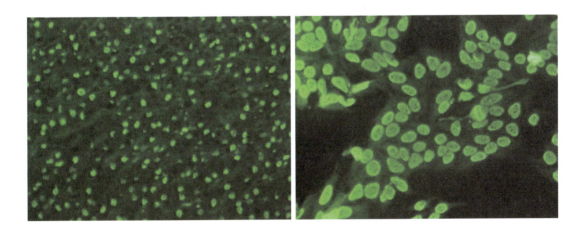

图 16.3　患者的自身抗体检测结果

多种自身免疫性疾病中均可出现不同核型和滴度的 ANA 抗体，本病例中抗核抗体
1：3200 均质型＋核颗粒型，有很强的诊断自身免疫性疾病的依据。

抗 ds-DNA 抗体 IgG 449.35 IU/mL（＋），抗组蛋白抗体 IgG 24.50 AI/mL（＋），抗核
小体抗体 IgG 24.40 AI/mL（＋），抗 U1 小核核糖核蛋白抗体 IgG 47.20 AI/mL（＋），抗

核糖体 P 蛋白抗体 IgG 40.20 AI/mL（＋），抗 Sm 抗体 IgG 79.90 AI/mL（＋），结合查体及多脏器累及不难做出 SLE 的诊断。

在病情的监测中，抗 ds-DNA 抗体定量检测结果（图 16.4）随着病情的转归呈现逐步下降的趋势，与临床体征的转归、实验室指标形成一致性，也是 SLE 病情活动标志。

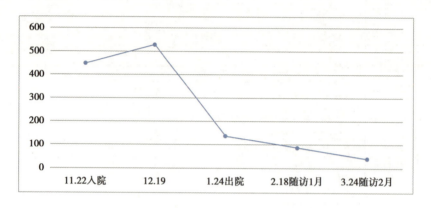

图 16.4　患者抗 ds-DNA 定量检测结果

（5）其他指标检测。脑脊液常规及生化检查：阴性结果对排除中枢神经感染具有重要的参考价值。生化指标：肾功能随着病情的加重而呈进行性升高。补体（图 16.5）、免疫球蛋白可检测疾病的活动程度。

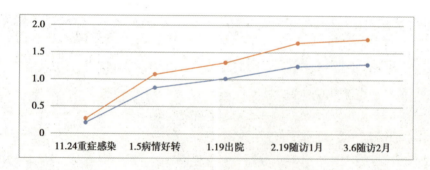

图 16.5　患者的补体变化

2. 临床案例分析

本案例患者以"间断发热伴咳嗽 2 周，发现全血细胞减少 1 天"为主诉入院。初步诊断为：①全血细胞减少待查：淋巴瘤？继发性？②高钾血症；③肺部感染。在完善相关检查，明确诊断过程中，患者突发癫痫，疑似诊断为：①抽搐；查因：中枢神经系统感染？自身免疫性脑炎？其他？②全血细胞减少待查：淋巴瘤？继发性？③高钾血症；④肺部感染。随着病情的进展，在专科查体中隐约可见面部点状红疹、双手指末梢可疑点状缺血灶，根据抗核抗体多项指标阳性、生化检查，结合影像学、病原学、骨髓细胞学考虑患者为系统性红斑狼疮、狼疮脑病、血液系统累及、狼疮肾炎。予以糖皮质激素冲击，联合丙种球蛋白冲击治疗，病情暂时稳定。持续几日后再次出现呼吸衰竭、心力衰竭、溶血性贫血、肺部严重感染等并发症，经多学科会诊、全力抢救治疗后逐步好转，取消病危，随访过程中病情稳定，各项指标逐步正常。最终诊断为：

（1）系统性红斑狼疮：①神经精神狼疮；②血液系统累及，白细胞减少，血小板减少，溶血性贫血不除外；③肾脏累及（肾病综合征），肾功能不全；④心脏累及（心衰）。

（2）重症肺炎：呼吸衰竭。

（3）心力衰竭、双侧胸腔积液 心包积液。

（4）低蛋白血症。

（5）电解质紊乱：低钠血症、高钾血症。

（6）胆囊炎。

（7）骨髓抑制：白细胞减少，血小板减少，中度贫血。

该例系统性红斑狼疮多系统累及、进展迅速的疾病诊疗过程中，检验科及影像科提供了很多重要的诊断和鉴别诊断的依据，特别是检验及时准确的危急值、有效的临床沟通、精准的检测手段，起到了至关重要的作用。

知识拓展

神经精神性狼疮（neuropsychiatric systemic lupus erythematosus，NPSLE）在 SLE 中的发生率为 21%~95%，表现为多种多样的神经和精神病学临床症状，可出现在病程中的任何阶段，大部分发生在 SLE 初发阶段，约 50% 的患者在患病的前两年发生，是 SLE 的主要预后不良因素之一。NPSLE 的诊断和治疗给临床带来了极大的挑战。

NPSLE 的发病机制特别复杂，具体的发病机制仍不清楚，目前认为与脑屏障的破坏、抗磷脂抗体（anti-phospholipid antibody，APLA）相关血栓的发生、血栓性微血管病的发生、自身抗体和细胞因子介导的炎症反应及脑内固有免疫的激活密切相关。

NPSLE 的临床表现复杂，异质性很强。临床需将与血栓相关的 NPSLE 及其他类型区分开，也需要将与疾病活动密切相关的 NPSLE 及慢性损害导致的神经精神症状区分开。具体症状从细微的认知功能障碍到急性迷惘状态、精神疾病、癫痫发作和中风等，表现不一。1999 年，美国风湿病学会（American College of Rheumatology，ACR）发表了一份共识声明，确定了 19 种可能发生在 SLE 患者身上的神经精神症状，其中 12 个症状与中枢神经系统有关，包括无菌性脑膜炎、脑血管病变、狼疮性头痛、脱髓鞘综合征、运动失调（舞蹈病）、脊髓病、癫痫发作、急性精神错乱状态、焦虑症、认知功能障碍、情感障碍及精神病；个别症状与外周神经系统有关，包括急性炎性脱髓鞘病变（格林 - 巴利综合征）、自主神经病变、重症肌无力、脑神经病变、神经丛病、单神经病和多发性神经病。根据不同的症状表现，NPSLE 可进一步分为局灶性 NPSLE 和弥漫性 NPSLE。

在缺乏具体可靠的生物标志物的情况下，目前 NPSLE 的诊断主要基于 1999 年 ACR 发表的共识声明。2001 年，SLE 国际协作组建议排除一些症状轻微、特异性较低的神经精神症状，如头痛、焦虑、轻度抑郁、轻度认知障碍以及无电生理学表现的多发性神经病。排除这些症状后，NPSLE 诊断特异度从 46% 增加到 93%，实验室常规可见到红细胞沉降率（ESR）升高，抗 ds-DNA 抗体滴度升高，补体水平降低等，70% 有活动性 NPSLE 症状的患者可出现血清抗 ds-DNA 抗体高滴度阳性，但它们对 NPSLE 的诊断不具有特异性，临床实践中测定的 APLA 包括抗心磷脂抗体（ACL）、狼疮抗凝物（LA）和抗 β2 糖蛋白 -1 抗体，另外还有抗核糖体 P 抗体。它们与局部和弥漫性神经性红斑狼疮表现的关系已经得到了很好的证实，抗核糖体 P 抗体与 NPSLE 中的精神疾病具有特定关系。新型标志物如高滴度 anti-P 与弥漫性 NPSLE 相关，AQP4 与视神经脊髓炎密切相关等也在研究中，NPSLE 患者脑脊液压力、白细胞及蛋白增高，糖及氯化物正常或轻度减低。75% 弥漫性 NPSLE 患者脑脊液的 IgG 水平升高，近年来脑脊液中发现了异常表达的生物标志物，如 IL-6、IL-8、增殖诱导配体（APRIL）和 BAFF 等。脑电图检测主要用于诊断发作性 NPSLE，在活动期和癫痫样活动期时，脑电图的异常率为 70%~80%，可预测癫痫的复发，磁共振（MRI）是评估 SLE 患者脑脊髓结构和功能的金标准，能够检测出 60%~82% 的 NPSLE 患者的异常。

由于 NPSLE 的发病机制尚不明确，缺乏随机对照研究，目前的治疗共识主要基于临床观察研究和 NPSLE 的病例报道。糖皮质激素、免疫抑制剂、抗凝和支持治疗是目前 NPSLE 的主要治疗方法。神经精神症状可应用抗癫痫、抗抑郁、抗焦虑、抗神经病变等药物加以治疗。当合并其他系统损害，如狼疮肾炎、狼疮肺炎、溶血性贫血、血小板减少性紫癜、粒细胞缺乏症、心脏损害等时，应采取积极的对症治疗措施。

应高度重视与疾病活动密切相关的 NPSLE，诊断时应综合患者的临床表现、实验室检查、影像学检查进行判定，尤其注意与其他有神经精神症状的疾病相鉴别。目前糖皮质激素和免疫抑制剂仍是 NPSLE 的主要治疗方法，必要时联用靶向制剂。

抗核抗体（antinuclear antibody，ANA）是一组将自身真核细胞核的各种成分脱氧核糖核蛋白（DNP）、DNA 及可提取的核抗原（ENA）和 RNA 等作为靶抗原的自身抗体的总称，主要存在于血清中，也可存在于胸腔积液、关节滑膜液和尿液中。随着免疫荧光法 ANA 检测技术的敏感性提高和广泛应用，发现该技术检测的自身抗原不仅包括细胞核内成分，也包含细胞质等特异性物质，如组蛋白、非组蛋白及各种蛋白酶等，故 ANA 靶抗原已不再局限于细胞核内。ANA 的含义已从细胞核成分扩展到整个细胞成分的自身抗体总称。高滴度的 ANA 主要出现在系统性红斑狼疮、系统性硬化症（systemic sclerosis，SSc）及混合性结缔组织病（mixed connective tissue disease，MCTD）等患者的血清中。中等滴度的 ANA 也出现在多发性肌炎（polymyositis，PM）、皮肌炎（dermatomyositis，DM）及干燥综合征（Sjogren syndrome，SS）等患者的血清中。ANA 的检测在结缔组织病中的诊断和预后的评价中起到重要作用，而且也几乎成为对可疑风湿病患者的常规检查。ANA 也出现于一些感染性疾病、炎症性疾病、肿瘤疾病以及健康人中。根据靶抗原分子的理化特性和分布部位，ANA 可分为以下几种类型。①抗 DNA 抗体：抗 ds-DNA 抗体、抗 ss-DNA 抗体；②抗组蛋白抗体；③抗非组蛋白抗体：抗可溶性核抗原（ENA）抗体、抗着丝点抗体（ACA）；④抗核仁抗体；⑤抗其他细胞成分抗体：抗线粒体、高尔基、角蛋白、板层蛋白抗体等。采用间接免疫荧光法检测 ANA 时，根据荧光反应，主要分为均质型、核膜型、斑点型、核仁型、着丝点型、胞质型等。

ANA 阳性与病情波动无关，风湿病患者中只有少数在疾病缓解时 ANA 可以转变为阴性，如只有 10%~20% 的 SLE 患者 ANA 可以转阴；但在 SLE 合并肾病，出现大量蛋白尿时，ANA 可随尿液丢失，而表达阴性。此外，ANA 阳性也可见于健康人（年龄越大、阳性率越高，>60 岁阳性率为 20%~30%，滴度低，多为均质型，SLE、SS 患者一级家属阳性率 50%）、肺部疾病、肝病、血液病、慢性感染等。

抗 ds-DNA 抗体的靶抗原为成双碱基对的 DNA 双螺旋结构，反应位点位于 DNA（外围区）脱氧核糖磷酸框架上。目前抗 ds-DNA 抗体的检测方法有：间接免疫荧光法（IFL）、放射免疫分析法（RIA）、酶联免疫吸附试验（ELISA 法）、免疫印迹法（WB）、化学发光法等。抗 ds-DNA 抗体主要见于 SLE，是公认的 SLE 高度特异性抗体，被列为 SLE 诊断标准之一。抗 ds-DNA 抗体在 SLE 中阳性率为 60%~90%，活动期

SLE（肾型，非肾型）阳性率为 80%~100%，非活动期 SLE 阳性率低于 30%。

抗 ds-DNA 抗体对 SLE 诊断特异性为 90%，敏感性（活动期）为 70%，阳性者 90% 以上为活动期 SLE 患者，而在非 SLE 患者和正常人则多为阴性。有时其他结缔组织病患者抗 ds-DNA 抗体也可为阳性，如干燥综合征、药物性狼疮、混合性结缔组织病等，但阳性率低，一般低于 10%，抗体效价也较低，且此类患者一般认为是 SLE 重叠综合征。抗 ds-DNA 抗体与 SLE 疾病活动性关系密切，其抗体效价随疾病的活动或缓解而升降，活动期增高，缓解期降低甚至转阴。因此，抗 ds-DNA 抗体常被作为 SLE 活动的指标，可用于监视 SLE 病情变化、SLE 疾病活动期判断、药物治疗效果观察等。

案例总结

系统性红斑狼疮是一种原因不明的慢性炎症性疾病，以产生多种抗细胞成分的自身抗体，多系统、多器官受累为特征。SLE 临床表现多样，病情迁延反复，具有极高的异质性。患病率为（20~150）/10 万，发病率为（1~25）/10 万，以育龄期女性为主。SLE 可累及多个重要器官甚至威胁生命，皮肤受累主要表现为面部红斑；血液系统受累主要表现为自身免疫性溶血性贫血、血常规三系降低；SLE 心脏受累是心血管疾病的独立危险因素，肺部受累的表现有胸膜炎、间质性肺炎、肺动脉高压等；肾脏受累主要表现为狼疮性肾炎，进展为肾衰；胃肠道受累常表现为肠系膜血管炎、肠梗死等；神经精神累及表现为神经精神狼疮，可出现癫痫、卒中、头痛和周围神经痛等。

本案例患者以"间断发热伴咳嗽 2 周，发现全血细胞减少 1 天"为主诉入院，在实验室检测中快速排除了原发性血液系统、原发性神经系统疾病，结合临床症状最终诊断为系统性红斑狼疮。入院后病程经历了快速进展：神经系统受累癫痫发作、肺部受累重症肺炎、心脏受累心衰、肾脏受累狼疮性肾炎、血液系统受累溶血、骨髓抑制等多脏器严重病变，病情危急，威胁生命。在诊断和治疗过程中医疗团队快速识别、多科合作，医技团队循序渐进，层层剥茧，用精准的流程、科学的方法共同挽救了年轻的生命。

专家点评

本案例的第一个挑战在于快速诊断，患者以"全血细胞减少查因"入院，首先考虑为血液系统疾病，在查病因过程中患者又出现癫痫的发作，需要考虑神经系统病变。患者入院后病情进展迅速，实验室检测在诊断和鉴别诊断中发挥了非常重要的作用，不但确诊了系统性红斑狼疮，并且排除了血液系统、神经系统的原发病，为患者后续治疗方向做了明确的指引。第二个挑战在于治疗过程中各种并发症的诊断及持续监测，重症肺炎感染源判断，细菌感染？病毒感染？院内感染？血常规、PCT、痰培养、血培养、肺泡灌洗液mNGS、荧光 PCR 等各种方法相互印证为精准抗感染提供有力的依据。实验室其他检查还在评价肾功能衰竭、心力衰竭、呼吸衰竭、骨髓抑制等病情监测方面提供了依据。最终在实验室、风湿免疫、血液、神经、呼吸等多科室相互协作下患者度过危险期，病情稳定。

检验必须密切联系临床，做好临床医生的助手，不但要提供准确的检验报告，还要在实验室发现疑问时及时与临床沟通，遇到危机值时立即报告。本案例多次危机值报告为临床快速反应提供依据。缩短自身抗体检测报告时间也是将检验报告的意义做提升。

自身免疫性疾病诊疗新理念已经从诊断到预警、预防水平，对我们实验室也要从常规报告模式到快速、准确、全面、定量的报告模式。实验室要紧跟临床的步伐当好临床医生的一只眼睛。

参考文献

［1］ 张索，刘冬舟.系统性红斑狼疮脑病的研究进展［J］.实用医学杂志，2020，36（3）：414-419.

［2］ 杨娉婷，徐泳，王家宁，等.系统性红斑狼疮并发神经精神性狼疮［J］.中国实用内科杂志，2015，35（10）：828-830.

［3］ 尤含笑，李梦涛，张奉春，等.神经精神性狼疮相关抗体及其诊断价值［J］.协和医学杂志，2020，11（3）：264-269.

［4］ 胡朝军，周仁芳，张蜀澜.抗核抗体检测的临床应用专家共识［J］.中华检验医学杂志，2018（4）：275-280.

非系统性血管炎周围神经病 1 例

17

作　者：胡琴[1]，陈彦如[2]（重庆医科大学附属第二医院，1 检验科；2 神经内科）

点评专家：陈维贤（重庆医科大学附属第二医院）

前　言

患者，男，75 岁。因 "双下肢麻木疼痛 2 月余，加重伴力弱 1 月" 就诊。检查：球蛋白 95.7 g/L，IgG 63.0 g/L；血清蛋白电泳、免疫固定电泳正常；尿蛋白电泳发现 M 蛋白，尿本周蛋白阳性，为游离 lambda 轻链型。外周血及骨髓涂片未见明显异常。患者 IgG 异常升高，尿本周蛋白阳性，怀疑多发性骨髓瘤，但骨髓穿刺结果不支持，为进一步诊治转入我院肿瘤科。

案例经过

如前所述，患者入院见：双下肢麻木、疼痛，抬腿费力，需搀扶行走，双上肢持续性麻木，无疼痛，无畏寒、发热，无体重下降。既往史：1 月前，外院诊断胆源性胰腺炎，给予对症处理后好转，其余无特殊。查体：双下肢压痛，肌力下降，腱反射消失，双侧直腿抬高试验阳性，病理征未引出。血红蛋白（Hb）99 g/L，嗜酸性粒细胞百分比（E%）7.6%，球蛋白 59.8 g/L，尿蛋白阴性。骨髓形态学检测未见异常。PET-CT 检查结果显示：

①胰头部稍增大，炎性改变可能，伴远端主胰管及胆总管上段轻度扩张；②左侧顶颞枕叶及海马区稍低密度影，脑炎？脑梗死？经全面筛查，未找到肿瘤证据。

入院后 4 天，患者双下肢无力疼痛较前加重，不能自行站立、行走，仅能勉强抬离床面。查体：双下肢肌力 Ⅱ 级，伴呼吸困难、咳嗽咳痰等不适；发热，最高体温 38.5 ℃，无畏寒；精神、食欲差。专科查体：计算力减退，时间定向可疑减退，双上肢远端肌力 3 级，近端肌力 4 级，双下肢近端肌力 3 级，左下肢远端肌力 4 级，右下肢远端肌力 3 级，双下肢病理征未引出。遂由肿瘤科转至神经内科，进一步完善相关检查。

血沉（ESR）112 mm/ 第一小时末；IgG 34.80 g/L↑，轻链（κ）21.10 g/L↑，轻链（λ）41.20 g/L↑，补体 C3 0.46 g/L↓，补体 C4 0.09 g/L↓；IgG4 亚型 46.80 g/L↑；细小病毒 B19 IgM 15.40。神经传导速度：①双上肢正中神经手指感觉支、尺神经手指感觉支传导速度减慢，波幅降低；②双下肢腓浅神经、腓肠神经感觉传导速度减慢、波幅降低；③双下肢腓深神经运动传导未引出，左下肢胫神经运动传导速度减慢、波幅减低，右下肢未出波。脑 DWI+MRA+MRI 增强：双侧颞顶枕叶白质血管源性水肿（以左侧为主）并左侧枕叶小梗死，脑血管淀粉样病？PRES？其他？脑脊液常规：潘氏球蛋白定性阳性（++），有核细胞数 3.0×10^6/L；脑脊液生化：Cl^- 128.0 mmol/L，葡萄糖（Glu）4.34 mmol/L，蛋白 2436.8 mg/L。脑脊液涂片、培养阴性。考虑淀粉样变可能性大，不排除 IgG4-RD。给予糖皮质激素冲击治疗后，症状逐步缓解，IgG4 逐渐下降。

案例分析

1.检验案例分析

（1）骨髓活检：骨髓增生明显活跃，浆细胞活跃，占 3%。骨髓流式细胞学：浆细胞占细胞总数的 0.73%，同时骨髓刚果红染色（阴性），排除淀粉样变。患者 IgG 异常增高，但未能找到单克隆增生依据，需进一步排查免疫球蛋白多克隆增生原因。

（2）IgG4 明显升高，且高于总 IgG。IgG1、IgG2 占比超过总量 85%，免疫比浊法检测 IgG 试剂以抗 IgG1、IgG2 抗体为主。当 IgG4 表达水平明显升高时，抗原抗体反应出现"后带现象"，导致总 IgG 检测水平偏低，甚至出现本案例 IgG4 高于 IgG 的情况。

（3）IgG4 明显升高，结合补体 C3、C4 降低，入院一过性嗜酸性粒细胞升高，需高度警惕 IgG4-RD。患者入院前 1 月出现梗阻性胰腺炎症状，现 PET-CT 提示胰头部稍增大，需考虑自身免疫性胰腺炎。自身免疫性胰腺炎临床表现为腹痛、腹胀、梗阻性黄疸等，胰腺本身既可以弥漫性增大，也可以局部增大，绝大部分出现 IgG4 升高。抗磷脂酶 A2 受体抗体、类风湿因子（RF）也主要为 IgG4，多种其他疾病，如原发性膜性肾病、类风湿性关节炎、肿瘤、系统性血管炎、慢性感染等也可导致 IgG4 升高。因此，血清 IgG4 既不能作为 IgG4-RD 诊断的充分条件，亦不是必要条件。

（4）患者以双下肢无力起病，病程中出现发热、咳嗽等感染症状，继而双下肢无力明显加重。炎症指标 C 反应蛋白（CRP）、白细胞介素 -6（IL-6）、白细胞介素（IL-10）升高，提示存在感染。细小病毒 B19 IgM 15.40↑。细小病毒 B19 是单链 DNA 病毒，在成人中从无症状或非特异性症状到成人的关节炎、关节痛以及孕妇的胎儿死亡等。既往也有研究报道，细小病毒 B19 与自身免疫性疾病、中枢或周围神经系统疾病相关，如贯穿性脊髓炎、小脑共济失调、神经肌肉疾病等。该患者细小病毒 B19 IgM 阳性，需警惕因病毒感染导致的周围神经系统损失。

本例患者目前症状主要表现为周围神经受累，血清学检测 IgG4 明显升高，为进一步明确 IgG4 是否与周围神经病变损害相关，需进一步病理检测。

2. 临床案例分析

（1）补充左腓肠神经病理检查显示：①神经外衣可见血管管壁及周围有灶性炎细胞浸润；②神经束内有髓神经纤维密度中 - 重度下降，在不同束间存在差异，可见许多不同时期轴索变性形成的髓球样结构和个别空洞样结构；③刚果红染色未见异常物质沉积（图 17.1）。

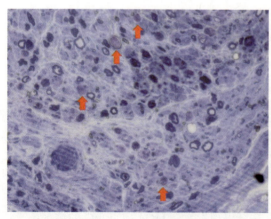

半薄切片（甲苯胺蓝染色）：急性活动期轴索变性（红色箭头），病变广泛弥漫

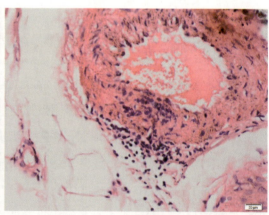

HE 染色：血管周围及血管壁炎性细胞浸润

图 17.1　左腓肠神经病理检查

（2）左腓肠神经活检：部分小血管周围一些小淋巴细胞浸润，以 T 细胞为主，伴个别浆细胞浸润。CD3（＋），CD20（少许＋），CD138（个别＋），IgG（个别＋），IgG4（－）。

（3）患者以"双下肢疼痛无力"慢性起病，病程中下肢无力急性加重。起病初期实验室检查提示免疫球蛋白异常升高，通过骨髓活检排除单克隆增生性疾病，如多发性骨髓瘤。骨髓活检提示浆细胞增生活跃，IgG4 明显升高，结合补体降低，入院一过性嗜酸性粒细胞增加，需考虑 IgG4 相关性疾病。但最终活检结果提示血管炎性周围神经病变。未明确诊断前给予糖皮质激素冲击治疗有效，后期根据活检结果调整激素联合免疫抑制剂治疗。虽然早期未能明确诊断，但及时给予糖皮质激素治疗，明显改善患者的预后。

知识拓展

血管炎周围神经病由炎症细胞浸润周围神经的滋养血管，导致神经缺血性病变或梗死，主要临床症状为多发性单神经病变伴疼痛。分为系统性血管炎周围神经病（systemic vasculitic neuropathies，SVN）和非系统性血管炎周围神经病（non-systemic vasculitic neuropathies，NSVN）。

NSVN 在血管炎周围神经病变中最为常见，约占 26%，除周围神经病变外，可出现发热、体重下降等全身症状，但无其他器官受累表现。多呈慢性或亚急性起病，5%~10% 急性加重；起病初期表现为远端神经受累，随着病程进展，受累范围逐渐扩大，终、末期可出现双侧远端对称性多发性神经病；最常影响腓总神经，其次为胫神经。多数表现为运动感觉神经病，疼痛是主要表现。SVN 与 NSVN 的主要区别为：除周围神经病变外，存在其他器官受累的临床症状及实验室检查。其次分为原发性和继发性，继发疾病包括结缔组织病、感染、肿瘤等。血管炎周围神经病的特征性电生理表现为不对称的多发性轴索型感觉运动周围神经病。

血管炎周围神经病的诊断依赖于周围神经组织病理活检。周围神经营养血管周围及血管壁炎症细胞浸润，且神经纤维不均匀轴索变性。其临床症状主要表现为不对称或多灶性分布的感觉运动神经病，并常伴有疼痛。因此，需与周围神经淋巴瘤或淋巴瘤样肉芽肿等进行鉴别诊断。

血管炎周围神经病首选类固醇皮质激素治疗，具体用法为：泼尼松 1.0 mg/（kg·d），持续 6~8 周，之后逐渐减量，在 6~12 个月后减至每天 10 mg，维持量每天 5.0~7.5 mg，持续 18 个月。急性期及激素治疗无效时加用免疫抑制剂，也有研究推荐直接采用激素联合免疫抑制剂或利妥昔单抗。免疫抑制剂可选用环磷酰胺、甲氨蝶呤或硫唑嘌呤等。

案例总结

本案例患者以"双下肢无力、疼痛"等表现入院，IgG 异常升高，常首先考虑多发性骨髓瘤，但无证据支持时，需打开思路进一步筛查。IgG4 升高提示 IgG4-RD，但明确诊断需要病理检测。

虽然病理检测结果提示血管炎周围神经病，看似违背前期检测结果，但 IgG4 异常升高、细小病毒 B19 感染可能在整个疾病进程中发挥重要作用。其次，当疾病的明确诊断需要漫长过程，尤其是需要外送上级医院进行特殊检测时，可根据前期的检测结果，尝试诊断性治疗，早期干预，以改善患者预后。

专家点评

本案例患者经历了下级医院转上级医院，肿瘤科至神经科及多科室会诊，最终得以确诊。在经验性试疗及根据病检结果规范性治疗后，最终患者的症状得到明显缓解，疾病得到有效控制，预后良好。

首先，该患者临床表现主要为双下肢疼痛、无力等非特异性症状，实验室检测提示 IgG 升高，进一步采用免疫固定电泳、骨髓涂片等检测排除单克隆增生，但浆细胞增生明显活跃。进一步筛查发现 IgG4 升高。虽然 IgG4 不是 IgG4-RD 必要的诊断依据，其确诊仍需依赖病理检测，但结合患者存在补体 C3、C4 降低，且其表达水平明显升高，对 IgG4-RD 仍有重要提示作用。IgG4 主要由 Th 细胞分泌 IL-4 刺激 B 细胞分化成熟为浆细胞。浆细胞转移至炎症组织激活 CD4/CD8$^+$ T 细胞，进而产生颗粒素、穿孔酶、TGF-β、IFN-γ、IL-1b 和 IL-6 等促进炎症反应；IgG4 形成抗原抗体复合物，激活补体，进一步导致器官永久性损伤。血清 IgG4 表达水平在多种自身免疫性疾病，如系统性红斑狼疮、膜性肾病、干燥综合征、血管炎等也可升高，但具体机制不明。此案例患者虽最终通过病理检测排除 IgG4-RD，但 IgG4 是否加重血管炎周围神经病变的发生发展还需进一步研究。

其次，血管炎周围神经病到底是原发性还是继发性的呢？该患者基本排除肿瘤、结缔组织病等常见继发性病因，但细小病毒 B19 IgM 阳性。既往研究报道细小病毒 B19 也可导致神经损伤及自身免疫性疾病，在本例中是否参与疾病的发展，以及是否存在其他疾病诱发血管炎，还需进一步跟踪随访。

检验虽然对绝大部分疾病诊断无法提供确诊依据，但检验工作者可以通过加强临床沟通，对看似出乎意料甚至矛盾的结果积极给予报告解读，为临床诊断及鉴别诊断提供必不可少的实验室依据。

参考文献

［1］ RISPENS T, HUIJBERS M G. The unique properties of IgG4 and its roles in health and disease［J］. Nature Reviews Immunology，2023，23（11）：763-778.

［2］ KERR J R. The role of parvovirus B19 in the pathogenesis of autoimmunity and autoimmune disease［J］. Journal of Clinical Pathology，2016，69（4）：279-291.

［3］ 焉传祝，徐静文. 血管炎周围神经病［J］. 中华神经科杂志，2023，56（7）：806-813.

［4］ GRAF J，IMBODEN J. Vasculitis and peripheral neuropathy［J］. Current Opinion in Rheumatology，2019，31（1）：40-45.

［5］ LANZILLOTTA M，MANCUSO G，DELLA-TORRE E. Advances in the diagnosis and management of IgG4 related disease［J］. BMJ，2020，369：m1067.

系统性红斑狼疮胃肠道受累1例 **18**

作　　者： 韩珊珊[1]，陈强[2]（浙江大学医学院附属第一医院三门湾分院，1检验科；2消化内科）

点评专家： 朱凤娇[1]，常杰[2]（1浙江大学医学院附属第一医院三门湾分院；2浙江大学医学院附属第四医院）

前　言

　　腹痛是消化内科常见的临床症状，患者因腹痛就诊时，临床医生通常会先考虑原发的消化系统疾病，尤其是肠道疾病，但对于病程迁延且疗效不佳的患者，则需警惕全身性疾病累及消化系统可能。系统性红斑狼疮（systemic lupus erythematosus，SLE）是一种以体内存在多种自身抗体、侵犯全身多脏器、多系统的一种典型的自身免疫性疾病。其临床表现多样，而消化系统受累时常缺乏特异性的临床表现。部分患者通常会以急性腹痛或腹泻等为首发症状而就诊于消化内科、普外科或急诊科，如果临床医生对此类疾病的认知度不高，就容易导致误诊或误治，进而影响预后。

案例经过

　　患者，女，52岁。主因"腹痛3天"入院。患者3天前出现腹痛不适，上腹部为主，呈持续性绞痛，伴恶心、呕吐，进食后加重，呕吐物为胃内容物，无发热、畏寒，就诊于我院急诊科。行腹部 CT 检查提示：十二指肠水平段及升段肠壁增厚、水肿，伴周围渗出，予以对症治疗。为求进一步诊治，急诊拟"腹痛待查"收入消化内科。

查体：体温 36.5 ℃，心率 78 次 / 分，呼吸 19 次 / 分，血压 161/94 mmHg。疼痛评估 2 分，神志清，精神尚可，巩膜无黄染，两肺呼吸音清，未闻及干、湿性啰音，心律齐，未闻及病理性杂音及早搏，腹平坦，未见胃肠型，上腹部压痛明显，反跳痛阳性，无肌紧张，肝脾肋下未触及包块，Murphys 征阴性，移动性浊音阴性，肠鸣音 3 次 / 分。

实验室检查：血常规：白细胞计数 2.9×10^9/L↓，中性粒细胞比率 82.7%↑，淋巴细胞比率 11.9%，血红蛋白 120 g/L，血小板计数 143×10^9/L；尿常规：尿蛋白（+）；D- 二聚体：1.68 mg/L↑；生化检查：丙氨酸氨基转移酶 14 U/L，天冬氨酸氨基转移酶 23 U/L，白蛋白 36.1 g/L↓，K^+ 3.16 mmol/L↓，肌酐 77 μmol/L，超敏 C 反应蛋白 9.7 mg/L↑；血淀粉酶、脂肪酶阴性。入院后完善免疫学相关检查：抗核抗体谱检测：抗核抗体（ANA-IIF）阳性，核颗粒型 1 ∶ 1000，胞质颗粒型 1 ∶ 100，抗 U1-nRNP 抗体 66 强阳性，抗 Sm 抗体 48 阳性，抗核糖体 P 蛋白抗体 58 强阳性，抗 ds-DNA 抗体（IIF）1 ∶ 10 阳性，抗 ds-DNA 抗体（CLIA）96.4 IU/mL↑；抗心磷脂抗体、抗中性粒细胞胞质抗体均为阴性；IgG4<0.4 g/L；补体 C3 0.25 g/L↓，补体 C4 0.03 g/L↓。

急诊全腹部 CT 平扫结果提示：十二指肠水平段及升段肠壁增厚、水肿，周围可见片絮状影渗出，请结合临床；子宫显示不清，盆腔少量积液。频谱心电图结果提示：窦性心律，T 波改变。心脏 B 超结果提示：二尖瓣、三尖瓣轻度反流。无痛胃镜结果提示：慢性浅表性胃炎伴糜烂（因抗凝未活检）。全腹部 CT 增强结果提示：①十二指肠水平段、升段及空肠上段肠壁增厚、水肿，夹层状强化，伴周围片絮状影渗出（较前明显）；②腹腔干前缘受压，提示正中弓状韧带压迫综合征可能，请结合临床；③子宫显示不清，腹盆腔积液（较前增多），请结合临床（图 18.1）。

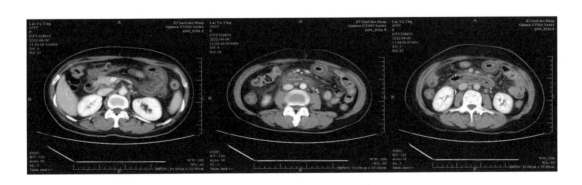

图 18.1　全腹部 CT 增强

根据 2019 年欧洲抗风湿病联盟和美国风湿病学会联合制定的系统性红斑狼疮分类标准，抗核抗体滴度 ≥ 1∶80，白细胞减少（3 分），补体 C3 和 C4 下降（4 分），抗 ds-DNA 抗体和抗 Sm 抗体阳性（6 分），该患者的临床标准和免疫学指标评分总分共 13 分，可诊断为系统性红斑狼疮。其影像学上呈现出的典型"靶征"和"齿梳征"，结合肠壁的缺血性变化，完全符合狼疮相关肠系膜血管炎的特征性表现。综上所述，该患者狼疮胃肠道损害诊断明确。

案例分析

1. 临床案例分析

综合患者的病史、临床表现以及初步的辅助检查结果，此患者主要表现为急腹症。基于该患者的症状和影像学表现，对于急腹症的临床诊断常富有挑战性，因为其体格检查、临床表现和实验室检查的结果往往是非特异性和非诊断性的。针对该患者初步诊断考虑范围包括急性肠系膜血管炎、炎症性肠病、急性肠梗阻以及感染性肠炎等可能。患者腹痛剧烈却无明显高热，血常规检查提示白细胞减少，而 D- 二聚体略有升高。在细菌感染病例中，CT 扫描可能会发现肠壁增厚等异常，但通常会伴随高热和感染炎症指标的显著升高，同时病原学检查也可能会有阳性发现，而该患者并未出现这些症状。大多数有炎症性肠病的患者存在周期性加重的慢性病程，肠梗阻和脓肿形成是克罗恩病患者最常见的紧急情况，而溃疡性结肠炎患者可发生暴发性结肠炎、中毒性巨结肠和穿孔，该患者从病史及影像学表现，均不支持。待患者腹痛进一步缓解后，予以行胃镜检查，亦未见上消化道典型的节段性黏膜炎症及纵行溃疡等表现，故不考虑炎症性肠病。影像科提示的正中弓状韧带综合征会导致不同程度的腹腔动脉受压，部分患者亦可有慢性肠系膜缺血表现，根据该患者的影像和病史资料，我们并未找到足够的证据来支持这一诊断。随后的腹部增强 CT 检查进一步揭示了肠壁增厚、强化减弱、肠腔扩张伴随液体积聚，以及肠系膜脂肪的渗出，支持急性肠系膜血管炎的初步诊断。

经过甲泼尼龙 500 mg 冲击治疗以及饮食控制和抗凝治疗后，该患者的症状得以有效控制，病情逐渐恢复。然而，在诊治过程中，我们深刻地认识到，基层医院在应对风湿免疫性疾病及其相关系统损害时，我们临床一线的工作仍存在警惕性和专业性不足的问题，容易导致早期误诊和漏诊，进而可能延误患者的治疗，甚至引发穿孔等严重并发症。这无疑是一个值得我们高度警惕的问题，我们必须不断提高自身的专业素养和警觉性，以确保患者能够得到及时、准确的诊断和治疗。

2.检验案例分析

本案例患者入院后完善相关的免疫学检查，补体 C3 和 C4 均下降，抗心磷脂抗体、抗中性粒细胞胞质抗体均为阴性。抗核抗体检测荧光显示高滴度核颗粒型：分裂间期 HEp-2 细胞核浆呈颗粒样荧光染色，分裂期细胞浓缩染色体区荧光染色阴性；细胞质呈弱的细颗粒样荧光染色；猴肝组织的肝细胞核呈细颗粒荧光，核周呈线性及网状特征性荧光。短膜虫动基体呈特异性均质型荧光染色，提示抗 ds-DNA 抗体阳性。抗核抗体高滴度阳性，抗 U1RNP 抗体、抗 Sm 抗体、抗核糖体 P 蛋白抗体，均为阳性。抗核抗体谱提示性报告给临床医生诊断提供了有力证据，结合补体 C3、C4 下降，血常规检查提示白细胞减少。根据 2019 年系统性红斑狼疮分类标准，SLE 诊断是明确的。结合患者病史、实验室检查结果分析，并结合增强 CT 结果，及时与临床沟通，提示考虑 SLE 胃肠道损害，此时也揭开了患者腹痛的谜团。同时也建议消化内科医生在评估患者的消化道症状进行诊疗时，需要排查患者是否有潜在的或共存的自身免疫性疾病，及时进行相关自身抗体的检测或其他实验室检查排查是否存在自身免疫性疾病。

知识拓展

SLE 是一种以自身免疫性炎症为突出表现的典型弥漫性结缔组织病，其发病机制复杂，目前尚未完全阐明。SLE 腹痛的病因复杂多样，涉及多种病理机制，主要可能与以下几种机制相关。①肠系膜血管炎：肠系膜血管炎可引起肠道缺血和炎症，从而导致肠壁水肿和出血，进一步引发腹痛、恶心和呕吐；②免疫复合物沉积：免疫复合物在小血管壁上的沉积激活补体系统，引发局部炎症反应，补体激活导致血管通透性增加，进一步引起肠壁水肿和渗出性炎症；③炎症介质的作用：细胞因子和趋化因子的释放在狼疮性肠炎的发生中起重要作用，可引起肠道平滑肌的收缩和血管的收缩，导致局部缺血和炎症。其中尤以肠系膜血管炎及 SLE 相关胰腺炎最为严重，临床表现多为急腹症，严重的肠系膜血管炎如果不积极治疗会引起肠道穿孔，进而可能危及患者生命。因此，早发现、早诊断显得尤为重要。目前尚未发现相关的特异性自身抗体，实验室指标可用于寻找 SLE 诊断及病情活动的依据，包括抗核抗体（ANA）、抗可溶性抗原（ENA）抗体阳性、抗 ds-DNA 抗体滴度升高，血清补体水平下降，血沉（ESR）、C反应蛋白（CRP）升高，同时关注血液系统、肾功能的改变等。腹部增强CT有助于早期诊断，显示小肠和结直肠节段性、多灶性受累，其间有正常肠段。总体的治疗原则首先是保护脏器，重点是控制SLE疾病活动，可采取早期激素冲击、环磷酰胺或生物制剂治疗，同时注意抗感染，尽量避免手术。

案例总结

由于SLE胃肠道受累缺乏特异性的临床表现，SLE的分类标准以及疾病活动度评分标准至今未能涵盖胃肠道的表现。相对于其他受累的系统，胃肠道受累并未受到足够重视，但其在临床上并不少见。其临床表现多样，严重程度不一，早期鉴别困难，增加了疾病诊断的挑战性。本案例患者以腹痛为首发症状，急性起病，影像学检查提示十二指肠水平段及升段肠壁增厚、水肿，周围片絮状影渗出，完善自身抗体检查后终于水落石出，患者诊断明确。早期诊断、充分的胃肠道支持治疗有助于缓解SLE病情活动，能有效控制病情，转危为安。建议临床医生与影像科医生要提高对狼疮性肠系膜血管炎腹部影像的认识。临床、检验、影像多学科结合，拓宽诊疗思路，重视SLE胃肠道损害的鉴别，减少误诊和漏诊。

专家点评

系统性红斑狼疮是一种体内存在以抗核抗体为代表的多种自身抗体以及多器官和多系统受累的一种系统性自身免疫性疾病。本案例患者以急性腹痛为首发症状就诊，由于SLE胃肠道损害临床症状不特异，影像学表现不典型，基层医院在应对风湿免疫性疾病时存在警惕性和专业性不足，极易误诊和漏诊，进而可能延误患者的治疗，甚至引发穿孔等严重并发症。该案例中，检验科通过检测自身抗体，结合患者病史积极与临床医生沟通，及时为临床出具一份精准而有价值的提示性检验报告信息，为临床提供强有力的诊断依据。

SLE胃肠道受累相较于其他系统来说相对少见，主要表现为腹痛、呕吐、腹泻及假性肠梗阻等，影像学可表现为肠壁水肿，典型CT表现为"靶征"或"梳齿征"，少数患者出现肠系膜血栓或梗死，临床表现为急腹症。该案例患者为中老年女性，以腹痛为首发表现，并不是常见的年轻女性患者，也不是常见脏器受累，极易误诊、漏诊。临床医师在接诊时及时完善了免疫学检验和腹部增强 CT，多种自身抗体阳性，以及典型的腹部 CT 表现，再加上白细胞减少和补体 C3、C4 下降，让患者得到了及时、明确的诊断和正确的治疗方案，使病情得到了控制。

参考文献

［1］ ARINGER M，COSTENBADER K，DAIKH D，et al. 2019 European League Against Rheumatism/American College of Rheumatology classification criteria for systemic lupus erythematosus［J］. Annals of the Rheumatic Diseases，2019，78（9）：1151-1159.

［2］ 曾小峰，陈耀龙. 2020 中国系统性红斑狼疮诊疗指南［J］. 中华内科杂志，2020，59（3）：172-185.

［3］ 沈南，赵毅，段利华，等. 系统性红斑狼疮诊疗规范［J］. 中华内科杂志，2023，62（7）：775-784.

［4］ 吕良敬，林艳伟. 重视系统性红斑狼疮的胃肠道累及［J］. 中华消化杂志，2020，40（5）：289-291.

体检发现的 PBC-AIH 重叠综合征 1 例

19

作　者： 孙宁娜[1]，丁芹[2]（徐州医科大学附属医院，1 检验科；2 感染科）

点评专家： 李洪春（徐州医科大学附属医院）

前　言

　　患者，女，52 岁。半月前体检发现转氨酶升高，丙氨酸氨基转移酶 157 U/L，天门冬氨酸氨基转移酶 196 U/L，γ - 谷氨酰转移酶 302 U/L，碱性磷酸酶 668 U/L，总胆红素 49.5 μmol/L，直接胆红素 44.8 μmol/L，白蛋白 31.8 g/L。现患者为求进一步诊治，遂来我院。病程中患者无乏力，无纳差，无皮肤瘙痒，无心悸，大小便正常，饮食、睡眠可，体重无明显增减。

案例经过

　　2023 年 5 月 29 日，患者因 "体检发现转氨酶升高半月" 入院。查体：神志清，精神好，巩膜不黄，肝掌（−），蜘蛛痣（−），全身浅表淋巴结未触及肿大。双肺呼吸音清晰，未闻及干、湿啰音。心脏不大，心律齐，心脏各瓣膜区未闻及病理性杂音。腹平坦、对称，触软，全腹无压痛、反跳痛，肝肋下、剑突下未及，脾肋下未及，Murphy's 征（−），肝上界位于右侧第五肋间，肝浊音界不小，肝区叩击痛（−），移动性浊音（−），肠鸣音不亢进。双下肢无可凹性水肿。

入院后完善相关辅助检查：天门冬氨酸氨基转移酶 145 U/L，丙氨酸氨基转移酶 93 U/L，γ-谷氨酰转移酶 265 U/L，碱性磷酸酶 529 U/L，白蛋白 33.3 g/L，总胆红素 50.4 μmol/L，直接胆红素 48.9 μmol/L，甘胆酸 63.42 mg/L，免疫球蛋白 A 6.760 g/L，免疫球蛋白 G 27.240 g/L，免疫球蛋白 M 8.471 g/L；TP（梅毒抗体）+ 抗 HIV+CA-199+CA-125+CEA（癌胚抗原）+ 铁蛋白测定：铁蛋白 399.00 ng/mL；自身免疫系列：抗线粒体抗体（发光法）>400.00 RU/mL，GP210 抗体阳性 9.77（AI），SP100 抗体阳性 3.33（AI），粪便常规 + 隐血、肝部肿瘤三项、IgG4+ 铜蓝蛋白、CMVDNA 定量检测、EBVDNA 定量检测、抗 HEV、抗 HAV（甲戊肝抗体测定）、乙丙肝病毒检测未见明显异常；消化系统彩超未见肝内外胆道梗阻（图 19.1）。为进一步明确病情，排除相关禁忌，于 2023 年 6 月 2 日行超声引导下肝穿刺，病理尚未回示。遗传代谢相关检查阴性，患者乙、丙肝标志物阴性，自身免疫系列多项指标均阳性，免疫球蛋白升高，原发性胆汁性胆管炎诊断明确，治疗上暂时予以熊去氧胆酸保肝、护肝，异甘草酸镁护肝等对症支持治疗。续观。

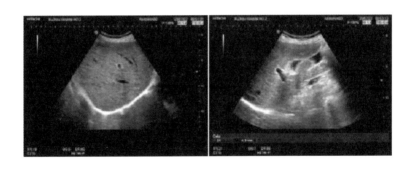

图 19.1　消化系统彩超报告

2023 年 6 月 5 日，出院医嘱：①注意休息，合理饮食；②继续口服药物，熊去氧胆酸 1 片 tid，甘草酸二胺 3 粒 tid；③感染科肝病门诊随访血常规、肝功能、肾功能、电解质、肝胆脾彩超，4 周内复查血液学指标。电话随访肝脏穿刺病理结果。

2023 年 7 月 21 日，患者入院复诊，肝功能结果显示：天门冬氨酸氨基转移酶 162 U/L，丙氨酸氨基转移酶 25 U/L，γ-谷氨酰转移酶 111 U/L，碱性磷酸酶 346 U/L，白蛋白 34.2 g/L，总胆红素 66.8 μmol/L，直接胆红素 59.4 μmol/L，肝功能未见明显好转。肝脏穿刺病理结果回示：慢性活动性肝炎，中度炎症及纤维化，患者符合 PBC-AIH 重叠综合征。肝纤维化指标：透明质酸 >1000 ng/mL，层粘连蛋白 148.25 ng/mL，Ⅳ型胶原 122.42 ng/mL，Ⅲ型前胶原Ⅰ端肽 26.58 ng/mL，均明显增高，患者已出现肝纤维化。根据 AIH 简化评分表，建议加用糖皮质激素和免疫抑制剂治疗，患者表示因激素副作用暂不考虑应用，病情充分告知，表示知情。

案例分析

1. 临床案例分析

原发性胆汁性胆管炎（primary biliary cholangitis，PBC）是一种慢性自身免疫性肝内胆汁淤积性疾病，下述三条满足两条，可诊断为 PBC：①反映胆汁淤积的生化指标（主要为 ALP 和 GGT）升高，并且影像学检查排除了肝内外胆道梗阻；②抗线粒体抗体（AMA）阳性，或其他 PBC 特异性抗核抗体（抗 SP100 抗体、抗 GP210 抗体）阳性；③肝脏组织病理学提示主要累及小叶间胆管的非化脓性破坏性胆管炎。该患者首次入院检查，γ - 谷氨酰转移酶 265 U/L，碱性磷酸酶 529 U/L，超声检查排除了肝内外胆道梗阻，抗线粒体抗体（AMA）阳性，抗 SP100 抗体、抗 GP210 抗体均阳性，符合 PBC 诊断。熊去氧胆酸作为 PBC 的一线治疗药物，原发性胆汁性胆管炎诊断明确，治疗上暂时予以熊去氧胆酸保肝、护肝。

2023 年 7 月 24 日，复查肝功能未见明显好转，原发性胆汁性胆管炎诊断明确，目前未明确是否存在自身免疫性肝炎（autoimmune hepatitis，AIH），肝脏穿刺病理结果回示：慢性活动性肝炎，中度炎症及纤维化。符合 PBC-AIH 重叠综合征诊断标准。针对 PBC-AIH 重叠综合征，目前国际上仍缺乏统一的诊断标准，最常用的"巴黎标准"要求符合 PBC 和 AIH 三项诊断标准中的各两项（同时或者相继出现），即可做出诊断；其中 AIH 肝组织学改变是必需条件：①血清丙氨酸氨基转移酶（ALT）≥ 5 倍的正常值上限（ULN）；②血清免疫球蛋白 G（IgG）≥ 2×ULN 或血清抗平滑肌抗体（ASMA）阳性；③肝脏组织病理学提示中重度界面性肝炎。国内一项前瞻性研究发现，在 PBC 患者中使用 IgG ≥ 1.3×ULN 的界值筛出对激素应答良好的 PBC-AIH 重叠综合征患者的敏感度为 60%、特异度为 97%，而"巴黎标准"（IgG ≥ 2×ULN）的敏感度仅为 10%。因此，在我国患者中将 IgG 的诊断界值下调为 1.3×ULN。该患者符合 PBC-AIH 重叠综合征的诊断。

2.检验案例分析

患者体检发现肝功能异常：丙氨酸氨基转移酶 157 U/L，天门冬氨酸氨基转移酶 196 U/L，谷氨酰转移酶 302 U/L，碱性磷酸酶 668 U/L，总胆红素 49.5 μmol/L，直接胆红素 44.8 μmol/L，白蛋白 31.8 g/L，总胆汁酸 67.4 μmol/L。通过肝功能指标，可以发现患者存在胆汁淤积情况。

患者入院后，为明确诊断完善相关检查：ANA（IIF 法）阳性，核型胞浆颗粒型，ANA 滴度 1：1000，抗线粒体抗体（发光法）>400.00 RU/mL；gp210 抗体阳性 9.77（AI），SP100 抗体阳性 3.33（AI），抗线粒体抗体、GP210 抗体、SP100 抗体均为原发性胆汁性胆管炎（PBC）特异性抗核抗体，是诊断 PBC 的重要依据之一。

患者规律服药一月余后复诊，结果显示：肝功能未见明显好转，而血清自身抗体阳性、高免疫球蛋白 G（IgG）和（或）γ - 球蛋白血症等提示患者可能存在自身免疫性肝炎，结合病理结果可以明确 PBC-AIH 重叠综合征。肝纤维化指标：透明质酸 >1000 ng/mL，层粘连蛋白 148.25 ng/mL，Ⅳ型胶原 122.42 ng/mL，Ⅲ型前胶原 I 端肽 26.58 ng/mL，均明显增高，患者已出现肝纤维化。

知识拓展

原发性胆汁性胆管炎（PBC）是一种慢性自身免疫性肝内胆汁淤积性疾病，PBC 发病机制不明，临床表现隐匿，部分患者发现时已出现肝硬化，故曾被称为原发性胆汁性肝硬化。

在熊去氧胆酸（UDCA）应用治疗之前，PBC 的自然史大致分为 4 个阶段。①临床前期：AMAs 阳性，但生物化学指标无明显异常；②无症状期：有生化学指标异常，但没有明显临床症状；③症状期：出现乏力、皮肤瘙痒等症状；④失代偿期：出现消化道出血、腹水、肝性脑病等临床表现。PBC 早期多无明显临床症状，约 1/3 患者可长期无任何临床症状，部分患者可逐渐出现乏力和皮肤瘙痒等。该患者是由体检发现肝功能异常而就诊，处于无症状期。

PBC 的病理学特点是累及小叶间胆管（简称"小胆管"）的慢性非化脓性破坏性胆管炎。Ludwig 等人将 PBC 分为 4 期，Ⅰ 期：胆管炎期；Ⅱ 期：汇管区周围炎期；Ⅲ 期：进行性纤维化期；Ⅳ 期：肝硬化期。该患者病理显示慢性活动性肝炎，中度炎症及纤维化；

肝纤维化指标明显增高，可见患者已处于肝纤维化期。

PBC 和 AIH 是两个独立的自身免疫性肝病，但可在一例患者身上同时或先后出现，被国际指南称为 PBC-AIH 重叠综合征。近期研究也发现，PBC-AIH 重叠综合征在组织学上的免疫表型与 PBC 相似，提示重叠综合征可能是 PBC 的变异形式。值得注意的是，美国和欧洲的专家都不推荐使用国际自身免疫肝炎小组（international autoimmune hepatitis group，IAIHG）发表的 AIH 修订评分系统及简化评分来诊断 PBC-AIH 重叠综合征。首先这两个评分系统是针对 AIH 制定的，并不适用于 PBC-AIH 重叠综合征的患者。其次，修订评分系统中 AMAs 阳性为减分项目，可能造成重叠综合征诊断不足。而简化评分系统又可能造成重叠综合征的过度诊断，使患者接受不必要的激素治疗。

对于 PBC 的治疗与预后值得注意的是：早期诊断及 UDCA 的应用，极大地改变了 PBC 的疾病进程；对 UDCA 生化应答较好的早期 PBC 患者，其生存期与年龄、性别相匹配的健康人群相似；对有中度界面炎的 PBC-AIH 重叠综合征患者，可使用 UDCA 联用免疫抑制剂治疗，也可使用 UDCA 单药初始治疗，应答不佳时再加用免疫抑制剂治疗；对有重度界面炎表现的 PBC-AIH 重叠综合征患者，应使用免疫抑制剂治疗，包括糖皮质激素单药治疗，或糖皮质激素联合硫唑嘌呤 50 mg/d 或吗替麦考酚酯 0.5~1.0 g/d；已出现肝硬化者的预后较差，代偿期和失代偿期肝硬化 PBC 患者 5 年无肝移植的生存率分别为 77.1% 和 35.9%。由此可见，PBC 的早发现、早诊断、早治疗，对于改善患者的预后至关重要。另外，PBC-AIH 重叠综合征的治疗方案与 PBC 差别较大，及早确诊 PBC-AIH 重叠综合征并实行合理的治疗措施能够提高治疗效果。

案例总结

本案例患者是由体检发现转氨酶升高半月而入院，因 PBC 发病隐匿，根据临床表现很难被发现，而患者的肝功能检查可提示存在胆汁淤积情况，彩超检查排除肝内外胆道梗阻，PBC 特异性抗核抗体：抗线粒体抗体（AMA）阳性、抗 SP100 抗体阳性、抗 GP210 抗体阳性，是诊断 PBC 的重要依据之一。实验室检查指标可及早发现疾病，因此，在没有特异性临床表现的情况下，临床医生应重视实验室指标的变化。而对于 PBC-AIH 重叠综合征的诊断，更应该谨慎，避免造成重叠综合征诊断不足而导致治疗方案不当，或者过度诊断，使患者接受不必要的激素治疗。

"5G+ 三早"健康管理系统是近年来健康管理学科重要的理论创新，健康体检作为其中"早筛查"的重要内容，推动从以治病为中心转变为以人民健康为中心，从而做到早筛查、早评估、早干预。而本案例中的患者正是由于健康体检发现肝功能异常而就诊，在出现临床表现之前进行干预治疗，极大地改善了预后。

专家点评

本案例患者因体检发现转氨酶升高就诊，入院后通过一系列实验室检测分析，明确该患者患有原发性胆汁性胆管炎（PBC）。在治疗过程中，发现该患者 PBC 常规一线药物治疗效果并不理想，最终结合病理及进一步实验室检测结果，明确诊断该患者为 PBC-AIH 重叠综合征，更换治疗方案，患者病情明显好转出院。

本案例难能可贵之处在于，患者能够在出现临床症状之前确诊 PBC，并且及时发现存在 PBC-AIH 重叠综合征，这对改善患者的预后有很大的帮助。由此可见，实验室检测指标可能会在临床表现之前提示疾病的发生，这也正好契合了国家推进的"健康中国"计划。准确可靠的实验室检测结果对疾病的诊断、疗效的评价至关重要。作为医学检验人，应该不断地突破专业壁垒，积极参与疾病的诊疗，为患者提供更好的医疗服务。

参考文献

［1］ 中华医学会肝病学分会，尤红，贾继东，等.原发性胆汁性胆管炎的诊断和治疗指南（2021）
　　　［J］.中华肝脏病杂志，2022（3）：264-275.
［2］ 张奉春，王立，帅宗文，等.原发性胆汁性胆管炎诊疗规范（2021）［J］.中华内科杂志，
　　　2021，60（8）：709-715.
［3］ LEE B T，WANG Y，YANG A，et al. IgG：IgM ratios of liver plasma cells reveal similar
　　　phenotypes of primary biliary cholangitis with and without features of autoimmune hepatitis［J］.
　　　Clinical Gastroenterology and Hepatology，2021，19（2）：397-399.
［4］ YANG Y F，LIU B Q，ZANG B，et al. Autotaxin：A Potential biomarker for primary biliary
　　　cholangitis［J］.Heliyon，2024，10（1）：e23438.

［5］ DUMNICKA P，MADUZIA D，CERANOWICZ P，et al. The interplay between inflammation，coagulation and endothelial injury in the early phase of acute pancreatitis：Clinical implications［J］. International Journal of Molecular Sciences，2017，18（2）：354.

［6］ WANG Q X，SELMI C，ZHOU X M，et al. Epigenetic considerations and the clinical reevaluation of the overlap syndrome between primary biliary cirrhosis and autoimmune hepatitis［J］. Journal of Autoimmunity，2013，41：140-145.

［7］ 中华医学会健康管理学分会，《中华健康管理学杂志》编辑委员会，郭清，等. 健康体检基本项目专家共识（2022）［J］. 中华健康管理学杂志，2023，17（9）：649-660.

继发于畸胎瘤的自身免疫性脑炎 1例

20

作　　者：严琳[1]，王杰瑞[2]（四川大学华西医院，1 实验医学科；2 神经内科）

点评专家：王旻晋（四川大学华西医院）

前　言

　　患者，女，26 岁，职业为计算机编程工程师。为期 2 周的疫情封闭隔离期间，突发易怒，咿呀学语，四肢僵硬，梦游、幻觉和阵发性躁狂。于当地医院初次就诊，诊断为精神分裂症，住院予以奥氮平 5 mg bid，舍曲林 50 mg qd，但症状控制不佳。行脑电图（EEG）检查，发现弥漫性慢波改变。后行头部 CT 检查及腹部 CT 平扫和腹部超声检查，头部 CT 无异常，头部 MRI 显示 T1 加权像（T1WI）上呈稍低信号，在 T2WI、FLAIR 和扩散加权成像（DWI）呈高信号，表观扩散系数（ADC）呈低信号；腹部检查提示畸胎瘤。尽管接受了治疗，但患者病情持续恶化，需进一步完善原发性或继发性脑部损伤疾病诊断。

案例经过

　　如前所述，患者既往无头痛、头晕、发热、癫痫、运动障碍病史，无精神病史，无相关家族史。入院神经系统检查表现出困倦、难以集中注意力，精神行为异常，四肢肌力正常，肌张力和肌腱反射正常。临床 MDT 讨论，考虑"自身免疫性脑炎待排"，入院当天，行腰椎穿刺送检抗体。TBA 法检测结果显示：大脑海马组织切片发现阳性荧光信号，海马神经毡、分子层着色。CBA 法检测结果显示：NMDA 受体 NR1 亚基转染，HEK293T 细胞发现强阳性荧光信号（1 ∶ 1000）。遂明确"自身免疫性脑炎（抗 NMDAR 脑炎）"临床诊断。

案例分析

1. 检验案例分析

为明确诊断，完善脑脊液自身免疫抗体检测：脑脊液（和 / 或血清）抗神经抗体检测是自身免疫性脑炎主要的确诊试验，常见抗体包括 NMDAR、LGI1、GAD、AMPAR、GABABR、CASPR2、IgLON5 等。抗 N- 甲基 -D- 天冬氨酸受体（N-methyl-D-aspartate receptor，NMDAR）抗体一般以脑脊液检测为准。该患者 TBA 法检测显示，大鼠海马组织切片发现阳性荧光信号，海马神经毡、分子层着色。这通常意味着在海马区域存在某种特异性标志物的表达。CBA 法检测显示，NMDA 受体 NR1 亚基转染。HEK293T 细胞发现强阳性荧光信号（1 ∶ 1000）（图 20.1），是确诊抗 NMDAR 脑炎的强有力证据。

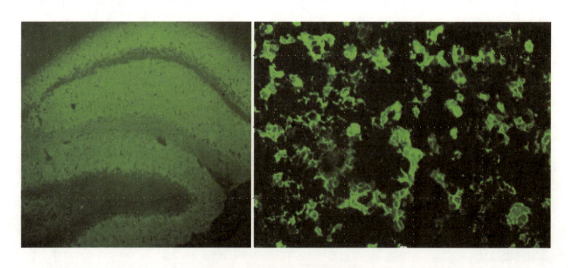

图 20.1　自身免疫抗体检测结果

2. 临床案例分析

患者脑电图检查呈现弥漫性慢波改变（图 20.2）。

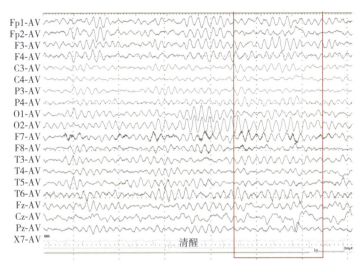

图 20.2 脑电图检查结果

影像学检查：头部 CT 无异常；头部 MRI 显示 T1 加权像（T1WI）上呈稍低信号，在 T2WI、FLAIR 和扩散加权成像（DWI）呈高信号，表观扩散系数（ADC）呈低信号；腹部检查提示畸胎瘤（图 20.3）。

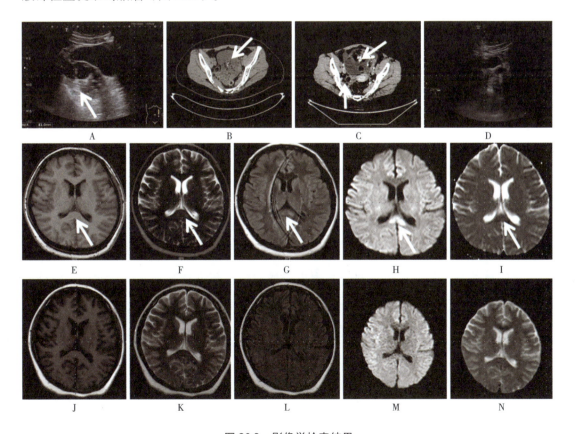

图 20.3 影像学检查结果

结合患者病史、症状、体征及实验室检查结果，患者存在精神行为异常、无相关家族史、神经影像学及电生理异常、患有自身免疫性脑炎相关的特定类型的肿瘤（畸胎瘤），以及脑脊液抗 NMDAR 抗体检测强阳性。患者存在抗 NMDAR 脑炎比较明确。

知识拓展

自身免疫性脑炎与某些特定类型的肿瘤之间存在一定的关联，这种关联被称为副肿瘤性自身免疫性脑炎。其中，与自身免疫性脑炎最为密切相关的肿瘤是卵巢畸胎瘤。

卵巢畸胎瘤（ovarian teratoma，OT）是一种来源于卵巢生殖细胞的肿瘤，其中成熟畸胎瘤（即良性畸胎瘤）更为常见。在青年女性抗 NMDAR 脑炎患者中，合并卵巢畸胎瘤的比例较高。这种关联可能与畸胎瘤中的成熟神经组织产生某种抗原，进而刺激机体产生特异性抗体有关。这些抗体可能通过血脑屏障进入中枢神经系统，与神经元表面的受体或蛋白结合，导致神经元功能障碍和神经炎症，从而引发自身免疫性脑炎。

与此对应的，抗 NMDAR 脑炎也是 OT 的并发症之一，是 OT 引起的副肿瘤神经综合征最常见类型。因女性抗 NMDAR 脑炎患者常伴有 OT，故常需转至妇科手术，及时进行手术切除者预后良好。准确诊断并及早治疗与良好预后相关，漏诊者少数留有后遗症，重症者可死亡，亟须引起妇科医生的重视。

研究发现，仅在合并抗 NMDAR 脑炎患者的畸胎瘤组织中观察到特殊的浮蛙样发育不良神经元群，并且共表达 NR1、NR2A、NR2B 亚基和 IgG 抗体（图 20.4）。CD20 阳性 B 细胞在抗 NMDAR 脑炎患者畸胎瘤中更为常见。畸胎瘤相关抗 NMDAR 脑炎患者脑脊液中 TNF-α、IL-10 和 GM-CSF 浓度高于阴性症状对照组。畸胎瘤相关抗 NMDAR 脑炎患者显示出共表达 NMDAR 亚基的发育不良神经元细胞群，这很可能是触发抗 NMDAR 脑炎的自身抗原的潜在来源。

除卵巢畸胎瘤外，其他类型的肿瘤也可能与自身免疫性脑炎相关。例如，部分抗 GABABR 抗体相关边缘性脑炎患者可能合并小细胞肺癌等肿瘤。此外，巨球蛋白血症、淋巴瘤等疾病也可能引起免疫性脑炎。

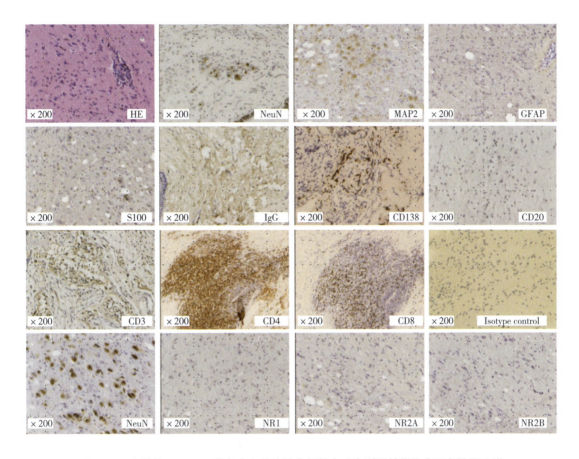

图 20.4 合并抗 NMDAR 脑炎患者的畸胎瘤组织中观察到浮蛙样发育不良神经元群

案例总结

本案例患者以"易怒，咿呀学语，四肢僵硬"等表现就诊，较易误诊为精神分裂症或其他非器质性精神障碍疾病。因此，通过影像学检查，观察患者脑部是否存在器质性病变就具有了显著意义。在排除患者发生非器质性精神障碍后，畸胎瘤的确诊和其他相关临床信息提示了自身免疫性脑炎的可能。最后，脑脊液自身抗体检测的强阳性结果一锤定音，明确了抗 NMDAR 脑炎的诊断。患者在采取静脉注射免疫球蛋白（IVIG）+ 甲基强的松龙（IVMP）治疗 1 周后，症状缓解，出院进行后续康复治疗。后因相关症状复发，考虑患者合并畸胎瘤病史，不排除是因畸胎瘤介导了脑炎复发，遂行畸胎瘤切除术。患者术后症状缓解，随访期间无复发。

本案例提示我们，在发现精神行为异常、认知障碍、癫痫发作患者时，不可以用简单的惯性思维做出诊断，特别是在常规神经或精神性疾病治疗无效后，应结合临床表现，拓宽思路，基于客观事实和证据进行分析，采用必要的自身抗体检验、全身 CT 检查技术，这样才能做出最合理的诊断，选择最理想的治疗方案。

专家点评

脑炎是脑的炎症性病变，免疫介导的脑炎（自身免疫性脑炎）（autoimmune encephalitis，AE）是其多种病因之一，参与介导的自身抗体包括抗神经元细胞表面或突触蛋白抗体、抗细胞内神经元蛋白抗体。AE 合并相关肿瘤者，称为副肿瘤性 AE。

AE 的诊断需要综合分析患者的临床表现、脑脊液检查、神经影像学和脑电图等结果，确定其患有脑炎，然后选择与 AE 相关的抗体检测予以诊断。AE 的鉴别诊断至关重要，包括脑炎和脑病的各种其他病因，如感染、中毒、代谢紊乱、血管疾病、肿瘤疾病、脱髓鞘和炎性肌病、精神疾病、神经退行性痴呆等，尤其要排除感染性因素。

抗神经元细胞表面抗原抗体和部分抗神经细胞突触胞内抗原抗体检测主要采用间接免疫荧光法。根据抗原底物分为基于细胞底物的实验（cell based assay，CBA）和基于组织底物的实验（tissue based assay，TBA）。CBA 采用表达神经元细胞表面抗原的转染细胞，TBA 采用动物的脑组织切片为抗原底物。CBA 具有较高的特异度和敏感度。抗神经细胞胞内抗原抗体和部分抗神经突触胞内抗原抗体检测主要采用免疫印迹方法，该方法可能存在假阳性或假阴性问题，因此，必要时需结合临床并通过 TBA 或 CBA 予以验证。

AE 也常被误诊，可被确诊为功能性神经症状障碍、神经变性疾病、原发性精神疾病，以及脑肿瘤等其他疾病。过度解读血清抗体阳性结果是导致误诊的主要原因，脑脊液检查造成的误诊较少。因此，应对血清和脑脊液进行副肿瘤性和自身免疫性抗体检测。目前一些抗原仍有待鉴定，检测方法并未普及，因此，阴性结果并不能排除 AE。如果患者的症状提示 AE，在评估和解读抗体检测结果时应遵循的一般原则包括：检测血清和脑脊液中的抗体。不推荐先检测血清，如果结果阴性再检测脑脊液，因为会延迟诊断并可能导致假阳性结果；如果血清抗体检测结果呈阳性，但脑脊液结果呈阴性，则考虑血清结果为假阳性；如果临床特征与检出的抗体不符，则抗体可能是假阳性结果，尤其是只检查了血清或只在血清中检出抗体时。这种情况下，请联系临床实验室寻求指导，临床决策应基于临床评估而不是抗体滴度。尽管抗体滴度可能与临床病程相关，但这种相关性并不完美，即使患者康复后往往仍能检测到抗体滴度。

参考文献

［1］JIANG X Y，LEI S，ZHANG L，et al. Co-expression of NMDA-receptor subunits NR1，NR2A，and NR2B in dysplastic neurons of teratomas in patients with paraneoplastic NMDA-receptor-encephalitis：A retrospective clinico-pathology study of 159 patients［J］. Acta Neuropathologica Communications，2020，8（1）：130.

［2］中华医学会神经病学分会神经感染性疾病与脑脊液细胞学学组 . 中国自身免疫性脑炎诊治专家共识（2022 年版）［J］. 中华神经科杂志，2022，55（9）：931-949.

成人自身免疫性肠病1例　　21

作　　者：吴荣才 [1]，陈珲 [1]，蒋小辉 [2]，黄新翔 [3]（广西壮族自治区人民医院，1 医学检验科；2 消化内科；3 风湿免疫科）

点评专家：袁育林（广西壮族自治区人民医院）

前　言

自身免疫性肠病（Autoimmune enteropathy，AIE）是一种病因不明、发病人群以婴幼儿（1~3 岁）为主的、极为罕见的自身免疫系统疾病，最早由 Unsworth 和 Walker-Smith 于 1985 年提出，患者表现为迁延不愈的严重腹泻，吸收不良综合征，对任何饮食限制均无效。成人自身免疫性肠病更为罕见，全球发病率在 1/10 万左右，截至 2009 年 3 月，全世界共报道 27 例成人自身免疫性肠病。由于相关文献多为单个病例报道，而无流行病学资料，治疗亦以经验治疗为主。

该病临床症状与其他小肠吸收不良性疾病，如麦胶性肠病很相似，诊断相当困难。目前对该病的认识还不足，导致误诊率较高，而救治不及时会导致患者出现显著的营养障碍，危害严重。故分析该病的特征，评价各项免疫治疗方法效果，有助于规范化以及数据共享，加深对该罕见病的了解，明确该病的临床特征和鉴别诊断有重要意义。

案例经过

患者，男，32 岁，主诉 3 个月前开始出现腹泻，大便稀烂，约 5 次 / 天，多于进食后出现，偶有脐周隐痛不适，无血便、黑便、黏液脓血便，无畏寒、发热、胸闷、气促等不适。5 个多月前至外院就诊，查大便常规有白细胞及脓细胞，肠镜结果提示：直肠炎、痔疮。予以抑酸护胃、止泻等治疗后，患者腹泻无明显好转，遂至上级医院就诊，肠镜结果显示：①内痔并表面多发溃疡；②外痔；③大肠黏膜未见明显异常。CT 小肠造影结果显示：①直肠黏膜增厚，考虑炎性改变；②胆囊密度增高，胆汁淤积？③副脾。予以止泻、调节肠道菌群、护胃、解痉、促胃动力等治疗后仍有腹泻不适。为求进一步明确诊治，现转入我院。

起病以来，患者精神、食欲欠佳，睡眠尚可，小便少，大便同上述，近 3 个月体重下降 35 kg。

既往有"小三阳"病史，未服用抗病毒药物，具体不详。否认高血压、糖尿病、冠心病，否认肝炎、结核、菌痢、伤寒等传染病史，5 年前因"精索静脉曲张"行微创手术治疗。否认其他手术、输血、外伤史，否认药物、已知食物过敏史，预防接种史不详，其余系统回顾未见明显异常。

个人史：生于本地，否认长期外地居住史，否认疫区居留史，否认特殊化学品及放射性接触史。否认烟酒史及其他不良嗜好，否认冶游性病史，有食鱼生史。

婚育史：已婚，适龄结婚，孩子及配偶均体健。

家族史：家族中无传染性疾病、遗传性疾病及类似病史。

体格检查：体温 36.2 ℃，心率 93 次 / 分，呼吸 19 次 / 分，血压 86/64 mmHg，身高 178 cm，体重 59 kg。发育正常，营养中等，主动体位，表情自如，言语流利，神志清楚，查体合作，正力型体型。

入院后完善相关检查。

（1）实验室检查：超敏 C 反应蛋白 1.78 mg/L↑，白细胞计数 11.22×10^9/L↑，血红蛋白 126 g/L↓，红细胞压积 37.8%↓，血小板计数 247×10^9/L，粒细胞比率 86.9%↑；钾 2.44 mmol/L↓，磷 0.67 mmol/L↓，镁 0.64 mmol/L↓，肌酸激酶同工酶 57 U/L↑；乙型肝炎 e 抗体 1.04 PEIU/mL↑，乙型肝炎表面抗原 >250.00 IU/mL↑，乙型肝炎核心抗体 >45.00 PEIU/mL↑。

（2）自身抗体检验：抗核抗体细胞核斑点型 1 ：320↑，抗核抗体增殖性核抗原型

1 ： 320↑。食物不耐受：玉米 268.55 U/mL↑，蘑菇 65.29 U/mL↑，牛奶 113.82 U/mL↑，大米 102.39 U/mL↑，西红柿 140.41 U/mL↑，小麦 314.21 U/mL↑。

（3）心电图：窦性心律逆钟向转位心室早期复极。

（4）无痛肠镜：结肠镜进入回肠末端约 10 cm，残余大便多，未继续进镜，所见部分黏膜绒毛短平，未见糜烂及溃疡。降结肠、乙状结肠、直肠：可见散在片状黏膜略水肿，血管纹理模糊，活检质软。结论：回结肠炎症样改变待查（图 21.1）。

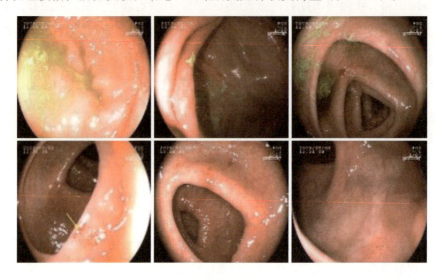

图 21.1　无痛肠镜

（5）无痛胃镜：①慢性萎缩性胃炎（C2）；②十二指肠炎？（图 21.2）。肠镜病理结果提示：①（回肠末端）慢性活动性炎；②（降结肠）黏膜慢性炎（图 21.3、图

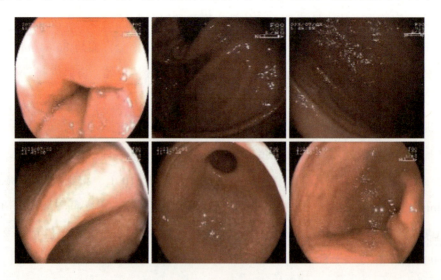

图 21.2　无痛胃镜

21.4）。胃镜病理：①（十二指肠降部）黏膜慢性活动性炎伴糜烂，部分腺体呈低级别腺瘤样增生，特染 AB（＋）、PAS（＋）；②（胃窦）慢性胃炎，轻度炎症。免疫组化：HP（－）（图 21.5）。

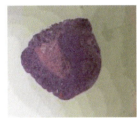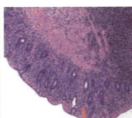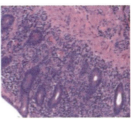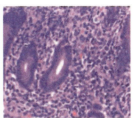

镜下所见：

1.（回肠末段）肠黏膜组织，隐窝无异型，间质较多淋巴细胞、浆细胞浸润，局部见淋巴滤泡形成。

2.（回盲部）肠黏膜组织，隐窝无异型，间质较多淋巴细胞、浆细胞浸润，局部见淋巴滤泡形成。

3.（升结肠）肠黏膜组织，隐窝无异型，间质较多淋巴细胞、浆细胞浸润。

4.（横结肠）肠黏膜组织，隐窝无异型，间质较多淋巴细胞、浆细胞浸润，局部见淋巴滤泡形成。

5.（降结肠）肠黏膜组织，黏膜表面局部缺损，隐窝无异型，间质较多淋巴细胞、浆细胞浸润。

6.（乙状结肠）肠黏膜组织，隐窝无异型，间质较多淋巴细胞、浆细胞浸润。

7.（直肠）肠黏膜组织，隐窝无异型，间质较多淋巴细胞、浆细胞浸润。

图 21.3 肠镜病理结果

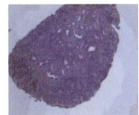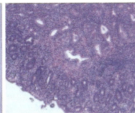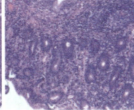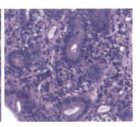

镜下所见：

1.（空肠息肉）肠黏膜组织，息肉样病变，黏膜下层见黏液腺体增生，间质淋巴细胞浸润。

2.（空肠近段）肠黏膜组织，小肠绒毛增宽，间质淋巴组织增生，见淋巴滤泡形成，小肉芽肿，多量淋巴细胞、浆细胞及散在中性粒细胞浸润，未见畸形隐窝。

3.（空肠中段）肠黏膜组织，小肠绒毛增宽，间质淋巴组织增生，见淋巴滤泡形成，小肉芽肿，多量淋巴细胞、浆细胞及散在中性粒细胞浸润，未见畸形隐窝。

4.（空肠远段）肠黏膜组织，小肠绒毛增宽，间质淋巴组织增生，见淋巴滤泡形成，小肉芽肿，多量淋巴细胞、浆细胞及散在中性粒细胞浸润，未见畸形隐窝。

图 21.4 肠镜病理结果

肉眼所见：

1. 十二指肠降部：灰白组织 2 点，最大径均为 0.2 cm。
2. 胃窦：灰白组织 2 点，最大径 0.2~0.3 cm。

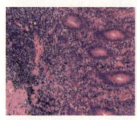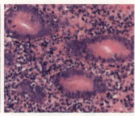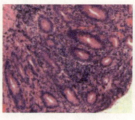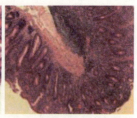

镜下所见：

1.（十二指肠降部）肠黏膜组织，表面上皮存在，细胞核呈长杆状，间质大量急慢性炎细胞浸润。
2.（胃窦）胃黏膜组织，结构保存，胃小凹上皮增生，间质淋巴少许细胞浸润。

图 21.5　胃镜病理结果

结合患者年龄、家族史、临床表现及实验室检查，最终高度怀疑为成人自身免疫性肠病。为了确诊，进一步送检胃肠道自身抗体谱，同时将多次病理标本送北京协和医院病理会诊，结果回报考虑为成人自身免疫性肠病。

治疗：明确诊断后，予以甲泼尼龙注射液 40 mg qd 静滴 2 周，其他予以复方谷氨酰胺肠溶胶囊营养肠黏膜，枯草杆菌肠溶胶囊调节肠道菌群，恩替卡韦胶囊抗乙肝病毒，补钙，质子泵抑制剂护胃，营养支持对症治疗，患者腹泻明显减少，大便从 5~9 次 / 日水样便到 2~3 次 / 日稀烂便，食欲有所好转，出院后改用泼尼松片 40 mg qd 2 周，嘱每 2~4 周泼尼松片减少 5 mg。

随访：3 个月后激素减至 20 mg qd，维持，大便 2~3 次 / 日，稀烂便，体重增长 5 kg 维持在 55 kg 左右。半年后因尝试停用激素，但腹泻反复，8 个月后患者自行在外院进行一次菌群移植，移植后仍有反复腹泻，体重下降 5 kg，继续予以泼尼松片 20 mg 维持。1 年后随访仍予以激素 15 mg 维持，大便 1~2 次 / 日，稀烂便，复查腹部 CT 出现肠系膜静脉血栓，加用利伐沙班片抗凝治疗。该患者仍在定期随访中。

案例分析

1. 检验案例分析

成人自身免疫性肠病多采用 2007 年由梅奥医学中心提出的诊断标准，列举如下：①成人慢性腹泻（持续时间 >6 周）；②吸收不良综合征；③特异性小肠病理表现：部分 / 完全绒毛萎缩，深部隐窝淋巴细胞增多，隐窝凋亡增多，上皮内淋巴细胞增多；④排除其他绒毛萎缩的原因，如克罗恩病、口炎性腹泻、肠淋巴瘤等；⑤抗肠细胞抗体（antienterocyte）和（或）抗杯状细胞抗体（anti-goblet cell antibodies）阳性；⑥其中①—④项系 AIE 确诊的必要诊断条件。AE 或 AG 抗体是一个重要的诊断依据，但抗体缺失并不能排除 AIE。

该患者为 32 岁成年男性，以顽固性腹泻就诊，在外院多次就诊，予以抑酸护胃、止泻等治疗后患者腹泻无明显好转。因实验室检验食物不耐受中多项结果阳性，临床申请检验 MDT 多学科会诊，结合患者临床资料及胃肠镜检查结果建议补做胃肠道自身抗体谱，结果为阳性，同时建议其将病理送至权威医院做进一步确认，结果回报符合诊断。

2. 临床案例分析

本案例患者呈典型难治性腹泻，转入我院前在其他多个医院辗转治疗，予以止泻、调节肠道菌群、护胃、解痉、促胃动力等治疗后腹泻仍无明显好转。入院后完善自身抗体、胃肠镜、病理等检查，对该患者腹泻原因做进一步探索。根据成人自身免疫性肠病诊断流程，结合患者临床资料及相关检验检查结果，高度怀疑为成人自身免疫性肠病，进一步与乳糜泻、惠普尔病、小肠细菌过度生长、艾滋病、淋巴瘤等多种原因导致的小肠绒毛萎缩性疾病相鉴别，最终经病理检验结果及基因检查后确诊。至此，该患者难治性腹泻原因得以揭晓，予以糖皮质激素抗炎、恩替卡韦抗乙肝病毒、补充消化酶、纠正电解质紊乱、促进黏膜修复、抑酸护胃等对症支持治疗，患者病情尚稳定。

知识拓展

AIE 是因 X 染色体 FOXP3 基因编码异常表达，丧失对调节 T 细胞和效应 T 细胞的调控，引起过度免疫应激状态的一种罕见的、病因未明的肠道疾病，发病率不足 1/10 万，多见于 6 月龄以内的婴儿，近年来发现亦可见于成人，但均为个案报道或病例总结。该疾病主要累及小肠，近段小肠受累明显，同时可以有结肠受累。AIE 患者往往合并严重吸收不良、低白蛋白血症。其存在慢性顽固性腹泻、电解质紊乱、严重营养不良，内镜下表现为小肠绒毛短缩，组织病理学改变为绒毛萎缩、固有膜炎细胞浸润、杯状细胞减少、可见凋亡小体等。因此，在临床工作中需要重视胃镜取十二指肠黏膜多点活检的意义。

AIE 属于罕见病，诊断需慎重，需要除外其他可引起小肠绒毛萎缩的疾病，尤其是乳糜泻和肠道淋巴瘤。乳糜泻常存在乳糜泻相关抗体谱阳性，内镜下可表现为小肠绒毛短缩，病理多表现为黏膜上皮内淋巴细胞明显增多，且杯状细胞、潘氏细胞存在。肠道淋巴瘤内镜下常表现为多发深大溃疡，但亦可仅表现为轻微改变，诊断依赖于病理。目前 AIE 相关的自身抗体检查越来越被学者重视，并希望能够推出更加便捷和精准的血清检测法，加以推广，帮助临床更方便、快捷地诊断该疾病。

综上所述，自身免疫性肠病较为罕见，是一种异质性疾病，其特征是存在严重的难治性腹泻和免疫介导的胃肠道损伤，同时合并其他自身免疫相关疾病。虽然在大多数病例中发现了抗肠上皮细胞抗体和抗杯状细胞抗体，但它们的存在是非特异性的，不能用于自身免疫性肠病的诊断。自身免疫性肠病的组织学表现差异很大，与其他免疫相关疾病也有很多相似之处。因此，AIE 的诊断比较困难，必须结合病史、临床症状、内镜下改变、组织学及血清学检查综合考虑。

案例总结

本案例患者为 32 岁成年男性，以长达半年的难治性腹泻导致患者体重明显下降等为典型特征。该病例无论从患者特点、临床表现等均属罕见病例。从检验医学的角度来看，该病例最值得关注的指标是自身抗体及食物不耐受异常升高，通过常规检验结果中发现的异常，结合患者临床资料，做进一步的检验、病理检查。根据患者各项检验结果的关联性，结合临床表现、症状、体征进行综合分析，为临床诊疗提供参考性意见，让检验数据转化成有效的诊疗依据。

从临床的角度来看，该患者转入我院前有多次诊疗经历，但均未取得良好的疗效，入院后除自身抗体、食物不耐受外，其他检验与影像学检查均正常，且对于常规治疗方案无效，因此，排查病因的过程是复杂的。患者病程以慢性腹泻为主要表现，因此主要可从消化道疾病及全身性疾病进行鉴别，包括慢性肠道感染性疾病（如慢性细菌性痢疾、慢性阿米巴痢疾、肠结核等）、炎症性肠病、其他原因引起的肠炎（嗜酸粒细胞性肠炎、放射性肠炎、胶原性肠炎等）、肠道肿瘤（大肠癌、息肉病等）、吸收不良综合征；胃疾病；胰源性腹泻；肝、胆道疾病。全身性疾病包括内分泌、代谢障碍性疾病（内分泌细胞瘤、甲状腺功能亢进、甲状腺功能减低、糖尿病等）、尿毒症、淀粉样变病等及功能性腹泻等。针对慢性腹泻原因进行一系列的筛查，包括检验、影像学、胃肠镜、病理、基因等，最终通过上级医院病理检查诊断为成人自身免疫性肠病。

总之，鉴于成人 AIE 的罕见性，明确诊断往往存在延迟。该病在未经适当治疗的情况下易导致患者死亡，早期诊断对降低病死率和改善长期预后至关重要。自身免疫性肠病属于罕见病，诊断需慎重，需要排除其他可引起小肠绒毛萎缩的疾病，尤其是乳糜泻和肠道淋巴瘤。临床上遇到慢性顽固性腹泻患者，要结合患者的临床表现、实验室检查、影像学检查及组织活检等综合诊断，提高疾病的诊断率，对其早期识别及早期干预具有重要意义。

专家点评

本案例从一例胃肠道相关自身抗体阳性的顽固性成人腹泻案例临床诊断思维入手，层层剖析，通过相关实验室检查、胃肠镜、病理检查，结合临床诊疗情况，并建议临床进一步进行特异性抗体、病理检查、基因检测等，抽丝剥茧，最终确诊为成人自身免疫性肠病。因此，检验工作者在遇到常规指标异常时，应仔细查阅病历，与临床医生密切沟通，并提出进一步的检查建议，让检验数据真实体现在临床诊疗过程中，在疾病诊疗过程中体现检验医学的价值，同时也充分体现检验医学的温度。

参考文献

［1］ 钟巧，方亮，陈琰琰，等 . 成人自身免疫性肠病一例［J］. 中华炎性肠病杂志（中英文），2023（1）：90-92.

［2］ CHEN J，HALL G，KIM-CHANG J，et al. 167 Differentiating IPEX- like syndrome from other causes of autoimmune enteropathy［J］. Clinical Immunology，2024，262：110109.

［3］ ALABER O A，ELTURKI S，BUAISHA H. S2460 Autoimmune enteropathy（AIE）in a patient diagnosed with thymoma：A case report［J］. American Journal of Gastroenterology，2022，117（10S）：e1642.

［4］ 阮戈冲，张晟瑜，周炜洵，等 . 中国成人自身免疫性肠病的临床特点分析［J］. 基础医学与临床，2019，39（8）：1183-1187.

［5］ 窦晓坛，孙琦，姚玉玲，等．成人自身免疫性肠病 1 例［J］．中华消化杂志，2022，42（5）：348-349.

［6］ CORAZZA G R，BIAGI F，VOLTA U，et al. Autoimmune enteropathy and villous atrophy in adults［J］. The Lancet，1997，350（9071）：106-109.

［7］ SHIHAZ A V H，PAUL J. Autoimmune enteropathy in adults［J］. Advances in Digestive Medicine，2022，9（2）：75-81.

以急性胰腺炎为首发症状的系统性红斑狼疮1例

22

作　　者：庞舒尹[1]，廖晓忠[2]，罗敏[1]（南方医科大学南方医院，1 检验医学科；2 风湿免疫科）

点评专家：罗敏（南方医科大学南方医院）

前　言

　　系统性红斑狼疮（systemic lupus erythematosus，SLE）是一种多系统受累、高度异质性的自身免疫性疾病，其发病机制复杂，目前尚未完全阐明。多器官及系统受累的临床表现和免疫学异常是 SLE 的主要特点。该病好发于育龄女性，我国 SLE 患病率约为（30~70）/10 万。2019 年，EULAR/ACR 制定了 SLE 新分类标准，不仅提高了 SLE 诊断的灵敏度和特异度，也促进了早期诊断。同时，SLEDAI-2000 评分为 SLE 确诊后评估疾病活动度进而制订治疗方案和判断预后提供了重要依据。SLE 的治疗原则是早期、个体化、多学科治疗，以期预防和减少复发，控制疾病所致的器官损害，降低致残率和病死率，提高患者的生活质量。

　　具有典型皮肤表现的 SLE 不易漏诊，但早期不典型 SLE 表现者常会被误诊、漏诊，最终患者因未得到早期诊治而出现严重的多器官损害甚至死亡，需要高度警惕。下面介绍一例少见的以胰腺炎为首发症状的 SLE 诊治过程。

案例经过

患者，女，21 岁。主诉：上腹疼痛 6 天。患者于 2023 年 11 月 23 日无明显诱因出现上腹阵发性绞痛，伴呕吐、腹泻、发热，最高体温 37.8 ℃。就诊于 ×× 区医院急诊科予以止痛、止泻等治疗，仍有明显腹痛。2023 年 11 月 27 日就诊于 ×× 市人民医院消化科，检验指标中淀粉酶（AMY）789.28 U/L，脂肪酶（LIP）1386 U/L，均明显升高，结合临床表现诊断为"急性重症胰腺炎，多器官功能障碍综合征，肺炎"。予以抗感染、连续肾脏替代疗法（CRRT）、抑酶、补充白蛋白、腹腔引流等治疗，腹痛较前好转。2023 年 11 月 29 日，家属要求转上级南方医科大学南方医院进一步治疗。自发病以来，患者精神状态一般，体力情况一般，食欲、食量一般，睡眠情况一般，体重无明显变化，小便正常。

既往史：平素身体健康，否认疾病以及外伤史，无痢疾、疟疾、病毒性肝炎及结核等传染病史。预防接种史不详。无手术史，有输血史，无药物过敏史。个人史：生于广西壮族自治区贵港市，久居本地，无疫区、疫情、疫水接触史，营养中等，正力型发育，无吸烟史，无饮酒史。月经史：平时月经规则，初潮年龄 14 岁，（5~7）/（28~30）天，末次月经 2023 年 11 月 27 日。婚育史：未婚未育。家族史：父母健在，否认家族性遗传病史，否认家族性肿瘤病史。

查体：体温 37.8 ℃，脉搏 86 次 / 分，呼吸 27 次 / 分，血压 131/85 mmHg。发育正常，营养良好，痛苦病容，神志清楚，精神状态较差，查体配合。全身皮肤黏膜检查未见异常，巩膜可见黄染，无皮疹、皮下出血，无皮下结节、瘢痕。全身浅表淋巴结检查未触及。口唇无发绀，口腔、咽部黏膜未见异常，扁桃体无肿大。呼吸规整，双肺呼吸音清晰，双侧肺可闻及少许湿性啰音。心界正常，心率 86 次 / 分，律齐，各瓣膜听诊区未闻及病理性杂音。腹软，未触及包块，上腹部轻压痛，无反跳痛。肝脾脏肋下未触及，Murphy 氏征阴性，肾区无叩击痛，无移动性浊音。肠鸣音未见异常。关节未见异常，双下肢无水肿。神经系统四肢肌力、肌张力未见异常。

入院后完善相关检查。

血常规：白细胞（WBC）18.89×10^9/L↑，淋巴细胞（LYM）1.04×10^9/L↓，中性粒细胞（NEU）16.25×10^9/L↑，单核细胞计数（MONO）1.59×10^9/L↑，淋巴细胞百分比（LYM%）5.5%↓，中性粒细胞百分比（NEU%）86.0%↑，红细胞（RBC）3.28×10^{12}/L↓，血红蛋白（Hb）84 g/L↓，血小板计数（PLT）262×10^9/L。

尿常规：尿蛋白（＋），尿胆红素（＋），尿隐血（＋）；24 h 尿蛋白定量分析：24 h 尿量 3.89 L，尿蛋白定量 0.62 g/24 h↑。

便常规：无异常。

凝血指标：凝血酶原时间（PT）13.8 s↑，活化部分凝血活酶时间（APTT）35.8 s↑，凝血酶时间（TT）20.8 s，纤维蛋白原 2.3 g/L，D- 二聚体（D-D）4.94 μg/mL↑。

生化指标：丙氨酸氨基转移酶（ALT）71 U/L↑，天冬氨酸氨基转移酶（AST）242 U/L↑，总蛋白（TP）64.7 g/L↓，白蛋白（ALB）35.5 g/L↓，总胆红素（TB）69.2 μmol/L↑，直接胆红素（DB）62.9 μmol/L↑；血清肌酐（Cr）121 μmol/L↑，其余未见异常；Na^+ 148 mmol/L↑，Ca^{2+} 2.60 mmol/L↑；乳酸脱氢酶（LDH）434 U/L↑，α- 羟基丁酸脱氢酶（HBDH）338 U/L↑，肌酸激酶（CK）433 U/L↑，高敏肌钙蛋白 T 0.026 ng/mL↑；脑钠肽前体（N 端）1474.00 pg/mL↑；总胆固醇（TG）2.38 mmol/L↑，高密度脂蛋白（HDL-C）0.36 mmol/L↓，低密度脂蛋白（VLDL-C）1.72 mmol/L↑；血清淀粉酶（AMY）293.0 U/L↑，脂肪酶（LIP）281 U/L↑；腹水生化 TP 46.8 g/L↑，LDH 1632 U/L↑，葡萄糖（GLU）5.78 mmol/L↑，腺苷脱氨酶（ADA）39.0 U/L↑。

感染指标：血沉（ESR）24 mm/h↑，C 反应蛋白（CRP）172.06 mg/L↑，降钙素原（PCT）0.293 ng/mL↑，白细胞介素 -6（IL-6）35.50 pg/mL↑。

免疫指标：乙型肝炎表面抗原、丙型肝炎病毒抗体、梅毒螺旋体特异性抗体、艾滋病病毒抗体均为阴性；直接抗球蛋白试验阳性（＋＋＋），间接抗球蛋白试验阴性（－）；免疫球蛋白 IgG 14.52 g/L，IgA 2.46 g/L，IgM 0.77 g/L，补体 C3 0.49 g/L↓，补体 C4 0.07 g/L↓，总补体 CH50 12 U/mL↓；抗磷脂抗体（化学发光法）：抗 β2 糖蛋白 Ⅰ 型 IgG/M/A、抗心磷脂 IgG/M/A 抗体均为阴性；抗核抗体 ANA（间接免疫荧光法 IIF）：均质型阳性（＋），滴度 1 ：640；核颗粒型阳性（＋），滴度 1 ：160，如图 22.1 所示。ANA（ELISA）>300 μ/mL↑；抗 ENA 抗体谱（免疫印迹法）：抗 SS-A 抗体（＋＋＋），抗 SS-B 抗体（＋＋＋），UI-nRNP 抗体（＋＋＋），抗核糖体 P 蛋白抗体（＋＋），抗线粒体抗体测定（±），抗核小体抗体（＋＋），重组 Ro-52（＋＋＋）；抗 Sm 抗体、抗组蛋白抗体、抗 Jo-1 抗体、抗增殖细胞核抗原 PCNA 抗体、抗着丝点 CENPB 抗体、抗 PM-Scl 抗体、抗 SCL-70 抗体均为阴性；抗 ds-DNA 抗体（IIF）：阳性（＋），滴度 1 ：80，如图 22.2 所示。抗 ds-DNA 抗体（ELISA）：15.05 μ/mL（－）。

病原微生物：新型冠状病毒核酸、流感 A+B 抗原、肺炎衣原体、肺炎支原体、自然咳痰抗酸涂片与培养、肺泡灌洗液培养、腹腔引流液培养、血培养、导管尿培养、T-SPOT、PPD 试验等未见明显异常。

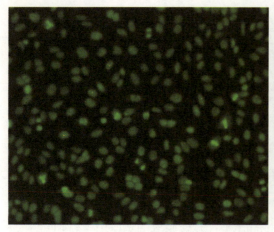
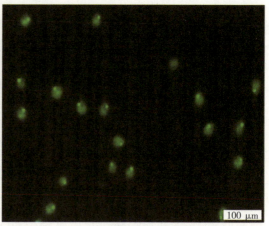

图 22.1　抗核抗体均质型荧光模型（40×）　　　图 22.2　抗 ds-DNA 抗体荧光模型（40×）

治疗过程：2023 年 11 月 29 日，急诊予以抗感染、抑酶、补液、高流量加压给氧后转入重症医学科，完善相关检验检查后考虑急性重症胰腺炎合并肺部感染。患者肺不张、氧合及感染情况改善，生命体征平稳后，于 2023 年 12 月 6 日转至消化专科治疗。针对急性重症胰腺炎，消化专科继续予以禁食禁水、抑酸抑酶、补液、肠外营养支持、纠正电解质紊乱等对症支持治疗，但患者仍有反复发热，最高体温 40.1 ℃。经多学科会诊，考虑感染性发热可能的同时并不能排除自身免疫性疾病，经调整抗感染方案后发热并未见改善，继续完善与跟踪自身免疫性疾病相关检查，发现多项自身抗体阳性如抗核抗体阳性（+），抗 ds-DNA 抗体阳性（+），UI-nRNP 抗体（+++），抗核糖体 P 蛋白抗体（++）等；完善体液免疫：补体 C3 0.49 g/L（↓），补体 C4 0.07 g/L（↓）。结合临床表现、检验检查结果，考虑诊断为 SLE，予以甲泼尼龙 80 mg qd 治疗。患者急性重症胰腺炎较前明显好转，感染进一步控制，一般情况可，于 2023 年 12 月 18 日由消化专科转入风湿免疫科继续治疗。先后予以免疫球蛋白冲击治疗、大剂量激素冲击治疗以及环磷酰胺治疗，辅以护胃、补钙、止咳、护肝等；针对急性胰腺炎，12 月 19 日至 12 月 20 日继续禁食、禁水，后患者无再发腹痛，查体无压痛、反跳痛，复查胰腺炎指标未见明显异常。2023 年 12 月 27 日，患者一般情况较前明显好转，予以办理出院。患者目前于门诊长期随访，病情控制平稳。

治疗过程中体温变化及部分检验指标变化如图 22.3—图 22.13 所示（图示虚线为参考范围）。

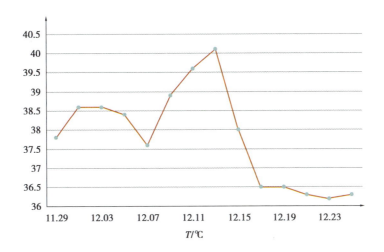

图 22.3　体温变化曲线图

白细胞计数
单位：×10⁹/L

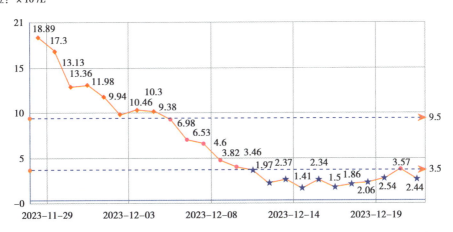

图 22.4　白细胞计数变化趋势

红细胞计数
单位：×10¹²/L

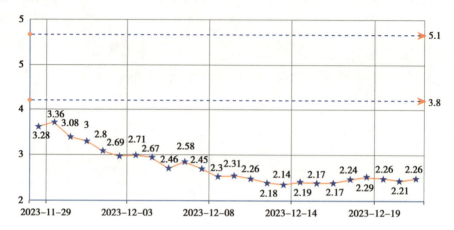

图 22.5　红细胞计数变化趋势

血红蛋白
单位：g/L

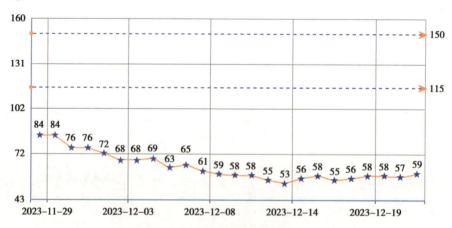

图 22.6　血红蛋白变化趋势

C反应蛋白
单位：mg/L

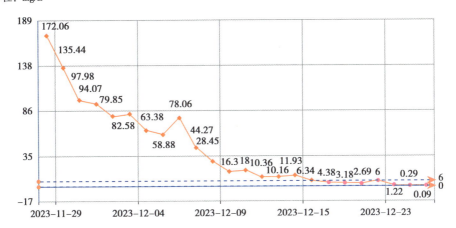

图 22.7　C- 反应蛋白变化趋势

淀粉酶
单位：U/L

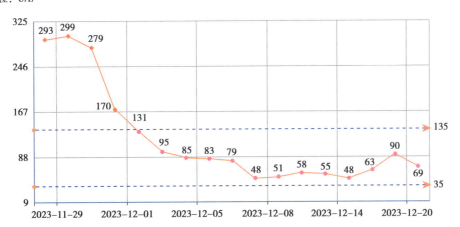

图 22.8　淀粉酶变化趋势

脂肪酶
单位：U/L

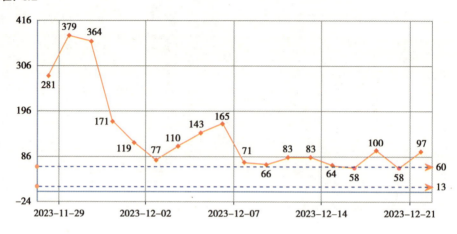

图 22.9　脂肪酶变化趋势

总胆红素
单位：μmol/L

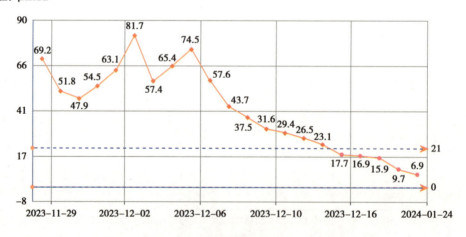

图 22.10　总胆素的变化趋势

肌酐
单位：μmol/L

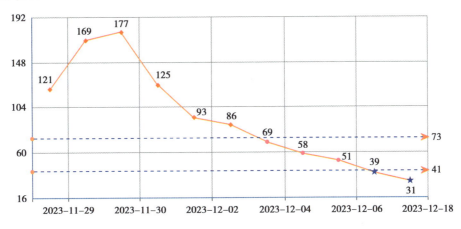

图 22.11　肌酐的变化趋势

脑钠肽前体（N端）
单位：pg/mL

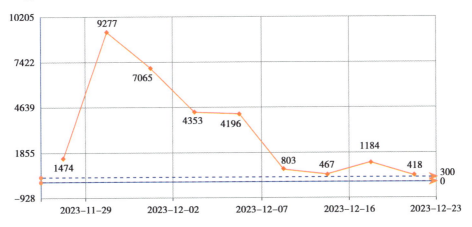

图 22.12　脑钠肽前体（N端）的变化趋势

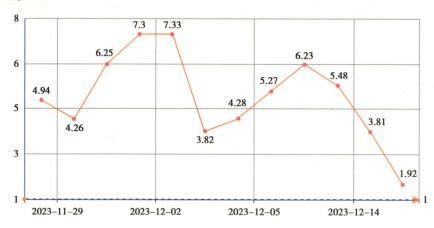

图 22.13　血浆 D- 二聚体的变化趋势

诊疗过程的影像学检查结果如下：

胸片正位片：2023 年 12 月 1 日，①两肺渗出性病变，考虑炎症合并肺水肿，建议治疗后复查；②双侧少量胸腔积液；③心影增大，请结合临床。

2023 年 12 月 19 日，①两肺渗出性病变，考虑炎症，较前无明显变化，建议继续治疗后复查；②双侧少量胸腔积液，左侧较前稍增多；③心影增大，请结合临床其他检查。

CT 胸部平扫 + 肝胆胰脾 + 盆腔增强 + 双肾增强：2023 年 11 月 30 日，①胰腺改变，考虑急性胰腺炎；腹盆腔弥漫性腹膜炎；盆腹腔积液；②胰周、腹膜后多发稍大淋巴结，考虑炎性反应性增生可能；③双肾周少许炎性渗出；胆汁淤积；④膀胱导尿管置入术后；胸背部、腰部及盆壁皮下水肿；⑤盆腔引流管置入术后改变；胃管置入术后改变；⑥双肺弥漫多发炎症，部分伴实变，双肺下叶较显著；⑦双侧胸腔少量积液，邻近肺组织膨胀不全；双侧胸膜局限性增厚；⑧心脏增大；心腔密度减低，提示贫血可能；心包微量积液。

2023 年 12 月 15 日，①考虑急性胰腺炎，腹盆腔弥漫性腹膜炎，盆腹腔积液，胰周和腹膜后多发稍大淋巴结，双肾周围少许炎性渗出，胆囊胆汁淤积，胸背部和腰部及盆壁皮下水肿，邻近肺组织膨胀不全，双侧胸膜局限性增厚等，基本同前；②双肺多发炎症，部分伴实变，较前稍吸收减少；③双侧胸腔少量积液，较前略增多；④心脏增大，心腔密度较前减低；心包少量积液，较前增多。

胸心脏彩色多普勒超声：2023 年 12 月 7 日，①三尖瓣反流（轻度）；②心包积液（少量）。

2023 年 12 月 20 日，①左室后壁增厚；②心包积液（中量）。

双侧下肢静脉彩超检查：2023 年 12 月 9 日和 12 月 20 日，双侧股静脉、大隐静脉近心段、股浅静脉、腘静脉、胫后静脉、腓静脉 / 肌间静脉未见明显血栓形成。

出院诊断：系统性红斑狼疮，①狼疮性消化系统损害（急性重症胰腺炎）；②狼疮性浆膜炎（心包、胸腔、腹腔）；③狼疮性血液系统损害（白系、红系）；④狼疮性肾炎。

案例分析

1. 临床案例分析

本案例患者为青年女性，急性起病，起病时：①以腹痛为主要症状，②血清淀粉酶和脂肪酶浓度高于正常上限值 3 倍，③腹部影像学检查符合急性胰腺炎的影像学改变，可明确诊断为急性重症胰腺炎（符合以上 3 项中的 2 项即可确诊）。于我院急诊、重症 ICU、消化重症病房治疗后，患者腹痛明显缓解，胰腺炎指标明显好转，感染情况改善，但患者仍有反复发热，最高体温 40.1 ℃。经多学科会诊，从急性胰腺炎病因和不明原因发热等方面出发。首先，急性胰腺炎已明确，但病因是什么呢？常见的病因包括胆道疾病、胰管梗阻、手术与创伤、大量饮酒和暴饮暴食、高脂血症、感染、药物与毒物，以及自身免疫性疾病等。通过前期的一系列辅助检查可进行排除，现需鉴别感染、药物还是自身免疫性疾病所致的急性胰腺炎。其次，对于不明原因的反复发热病因分类，常见于感染、肿瘤、自身免疫性疾病以及其他不明原因。综上所述，多学科会诊考虑感染性发热可能的同时并不能排除自身免疫性疾病。后经调整抗感染方案，发热并未见改善。在完善自身免疫性疾病相关抗体检查时，发现了关键线索：抗核抗体、抗 ds-DNA 抗体、抗 U1-nRNP 抗体、抗 SS-A 抗体、抗 SS-B 抗体等自身抗体阳性。结合患者的临床表现和检验、检查结果，考虑诊断为 SLE，随后转入风湿免疫科进一步治疗。针对 SLE，完善检查可见白细胞、血红蛋白降低，以及心包中量积液，考虑 SLE 累及血液系统及心包，先后予以免疫球蛋白冲击治疗、大剂量激素冲击治疗以及环磷酰胺治疗，辅以护胃、补钙、止咳、护肝等。针对急性胰腺炎，2023 年 12 月 19 日—12 月 20 日继续禁食、禁水，后患者无再发腹痛，查体无压痛、反跳痛，复查胰腺炎指标未见明显异常。2023 年 12 月 27 日，患者一般情况较前明显好转，予以办理出院。患者目前于门诊长期随访，病情平稳。

狼疮性胰腺炎容易被忽视，SLE 引起的消化系统受累没有特异的症状，消化系统受累在 SLE 分类标准及活动度评分中均未被纳入 / 赋予权重分值。狼疮性胰腺炎较为罕见，患病率约为 0.7%~4%，目前机制尚不明确，加之治疗 SLE 的药物（如糖皮质激素、非甾体抗炎药等）也常引起胃肠道反应，不宜与药物不良反应鉴别。但我们要认识到狼疮性胰腺炎是可危及生命的并发症，应引起重视。本案例患者以急性胰腺炎为首发症状的 SLE，经多学科及时诊治，病情得以有效控制，避免了多靶器官（心血管、血液系统、肾脏等）的持续损害以及相关消化道系统并发症的进一步恶化。

2. 检验案例分析

免疫学维度：SLE 的主要临床特征为血清中出现以抗核抗体（ANA）为代表的多种自身抗体及多器官和系统受累，如有两个以上系统受累合并自身免疫证据（如自身抗体阳性、补体降低等）的年轻女性，需高度警惕 SLE。其次，抗炎退热治疗无效的反复发热、肾脏疾病或持续不明原因的蛋白尿、血小板减少性紫癜或溶血性贫血、不明原因的消化系统受累等早期不典型 SLE 表现时，需特别关注自身抗体的检测。2019 年 EULAR/ACR 分类标准中，将 ANA 阳性作为 SLE 分类诊断的"入围"标准。本案例患者 ANA-IIF 为阳性，荧光模型呈复合型（均质型和核颗粒型）。从 ANA 荧光模型看，均质型和核颗粒型均常见于 SLE，前者可见抗 ds-DNA、抗组蛋白、抗核小体抗体等阳性，后者常见抗 Sm、抗 U1-RNP、抗 SS-A、抗 SS-B 抗体等阳性。这也与本案例患者 ANA 特异性靶抗原结果相符（抗 ds-DNA、抗 U1-nRNP、抗 SS-A、抗 SS-B 抗体阳性）。抗核抗体检测的临床应用专家共识推荐临床疑似自身免疫病患者，特别是多器官受累的系统性（非器官特异性）自身免疫病患者检测 ANA 及其针对靶抗原的特异性自身抗体。对于本案例以急性胰腺炎为首发症状，累及肾脏、肝脏、心血管、血液系统等多系统且反复发热，在排除感染与肿瘤等情况下，检测 ANA 及特异性抗体对自身免疫性疾病的诊断、鉴别诊断及病情监测等具有重要的临床意义。对于 SLE 特异性抗体，抗 Sm 抗体见于 10%~30% 的 SLE 患者，对 SLE 诊断的特异性高于 90%；抗 ds-DNA 抗体见于 60%~80% 的 SLE 患者，对 SLE 诊断的特异度为 95%；SLE 患者也常出现抗磷脂抗体。根据最新 SLE 分类标准，该病例免疫学领域权重占 10 分（anti-ds-DNA 阳性 6 分 + 低补体 4 分）。

临床表现维度：在临床领域权重赋分，实验室检查结果也为 SLE 器官 / 系统受累提供依据。SLE 受累器官 / 系统不同，其一般实验室检查结果亦有所不同，但患者通常会表现为红细胞沉降率升高。血液系统受累的患者可表现为白细胞减少、淋巴细胞减少、血小板减少和贫血等；血白蛋白水平下降、肌酐升高、尿常规异常等辅助检查结果提示 SLE 肾脏受累；免疫复合物激活经典补体途径导致相关补体成分消耗，补体 C3、C4 和总补体活性 CH50 下降等。基于新标准，本案例的实验室结果支持临床领域权重：白细胞减少（<4×10⁹/L）3 分，免疫性溶血 4 分，血液系统受累最高权重占 4 分，肾脏出现蛋白尿（>0.5 g/24 h）赋予 4 分。

总之，基于新标准，各领域（至少符合 1 条临床领域标准）最高权重相加 ≥ 10 分，分类为 SLE。本案例在排除感染、肿瘤或药物因素，且满足抗核抗体阳性的前提下，总评分为 25 分（anti-ds-DNA 阳性 6 分 + 低补体 4 分 + 发热 2 分 + 浆膜炎 5 分 + 免疫性溶血即血液系统受累 4 分 + 蛋白尿即肾脏受累 4 分），支持 SLE 诊断。

知识拓展

胰腺炎是 SLE 患者出现消化系统受累时的一种少见并发症，与活动性疾病有关，个案报道及回顾性研究较少。其发病机制尚未明确，可能机制包括坏死性血管炎、抗磷脂综合征导致动脉血栓形成、免疫复合物在局部血管沉积、抗胰腺抗体的损伤、病毒感染、补体激活、医源性药物毒性等。SLE 相关急性胰腺炎少见但死亡率显著，其临床特征不典型，以腹痛最为常见，尤其需要与胰腺炎的常见病因进行鉴别。因此，SLE 相关性胰腺炎诊断较为困难，易误诊、延迟诊断。此外，SLE 相关性胰腺炎患者大多存在多器官损伤，常见受累于血液系统、肾脏、浆膜、肝脏、皮肤、神经系统等。故应对可疑患者进行全面的病史采集，体格和实验室检查的评估。

目前普遍使用的 SLE 疾病分类标准包括：1997 年 ACR 标准、2012 年 SLICC 标准和 2019 年 EULAR/ACR 分类标准。随着对 SLE 认识的不断深入及免疫学检测的进展，SLE 的疾病分类标准不断更新，在提高敏感度和特异度的同时，促进了 SLE 的早期诊断。2019 年 EULAR/ACR 分类标准指出，对 SLE 诊断特异性自身抗体主要有 ANA、抗磷脂抗体、抗 ds-DNA 抗体及抗 Sm 抗体等。其中，将 ANA 阳性作为 SLE 分类诊断的"入围"标准。值得注意的是，这里提到的 ANA 阳性是指采用人喉癌上皮样细胞系（HEp-2）细胞作抗原基质的间接免疫荧光法（IIF），现在或曾经至少一次测得 ANA 滴度 ≥ 1：80。ANA-IIF 是 ANA 参考方法和首选方法，也是 SLE 的筛选检查，对 SLE 的诊断敏感度为95%，特异度相对较低为 65%。此外，抗 ds-DNA 抗体是诊断 SLE 的标记抗体之一，对 SLE 具有很高的特异性，其滴度水平与疾病活动性相关。抗 Sm 抗体也是 SLE 的特征性抗体。抗磷脂抗体，可监测狼疮合并血栓性微血管病（TMA）的发生，是狼疮肾炎（lupus nephritis，LN）预后的重要指标。

从方法学角度来看，目前针对特异性自身抗体的检测存在多种方法学，如 IIF、酶联免疫法（ELISA 法）、免疫印迹法、液相芯片法以及化学发光法等。不同检测方法的灵敏性和特异性不同，包被的靶抗原优势表位也存在差异，因此，不同方法学都有其独特的应用价值和局限性。应用多种方法学联合检测具有优势互补作用，可提高疾病的检出率，避免漏诊和误诊，如 ANA-IIF 和 ANA-ELISA/CLIA、ANCA-IIF 和 ANCA-ELISA/CLIA。本案例中，ds-DNA 抗体在该患者血清中因方法学不同结果存在看似矛盾的现象：ELISA 法测定为阴性，间接免疫荧光法为阳性，这也体现了不同方法学的互补意义所在。有关专家共识和推荐意见建议，抗 ds-DNA 抗体检测使用绿蝇短膜虫为基质的 IIF 法、ELISA 和放射免疫法。IIF 法和放射免疫法具有较高的临床特异性，若其他方法检测抗 ds-DNA 抗体与临床表现不符时，建议采用 IIF 法或放射免疫法进行进一步确认。因此，本案例中患者 ds-DNA-IIF 阳性，提示血清存在抗 ds-DNA 抗体。

案例总结

该案例患者为 21 岁年轻女性，以"上腹阵发性绞痛，伴呕吐、腹泻，发热"为主要首发临床表现的 SLE，属于较为少见的病例。前期针对急性胰腺炎治疗（禁食禁水、抑酸抑酶、抗感染、补液、肠外营养支持、纠正电解质紊乱等），腹痛较前好转；针对发热，临床考虑感染性发热可能性大，但整个过程未检出病原微生物，也对抗感染方案进行了调整等，仍有反复发热，因此，发热的原因尚须寻根问底；从实验室结果角度分析，本案例不仅是胰腺炎相关指标升高，血液系统、心脏、肾脏、肝脏等器官受损的相关指标也明显异常，提示多器官及系统受累。现胰腺炎的临床症状为首发且更为严重，其他器官受累的临床表现往往容易被掩盖，以及其他器官受累的实验室证据可比临床症状更早出现，导致多器官及系统受累未及时得到重视。后经多学科会诊，完善自身免疫性疾病相关检查发现抗核抗体、抗 ds-DNA 抗体等多项自身抗体阳性；完善体液免疫检查发现补体 C3 和 C4 均明显下降。因此，结合临床表现和检验、检查结果，考虑患者 SLE 所致发热可能性大。在禁食、禁水，控制胰腺炎的基础上先后予以免疫球蛋白冲击治疗、大剂量激素冲击治疗以及环磷酰胺治疗，辅以护胃、补钙、止咳、护肝等，现患者一般情况较前明显好转，予以办理出院。

总的来说，实验室数据（尤其是自身免疫疾病相关抗体）对 SLE 早期诊断提供了有力的实验室依据。在此，我们应该做的是，科学应用检验指标，巧用检验方法，根据患者各项检验结果的关联性，结合临床表现、症状、体征进行综合分析，为临床诊疗提供参考性意见，让检验数据转化为有效的诊疗依据。

专家点评

SLE 是一种以致病性自身抗体和免疫复合物形成引起多个器官、组织损伤的自身免疫性疾病，以女性多见，尤其是 20~40 岁的育龄期女性。患者临床表现复杂多样，较常见的以关节炎、皮疹、发热、肾脏受累等为主要表现，为诊治提供线索。但相比于这些常见症状，消化系统受累未得以重视，美国风湿病学会推荐的 SLE 分类标准也没有把消化系统表现列入其中。究其原因考虑有以下因素：SLE 患者消化系统受累没有皮肤、肾脏等其他器官受累常见；消化系统症状表现也非特异性，腹部体征不明显或不典型，临床上容易被忽视；SLE 患者也可能合并肠道感染或者药物所致的胃肠道不良反应；以腹痛、腹泻等胃肠道受累为首发症状的患者通常首诊于消化、急诊等科室，而非风湿免疫专科，首诊医师对疾病的认识和鉴别有待提高。SLE 消化系统受累如诊治不及时，可导致肠缺血伴出血、胃肠穿孔、脓毒症、弥散性血管内凝血（DIC）等并发症，甚至危及生命。因此，需提高警惕，避免延误诊治。

本案例中，作者从一例以急性胰腺炎为首发症状、反复发热、多器官受损的临床诊断思维入手，层层剖析。通过胰腺炎指标、炎症指标水平检测分析，结合临床治疗响应，建议进一步进行自身免疫性疾病相关抗体和体液免疫检测，综合临床表现和实验室结果，最终诊断为系统性红斑狼疮，累及器官或系统。

因此，以腹痛为首发症状的系统性狼疮患者早期不易被识别，需提高警惕，拓宽诊疗思路，重视 SLE 消化道受累的鉴别。检验工作者在遇到常规指标异常时，不但要知其然，还要知其所以然。结合临床表现，分析指标提示的预警价值，密切沟通临床医生，并提出进一步的检查建议，积极地寻找病因，体现检验医师价值的同时，让检验大数据为疾病提供及时、准确的实验室依据。

参考文献

［1］ 中华医学会风湿病学分会，国家皮肤与免疫疾病临床医学研究中心，中国系统性红斑狼疮研究协作组 .2020 中国系统性红斑狼疮诊疗指南［J］.中华内科杂志，2020，59（3）：172-185.

［2］ ZENG Q Y，CHEN R，DARMAWAN J，et al. Rheumatic diseases in China［J］.Arthritis Res Ther，2008，10（1）：R17.

［3］ MD M A，KAREN COSTENBADER MD M，DAVID DAIKH MD P，et al. 2019 European league against rheumatism/American college of rheumatology classification criteria for systemic lupus erythematosus［J］.Arthritis & Rheumatology，2019，71（9）：1400-1412.

［4］ TEDESCHI S K，JOHNSON S R，BOUMPAS D T，et al. Multicriteria decision analysis process to develop new classification criteria for systemic lupus erythematosus［J］. Annals of the Rheumatic Diseases，2019，78（5）：634-640.

［5］ GLADMAN D D，IBAÑEZ D，UROWITZ M B. Systemic lupus erythematosus disease activity index 2000［J］.Journal of Rheumatology，2002，29（2）：288-291.

［6］ 雷玲，李小芬，陈战瑞，等 .系统性红斑狼疮患者消化系统受累的临床特点及危险因素分析［J］.中华风湿病学杂志，2022，26（3）：160-167.

［7］ 沈南，赵毅，段利华，等 .系统性红斑狼疮诊疗规范［J］.中华内科杂志，2023，62（7）：775-784.

［8］ 中国医师协会风湿免疫科医师分会自身抗体检测专业委员会 .抗核抗体检测的临床应用专家共识［J］.中华检验医学杂志，2018，41（4）：275-280.

［9］ 杨华夏 .系统性红斑狼疮的胃肠道损伤［J］.中国实用内科杂志，2021，41（9）：753-756.

［10］ 余欢，姚乐，李凤华，等 .系统性红斑狼疮合并重症急性胰腺炎 1 例［J］.中华胰腺病杂志，2023，23（2）：138-139.

［11］ 樊志荣，胡喜梅 .胰腺炎为首发症状的系统性红斑狼疮一例［J］.中华风湿病学杂志，2004，8（10）：595.

［12］ WANG Q，SHEN M，LENG X M，et al. Prevalence，severity，and clinical features of acute and chronic pancreatitis in patients with systemic lupus erythematosus［J］.Rheumatology International，2016，36（10）：1413-1419.

［13］ DIMA A，BALABAN D V，JURCUT C，et al. Systemic lupus erythematosus-related acute pancreatitis［J］.Lupus，2021，30（1）：5-14.

［14］ MUHAMMED H，JAIN A，IRFAN M，et al. Clinical features，severity and outcome of acute pancreatitis in systemic lupus erythematosus［J］. Rheumatology International，2022，42（8）：1363-1371.

［15］ MARC C HOCHBERG MD M. Updating the American college of rheumatology revised criteria for the classification of systemic lupus erythematosus［J］. Arthritis & Rheumatism，1997，40（9）：1725.

［16］ PETRI M，ORBAI A M，ALARCÓN G S，et al. Derivation and validation of the Systemic Lupus International Collaborating Clinics classification criteria for systemic lupus erythematosus［J］. Arthritis & Rheumatism，2012，64（8）：2677-2686.

［17］ 中国免疫学会临床免疫分会专家组. 自身免疫病诊断中抗体检测方法的推荐意见［J］. 中华检验医学杂志，2020，43（9）：878-888.

抗麦胶蛋白 IgG 抗体阳性的恶性
贫血 1 例

23

作　　者：任冬梅[1]，路晓辉[2]（焦作市人民医院，1 检验科；2 淋巴瘤造血干细胞移植科）

点评专家：李军民（焦作市人民医院）

前　言

　　患者，男，35 岁。因"间断腹泻、乏力 10 年，再发 3 个月"就诊。10 年来，反复因腹泻、乏力、面色苍白至多家医院就诊，经抽血、骨髓、影像学等检查，诊断为"巨幼细胞性贫血"，予以补充造血原料、输血等治疗后好转。此后每间隔两年左右因贫血住院，多次查胃肠镜未见明显占位及溃疡性病变，以补充造血原料等治疗后好转。3 月前再次出现腹泻、乏力及纳差，门诊以"巨幼细胞性贫血，肠炎"收住我科。进一步检查反复出现维生素 B_{12} 缺乏的原因，指导治疗方案，避免反复因贫血对患者造成多次住院诊疗的影响。

案例经过

　　如前所述，患者入院时症见腹泻，每日腹泻 3~4 次，黄色黏液便，量中等，伴腹痛、绞痛，排便后腹痛减轻，进食生冷瓜果后加重，偶有呕吐，为胃内容物，伴纳差、腹胀及恶心，无呕吐、呕血及便血；伴乏力、面色苍白、活动后心慌，无发热、皮肤淤斑、口干、脱发、关节肿痛及光过敏。当地医院血常规提示：贫血，遂来我院。患者非素食主义者，发病以来饮食差，体重下降 5 kg，睡眠正常，小便正常。无既往病史。

查体：神志清楚，精神差，体温 36.3 ℃，心率 82 次 / 分，血压 127/72 mmHg，身高 170 cm，体重 60 kg。贫血貌，牛肉舌明显，浅表淋巴结未触及，胸骨无压痛。心肺（−），腹部压痛（±），无反跳痛，肝脾肋缘下未触及，双下肢无水肿。

入院后完善三大常规、贫血四项、胃肠道疾病谱、骨髓穿刺检查，了解患者红细胞合成原料有无缺乏，造血细胞数量和骨髓增生状态。通过直接抗人球蛋白试验，结合珠蛋白、CD59、CD55、粒细胞、单核细胞 FLAER、血尿免疫固定电泳等检查协助判断红细胞减少的其他病因。

辅助检查结果显示，血常规：白细胞 5.69×10^9/L，红细胞 1.91×10^{12}/L↓，血红蛋白 87 g/L↓，血小板 167×10^9/L，网织红细胞 0.0884×10^{12}/L↑，网织红细胞百分比 4.63%↑。直接抗人球蛋白试验：阴性。结合珠蛋白 1.4 mg/dL↓。贫血四项检查结果显示：维生素 B_{12} 117 pg/mL↓。CD55、CD59 均为阴性。骨髓穿刺及活检结果提示：巨幼细胞性贫血。胃肠谱自身抗体检查结果显示：抗麦胶蛋白（antigliadin antibodies，AGA）抗体阳性，抗内因子抗体阳性。腹部超声：肝、胆、脾正常。

综合患者的临床表现和各项实验室结果，诊断为恶性贫血。患者不排除自身免疫性胃炎。

案例分析

1. 检验案例分析

一般检查结果中，血常规指标显示患者存在大细胞性贫血：白细胞 5.69×10^9/L，红细胞 1.91×10^{12}/L↓，血红蛋白 87 g/L↓，平均红细胞体积 131 fL↑，平均红细胞血红蛋白含量 45.5 pg↑，平均红细胞血红蛋白浓度 347 g/L，红细胞分布宽度标准差 86.8 fL↑，红细胞分布宽度变异系数 19.2%↑，血小板 167×10^9/L，网织红细胞 $0.088\,4 \times 10^{12}$/L↑，网织红细胞百分比 4.63%↑。直接抗人球蛋白试验：阴性。血糖 6.28 mmol/L↑，白蛋白 46.5 g/L，乳酸脱氢酶 871 U/L，结合珠蛋白 1.4 mg/dL↓。肾功三项结果显示：尿素 5.74 mmol/L，血肌酐 78 μmol/L，血尿酸 374 μmol/L。贫血检查结果显示：促红细胞生成素 479.70 IU/mL↑，铁蛋白 362.80 ng/mL，血清叶酸 6.71 ng/mL，维生素 B_{12} 117 pg/mL↓。红细胞、粒细胞 CD59、CD55、粒细胞、单核细胞的 FLAER 比例均正常。大便常规结果显示：黄色，稀便，脂肪球（++），WBC（−），RBC（−）。

为明确病因，完善相关检查，结果如下。

（1）外周血涂片：有核细胞少，以中性粒细胞为主，部分杆状核粒细胞可见巨幼样变，分叶核粒细胞可见多分叶，淋巴细胞多见；成熟红细胞大小不一，部分体积偏大，可见椭圆形、泪滴形红细胞，偶见裂片红细胞，计数 100 个白细胞未见有核红细胞（图23.1）。

（2）骨髓细胞学：红系比例增高，以中晚幼红细胞为主，可见巨幼变、核出芽、花瓣核、H-J 小体及点彩红细胞。成熟红细胞大小不一，可见椭圆形、泪滴形红细胞。不除外巨幼细胞性贫血骨髓象。请结合临床及叶酸、维生素 B12 等检查进一步诊断（图23.2）。

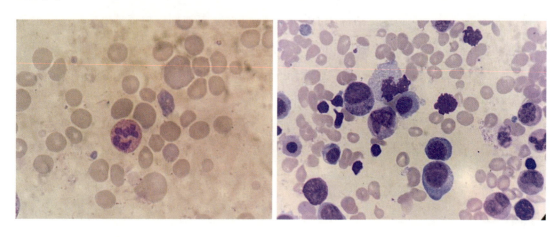

图 23.1　外周血瑞吉氏染色（1000×）　　　　图 23.2　骨髓瑞吉氏染色（1000×）

（3）胃肠谱自身抗体检查结果提示：抗内因子抗体阳性；抗麦胶蛋白 IgG 抗体：阳性。

维生素 B12，又称为钴胺素，是人体必需的营养素之一，参与机体维持红细胞形成、代谢，维持神经系统功能等多种生理功能。维生素 B12 被摄入后，与一种胃壁细胞分泌的糖蛋白——内因子（intrinsic factor）相结合后，才能在回肠内通过黏膜细胞被吸收进入血液循环。内因子抗体（IF-Ab）通过抑制内因子与维生素 B12 结合，限制维生素 B12 的吸收。

抗麦胶蛋白抗体与麦胶蛋白形成抗原抗体复合物沉积在细胞表面，活化补体造成肠黏膜损伤。主要与乳糜泻（celiac disease，CD）和麸质敏感性肠病（gluten sensitive enteropathy，GSE）有关。乳糜泻是一种自身免疫性疾病，其特征是小肠黏膜的慢性炎症，这种炎症是由机体对大麦、小麦、黑麦中的麦胶蛋白过敏引起的。

（4）内窥镜检查：既往胃镜检查结果诊断为"十二指肠球部炎症，浅表胃炎"。不符合自身免疫性胃炎胃镜病理活组织检查观察到胃黏膜固有腺体萎缩、肠上皮化生和（或）假幽门腺化生等特征。自身免疫性胃炎的诊断主要依赖于一系列的检查和评估。组织病理学检查是确诊自身免疫性胃炎（autoimmune gastritis，AIG）的主要依据。

2. 临床案例分析

本案例患者为青年男性，有"间断腹泻，乏力 10 年"的慢性病史，因长期间断性腹泻、贫血入院就诊。多次实验室检查提示维生素 B_{12} 减少，补充造血原料或者输血后症状缓解。本次入院辅助检查：胃肠道疾病谱异常，抗内因子抗体阳性，抗麦胶蛋白阳性。最终诊断为：有症状乳糜泻；恶性贫血；慢性浅表性胃炎、胃息肉，糜烂性胃炎。

知识拓展

叶酸或维生素 B_{12} 缺乏或者某些影响核苷酸代谢的药物，引起细胞核脱氧核糖核酸合成障碍所致的贫血称为巨幼细胞贫血。本病的特点为大细胞性贫血，骨髓中出现巨幼红细胞、粒细胞和巨核细胞。巨幼细胞贫血与长期素食、慢性胃肠疾病、肝胆疾病或药物干预，维生素 B_{12} 摄入不足或消耗增多等因素有关。

内因子抗体（IF-Ab）是一种针对胃壁细胞分泌的内因子自身抗体。内因子是一种糖蛋白，主要功能是促进维生素 B_{12} 的吸收。当体内存在 IF-Ab 时，这些抗体与内因子结合，影响维生素 B_{12} 的正常吸收。长期维持这种状态会导致维生素 B_{12} 吸收不足，进而产生大细胞性贫血，临床上称为恶性贫血。抗内因子抗体分为 Ⅰ 型和 Ⅱ 型：抗体 Ⅰ 型竞争结合维生素 B_{12} 与内因子的结合位点，从而阻止复合物的形成；而抗体 Ⅱ 型则是和维生素 B_{12} 结合位点之外的结构反应。抗内因子抗体（与抗胃壁细胞抗体类似）与恶性贫血相关，但并不是每一个恶性贫血的患者血清中都能检测到该抗体。70% 的恶性贫血患者为 Ⅰ 型抗内因子抗体阳性，只有 35% 的患者 Ⅱ 型抗内因子抗体阳性，且 Ⅰ 型抗体也是阳性。因此，内因子抗体阳性是诊断恶性贫血（pernicious anemia，PA）的特异性分子标志。贫血程度与 IF-Ab 浓度相关。另外，内因子抗体阳性还见于自身免疫性疾病，如胰岛素依赖性糖尿病、Graves 病、风湿性关节炎、重症肌无力、甲状旁腺机能衰退等。

　　自身抗体检测是乳糜泻诊断或筛查的一种重要辅助手段。在临床上，如自身抗体阳性且小肠黏膜活检有乳糜泻的特异性表现，或自身抗体阳性且合并乳糜泻典型症状，在去麸质饮食治疗后症状改善且抗体滴度下降。符合二者中的一项即可诊断为乳糜泻。因此，自身抗体检测已成为乳糜泻患者的首要筛查方法。抗麦胶蛋白抗体（AGA）IgA 已经使用了几十年，在乳糜泻高风险人群中，其准确度相当高（灵敏度为 85%，特异性为 90%）。

　　研究表明，活动期乳糜泻患儿血清中几乎 100% 存在抗麦胶蛋白抗体 IgG，而89%~90.5% 的病例可检出抗麦胶蛋白抗体 IgA。这表明 AGA 不仅在乳糜泻的诊断中具有重要价值，而且其特异性较高。早在 20 世纪 80 年代初就将血清 AGA 用来辅助乳糜泻诊断，多应用于 2 岁以下的儿童。郑州大学曹征研究团队通过对 198 例慢性腹泻患者进行的 AGA 抗体及组织型转谷氨酰胺酶（tTG）抗体的检测，19 例为抗 tTG 阳性，53 例为AGA 阳性，其中 15 例患者由临床专家结合胃肠镜及病理学检查最终确诊为乳糜泻（Celiac Disease，CD），约占所有受试者的 7.5%，说明中国人群 CD 患病率呈现"冰山一角"的特征，在慢性腹泻患者中，CD 并非罕见疾病。临床病例较少的原因可能是由于 CD 症状表现个体差异较大，轻型或隐性患者症状不典型，小肠活检有创且价格较昂贵，接受度不高。

　　治疗方面，需要注意：①抗麦胶蛋白 IgG 抗体阳性，患者拒绝进一步小肠黏膜活检的建议，为了避免患者长期反复腹泻，我们邀请营养科协助制订饮食方案。给出了避免大麦、小麦及相关农产品的摄入，改为大米、小米等无麸质饮食的建议；②内因子抗体阳性，治疗恶性贫血的方法主要是补充维生素 B_{12}，对于有胃切除及回盲肠部位的肠切除病史患者，或者是有自身免疫系统疾病的患者，需要进行维生素 B_{12} 终生维持治疗：维生素 B_{12} 剂量为每周 1 次，每次 1 mg，持续 4 周，然后每月 1 次，每次 1 mg，长期维持用药。

案例总结

　　本案例患者以"间断腹泻、乏力 10 年，再发 3 个月"入院，10 年来反复因"巨幼细胞性贫血，十二指肠球部炎症，浅表胃炎"多次住院，经输血、补充造血原料等治疗后好转。反复胃肠镜检查未见明显占位及溃疡性病变。本次入院辅助检查提示，胃肠疾病自身抗体谱异常，结合病史，给出了明确诊断，并调整治疗方案，目前随诊数月，患者大便正常，体重回升，未再乏力，工作、生活状态良好。

专家点评

本案例患者长期因贫血反复住院治疗，对症治疗后缓解，但并未找到真正的致病原因。检验科开展的项目很多，临床医生并不完全了解，需要检验科工作人员不断给临床医生宣传、讲解，便于医生在遇到相关患者时能想到该项目的意义。

检验与临床的沟通对疾病的诊断和治疗非常重要，检验工作者在日常的工作中不应机械地发出检验报告，而是首先要明白自己所发出的报告有什么含义，能为临床医生对疾病的诊断和治疗提供哪些帮助；其次，要求检验工作者在工作中遇到问题时能够第一时间主动联系临床医生，为其讲解项目意义并给临床医生建议下一步更有针对性的检查项目，共同为患者的诊断和治疗而努力，让患者少走弯路，及时得到正确的诊断和治疗。

参考文献

［1］ 中国抗癌协会肿瘤临床化疗专业委员会，中国抗癌协会肿瘤支持治疗专业委员会. 中国肿瘤相关贫血诊治专家共识（2023 版）［J］. 中华肿瘤杂志，2023，45（12）：1032-1040.

［2］ 尹朝，齐明，王倩. 自身免疫性胃炎研究进展［J］. 中华内科杂志，2020，59（4）：322-325.

［3］ 沈悌，赵永强. 血液病诊断及疗效标准［M］.4 版. 天津：科学出版社.

［4］ KAUR A，SHIMONI O，WALLACH M. Celiac disease：From etiological factors to evolving diagnostic approaches［J］. Journal of Gastroenterology，2017，52（9）：1001-1012.

［5］ 曹征，王春燕，曹建萍，等. 血清特异性抗体对乳糜泻疾病诊断价值的研究［J］. 中国医学创新，2015，12（10）：111-113.

抗中性粒细胞胞质抗体相关性血管炎伴急性肾小管损伤1例

24

作　　者：张利改[1]，胡爽[2]，何远[1]，冯柳[1]（陆军军医大学第一附属医院，1 检验科；2 肾内科）

点评专家：唱凯（陆军军医大学第一附属医院）

前　言

　　抗中性粒细胞胞质抗体（antineutrophil cytoplasmic antibody，ANCA）相关性血管炎（ANCA associated vasculitis，AAV）是一种系统性小血管炎，以血清中能够检测到抗中性粒细胞胞质抗体为最突出特点。ANCA 血清抗体分为胞质型（cytoplasmic ANCA，c-ANCA）和核周型（perinuclear ANCA，p-ANCA）。c-ANCA 的靶抗原主要为中性粒细胞蛋白酶3（proteinase 3，PR3），多见于肉芽肿性多血管炎（granulomatosis with polyangiitis，GPA），p-ANCA 的靶抗原主要为髓过氧化物酶（myeloperoxidase，MPO）多见于显微镜下多血管炎（microscopic polyangiitis，MPA），也可见于嗜酸性肉芽肿性多血管炎、结节性动脉炎等。AAV 以 GPA 和 MPA 两种为主要疾病，是最具破坏性和潜在致死性的自身免疫性炎症性疾病之一，几乎可以累及任何器官，通常影响肾脏、肺、上呼吸道、皮肤、眼睛和周围神经等，其临床表现多样且不典型。因此，早期的识别和诊断尤为关键。

　　患者，女，56岁。因"咳嗽、咳痰伴喘累4个月，加重1个月"入院。胸部 CT 结果显示：双肺多发磨玻璃影；检验结果显示：C 反应蛋白（CRP）31.70 mg/L↑，肌酐（Cr）

553.30 μmol/L↑，尿隐血（+++），尿蛋白（+）。予以抗感染、升血对症治疗后无明显好转。进一步诊疗，针对患者病因不明而表现出肌酐明显增高，尿蛋白阳性，进一步完善抗核抗体、自身抗体谱、ANCA、免疫固定电泳等以排除继发性肾脏病变因素。检验结果提示抗 MPO 抗体阳性、p-ANCA 阳性。进行肾穿刺活检术，病理结果提示 ANCA 相关性血管炎伴急性肾小管损伤，遂予以抗感染及抗免疫治疗，并通过血浆置换清除致病性抗体，病情好转后带药出院。

案例经过

患者，女，56 岁，因"咳嗽、咳痰伴喘累 4 个月，加重 1 个月"入院。1 个月前患者受凉后出现咳嗽、咳痰，自诉痰液中有血丝，于 2023 年 8 月 18 日于外院就诊。胸部 CT 结果提示：双肺感染；血常规检查结果显示：C 反应蛋白（CRP）24.81 mg/dL，血沉（ESR）96 mm/h，血红蛋白（Hb）68 g/L；痰液细菌培养提示：流感嗜血杆菌。予以抗感染、升血对症治疗，自觉上述症状无明显好转。

患者自诉近期食欲较差，进食减少，大便正常，自觉小便量增多，体重减轻约 5 kg，有 8 年甲状腺功能亢进病史，长期服用甲巯咪唑片治疗，于我院进一步诊疗。入院查体：双肺呼吸音粗，无附加呼吸音，心律齐，无明显杂音，腹软，无压痛、反跳痛、肌紧张等，双下肢轻度凹陷性水肿。完善相关检查，胸、腹部 CT 检查提示：双肺多发磨玻璃影，考虑感染可能（图 24.1）；血常规：CRP 31.70 mg/L↑，肌酐（Cr）553.30 μmol/L↑，Hb 67 g/L↓；尿常规：蛋白质（+），尿隐血（+++）（变形红细胞为主），存在明显的肾功能异常。为明确病因，排除继发性肾脏病变因素，进一步完善抗核抗体、自身抗体谱、ANCA、免疫固定电泳等相关检查。免疫固定电泳未见明显异常，抗核抗体阳性（滴度 1∶100，核颗粒型）、ANCA 阴性、抗 MPO 抗体阳性，由于间接免疫荧光法与靶抗原结果不相符合，考虑存在干扰物质。因此，对该标本进行了稀释检测，最终的结果为 ANCA 阳性，抗 MPO 抗体阳性（表 24.1）。临床考虑 ANCA 相关性血管炎引起的肾损伤，进一步行肾穿刺活检术，病理结果提示：ANCA 相关性血管炎伴急性肾小管损伤（图 24.2）。明确诊断后，进行针对性治疗，患者症状明显改善，带药出院。出院 2 个月后随访，抗 MPO 抗体弱阳性，p-ANCA 阳性（滴度 1∶10），Cr：233.4 μmol/L。6 个月后门诊随访，抗 MPO 抗体阴性，p-ANCA 阳性（滴度 1∶10），Cr：210.54 μmol/L。

表 24.1　ANCA 和 ANA 结果

检测日期	检测项目			
	p-ANCA	c-ANCA	抗 MPO 抗体	抗 PR3 抗体
2023-09-01	阳性 1 ： 100	阴性（－）	阳性（＋）	阴性（－）
2023-11-01	阳性 1 ： 32	阴性（－）	阳性（±）	阴性（－）
2024-02-26	阳性 1 ： 10	阴性（－）	阴性（－）	阴性（－）

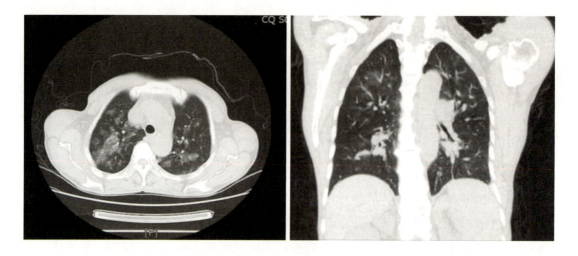

图 24.1　胸、肺部 CT 检查

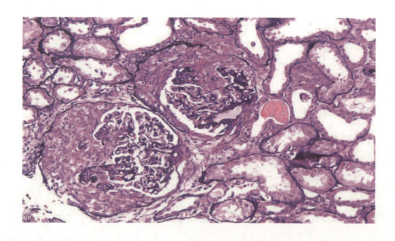

肾小管：见红细胞及蛋白管型；小灶性萎缩，多灶性小管上皮细胞刷状缘脱落。肾间质：见较多灶性淋巴、单核、浆细胞及中性粒细胞浸润；未见明显纤维化。

图 24.2　肾脏穿刺病理结果

案例分析

1. 检验案例分析

本案例患者明确肺部感染，同时肌酐和尿素氮明显增加，尿液红细胞以变形红细胞为主，有急性肾损伤的表现。如果未发现引起肾损伤的肾前性和肾后性因素，考虑肾性肾损伤可能性较大。为排除继发性因素并明确病因，进一步完善抗核抗体、自身抗体谱、ANCA、免疫固定电泳等相关检查，自身抗体谱和免疫固定电泳未发现明显异常，其中抗核抗体阳性（滴度 1 ∶ 100，核颗粒型）。ANCA 的检验目前国内外指南共识推荐为筛查＋靶抗原确认的检测策略，当间接免疫荧光法与靶抗原结果不相符时，需排除 ANA 干扰、钩状效应、异嗜性抗体等干扰因素，提高 ANCA 临床应用价值。此病例第一次检测结果为 ANCA 阴性，抗 MPO 阳性，ANA 阳性（1 ∶ 100），为排除 ANA、钩状效应等物质干扰，检验科对该样本进行了稀释检测，最终 ANCA 的检验结果：抗 MPO 抗体阳性、p-ANCA 阳性（滴度 1 ∶ 100），提示该患者有自身免疫性原因造成肾损害的可能。检验科与临床充分沟通检验结果后，进一步为该患者进行肾脏穿刺活检，结合病理结果考虑 ANCA 相关性血管炎伴急性肾小管损伤，故 ANCA 相关性血管炎诊断明确。抗免疫治疗，并予以血浆置换后，ANCA 滴度和抗 MPO 抗体滴度以及 Cr 数值逐渐下降，患者病情好转。

2. 临床案例分析

针对肾功能衰竭病因的探究，是本病诊断的难点。本案例患者以呼吸道感染症状起病，当地医院完善感染指标及呼吸道病原学检测，明确肺部感染，予以抗感染治疗，效果不佳，全身乏力等不适进一步加重。入我院后，经检验检查提示有急性肾功能损伤，予以血液净化治疗。患者肌酐显著升高，急性肾损伤（acute kidney injury，AKI）表现突出。AKI 原因有肾前性、肾性、肾后性三类。患者无大量失血，入量不足，严重呕吐、腹泻等肾前性因素，无肾后性梗阻，肾前性及肾后性因素可能性小。患者镜下血尿明显，为变形红细胞尿，考虑肾性 AKI。患者抗 MPO 抗体阳性，p-ANCA 阳性（滴度 1 ∶ 100），抗核抗体阳性（滴度 1 ∶ 100，核颗粒型），肾脏穿刺活检结果考虑 ANCA 相关性血管炎伴急性肾小管损伤，故 ANCA 相关性小血管炎诊断明确。在 AAV 中，两种主要的 ANCA 靶抗原是 MPO 和 PR3，分别常见于显微镜下多血管炎和肉芽肿性多血管炎的诊断。MPO-ANCA 阳性的患者更多表现为肾脏受累，且在肺部更常见的是纤维性病变，PR3-ANCA

阳性的患者更可能出现上呼吸道和肾脏的受累，多见于肺部空泡样病变。该患者也同时表现了肺、肾病变，基于多系统受累，首先考虑依据一元论的临床思维对疾病进行解释，由此本例患者在明确 ANCA 相关性小血管炎的基础上，再回顾呼吸道病变，考虑血管炎相关肺损伤。

患者 AAV 诊断明确，但原发性 AAV 必须与继发性病因相鉴别，如药物诱发的 ANCA 相关性血管炎。研究显示，常用来治疗甲状腺功能亢进的丙基硫氧嘧啶、他巴唑或卡比马唑，在服用这些药物的 20% 患者中引起 ANCA 阳性，且几乎总是 MPO-ANCA 阳性。结合患者甲巯咪唑服药史，考虑药物性 AAV 可能性大，予以停用可疑药物并联合免疫抑制治疗，治疗后半年内肾功能稳定，ANCA 转阴，逐渐停用抗免疫治疗，取得了较好的预后，并避免了长时间免疫抑制治疗带来的严重并发症。

知识拓展

AAV 的临床表现多样，除了常见的症状如发热、关节痛、肌痛、乏力、体重下降等，还有一些系统性表现，如耳鼻喉症状，包括鼻结痂、鼻窦炎、中耳炎、持续性鼻溢、脓性 / 血性鼻分泌物、口腔和 / 或鼻溃疡，以及多软骨炎；肺部病变：可能表现为结节病、弥漫性病变等；腹痛：由器官小血管受损而缺血所致；肾功能不全：可能表现为尿沉渣检查异常，含有蛋白尿、红细胞、白细胞，偶尔含有红细胞管型，以及高血压；神经系统功能障碍：如手足麻痹、刺痛感、针刺、蚂蚁爬行等感觉异常；皮肤表现：可能出现红色或紫色斑点，最常见于小腿，由小血管受累导致；眼部症状：包括结膜炎、角膜溃疡、巩膜炎 / 表层巩膜炎等；心脏受累：严重的可累及心脏冠状动脉，导致心肌梗死等。罕见情况下还可能表现为脑梗死和尺神经损害。

AAV 的诊断依赖于来自临床评估、血清学检查、放射学表现和病理结果的信息。ANCA 相关性血管炎患者中约有 60% 报告诊断延迟。症状出现与最终诊断之间的中位时间为 6 个月。

大多数活动性疾病患者中发现急性期反应物，如 C 反应蛋白、红细胞沉降率和血小板计数增加，然而，在没有感染的情况下，降钙素原浓度通常在正常范围内。活动性 ANCA 相关性血管炎患者也通常表现为长期炎症，包括慢性病贫血。

标准的 ANCA 检测应结合间接免疫荧光法与酶联免疫吸附测定法（ELISA）。间接免疫荧光法下，ANCA 可分为胞质型（c-ANCA）、核周型（p-ANCA）及非典型 ANCA。ELISA 可识别特定的中性粒细胞抗原，c-ANCA 的主要靶抗原为蛋白酶 3（PR3），p-ANCA 的主要靶抗原为髓过氧化物酶（MPO），在原发性 ANCA 相关性血管炎中，免疫荧光和免疫分析结果之间有很强的一致性。ANCA 检测结果的不一致（例如，与 MPO-ANCA 阳性相关的 c-ANCA 免疫荧光），通常提示药物诱导的情况，可能由多种药物引起，通常发生在接触致病物的第一年内。药物诱导的 ANCA 相关性血管炎对女性的影响比男性更大。研究表明，80% 的药物诱导的 ANCA 相关性血管炎患者是女性。药物性血管炎常表现为双重阳性，即同时发现 PR3-ANCA 和 MPO-ANCA，或免疫荧光和酶免疫分析结果不一致，药物诱导的 ANCA 相关性血管炎患者也常出现其他可检测的自身抗体（如抗核抗体和 ds-DNA 抗体）。因此，ANCA 检测结果需仔细解读，因其结果并非完全特异，也可能与疾病活动表现不一致。

AAV 的治疗包括诱导治疗及维持治疗，糖皮质激素联合环磷酰胺为标准诱导治疗方案，维持治疗常用免疫抑制剂。治疗策略的发展轨迹是远离细胞毒性药物和减少糖皮质激素的总体负担。未来几年新的治疗策略可能包括使用传统的抗 CD20 方法或新的针对 CD19 的单克隆抗体。抗 CD19 导向的 CAR-T 治疗 ANCA 相关性血管炎的研究目前正在迅速增加。其他 B 细胞靶向治疗的目的是免疫调节，而不是耗竭，并进一步努力抑制补体途径的相关组成部分也是有希望的潜在策略。另一个吸引人的方法是，竞争性干扰新生儿 Fc 受体，以迅速降低 ANCA 滴度，促进疾病控制。

案例总结

本案例患者以"咳嗽、咳痰伴喘累"等表现入院，由于既往史未明确的肺部感染，首先考虑抗感染治疗。对症治疗效果不佳，患者全身症状进一步加重，出现双下肢水肿，查尿常规发现尿蛋白阳性，尿隐血（+++），加测肌酐发现有明显升高，考虑急性肾功能损伤可能，予以血液透析治疗。抗核抗体、ANCA 的检测在本案例的诊疗中发挥了重要作用，ANCA 和抗 MPO 抗体的阳性为诊治指明了方向。最后，肾脏穿刺、病理学结果提供了 ANCA 相关性血管炎伴急性肾小管损伤的证据。对患者予以"激素 + 马替麦考酚酸"抗免疫治疗，以及血浆置换清除致病性抗体，患者病情逐步缓解，避免了长期的血液透析。

本案例提醒我们，虽然对照患者症状找到了病因，但是并不能用简单惯性的思维做出诊断，尤其是对症治疗效果不佳时，应拓宽思路，采用必要的检验、检查技术，发挥其优势，并基于客观事实和证据进行分析，这样才能为患者做出最合理的诊断并尽力寻求最理想有效的治疗方案。

专家点评

AAV 的病因与基因和环境相关，环境因素中最常见的有细菌感染（如金黄色葡萄球菌）、环境污染（硅和硅化物粉尘）和药物（丙硫氧嘧啶、异烟肼等）。AAV 的临床表现多样，涉及的系统繁多，不但有全身的表现，如发热、乏力、食欲减退和体重下降等，也可累及眼、耳、呼吸系统、神经系统、泌尿系统等全身各个系统，表现复杂，危害极大。如何早期识别、找出诱因、及时诊断和治疗尤为重要。本案例以肺部感染起病，因抗感染治疗效果不明显，且全身症状加重，考虑自身免疫相关性疾病。而 ANCA 相关性血管炎患者也通常表现为长期炎症，ANCA 检测中还应考虑如出现结果不一致的情况，应及时与临床沟通，了解患者用药史，同时采取相应措施排除可能存在的干扰因素，确保检验结果的准确性。检验人应不断更新专业知识，主动学习临床及药学相关知识，不断提升知识储备，协助临床做出正确、全面的诊断。

参考文献

［1］ KITCHING A R，ANDERS H J，BASU N，et al. ANCA-associated vasculitis［J］. Nature Reviews Disease Primers，2020，6（1）：71.

［2］ WALLACE Z S，FU X Q，HARKNESS T，et al. All-cause and cause-specific mortality in ANCA-associated vasculitis：Overall and according to ANCA type［J］. Rheumatology，2020，59（9）：2308-2315.

［3］ BRINK M，BERGLIN E，MOHAMMAD A J，et al. Protein profiling in presymptomatic individuals separates myeloperoxidase–antineutrophil cytoplasmic antibody and proteinase 3-antineutrophil cytoplasmic antibody vasculitides［J］. Arthritis & Rheumatology，2023，75（6）：

996-1006.

[4]　WINDPESSL M，BETTAC E L，GAUCKLER P，et al. ANCA status or clinical phenotype：What counts more? ［ J ］. Current Rheumatology Reports，2021，23（6）：37.

[5]　KRONBICHLER A，BAJEMA I M，BRUCHFELD A，et al. Diagnosis and management of ANCA-associated vasculitis［ J ］. The Lancet，2024，403（10427）：683-698.

狼疮抗凝物阳性导致的活化部分凝血活酶时间明显升高1例

25

作　　者：杨志鹏[1]，熊正罡[2]（山东大学第二医院，1 检验医学中心；2 创伤骨科）

点评专家：孟静（山东大学第二医院）

前　言

　　凝血检验是临床上最常用的出凝血筛查试验，常应用于外科手术前评估患者出血或者血栓风险。在日常工作中，我们总能碰到凝血结果异常的报告，面对这样的结果我们检验人员是直接发出报告单还是能提供给临床更多有价值的信息呢？带着这个思考，让我们一起走近这个病例吧！

案例经过

　　患者，男，55 岁。1 年余前因意外导致左跟骨骨折，于当地医院行骨折切开复位内固定术，自述术前凝血检测无明显异常，手术顺利，术中无异常出血，术后恢复可。

　　现为取出骨折术后内植物来我院就诊，患者近期无其他不适，既往体健，否认高血压、冠心病、糖尿病及自身免疫病等慢性病史，否认肝炎病史。体格检查：左跟骨处可见长约 10 cm 手术瘢痕，愈合良好，全身皮肤黏膜正常，未见淤斑及出血点，其余查体未见明显异常。目前无任何口服药物，也无任何治疗措施。

入院当天于我院急诊检验科急查凝血七项，结果如图 25.1 所示。

详细　图形　实验诊断

NO	项目ID	英文名称	中文名称	结果	定性	参考值	单位
1	11491	PT	★凝血酶原时间（PT）	14.0		11.0-14.5	秒
2	11506	PT-R	凝血酶原时间比值	1.05		0.80-1.50	
3	11496	PT-%	凝血酶原时间百分比	90.0		70.0-140.0	%
4	11497	PT-INR	★凝血酶原时间国际标	1.06		0.80-1.50	
5	11492	APTT	活化部分凝血活酶时间	101.9	↑↑↑	28.0-43.5	秒
6	14832	FIB-CT	纤维蛋白原凝固时间	18			秒
7	14577	FIB-C	纤维蛋白原浓度（FIBC	2.75		2.00-4.00	g/L
8	10087	TT	凝血酶时间（TT）	17.30		14.0-21.0	秒
9	16131	D-dimer	D-二聚体	0.31		0-0.5	ug/ml
10	11505	AT-III	抗凝血酶III	90		80-120	%
11	11507	FDP	纤维蛋白降解产物	<4.00		0.00-5.00	ug/ml

图 25.1　入院后第一次凝血七项结果

从临床角度来看，APTT 如此之高是否代表出血风险高？是否暂停手术？ APTT 危急值该如何处理？从检验角度来看，为什么会单纯 APTT 升高？是什么原因引起？我们还需要做哪些工作才能为临床诊疗提供更多有价值的信息？

带着这些疑问，与临床沟通后，我们继续完善了 APTT 纠正试验、狼疮抗凝物检测、抗磷脂综合征抗体检查及其他自身抗体检测，最终明确患者体内存在病理性抗凝物质，此物质会导致体外凝血试验中 APTT 异常升高，但患者本身并无出血倾向，最终患者顺利完成手术。

案例分析

1. 检验案例分析

在看到患者凝血检验 APTT 101.9 s 的结果后，我们并未着急给出报告，而是做了如下工作：①排除标本质量问题，离心后上层血浆无脂血、溶血，白膜层平整，用棉棒挑取未发现凝块，与采血护理人员联系，排除肝素污染情况；②排除治疗药物影响；③行 APTT 纠正试验，试验结果如图 25.2 所示。

即刻纠正试验、孵育纠正试验结果均未纠正，排除凝血因子缺乏导致的 APTT 升高，患者血浆很可能存在狼疮抗凝物或者凝血因子抑制物。我们又加做了狼疮抗凝物检测，结果如图 25.3 所示。

检验结果显示，患者 APTT 升高是存在狼疮抗凝物的干扰造成的。我们及时将上述情况与主管医生沟通，提出了如下建议，并在报告单中做了备注说明：①由 APTT 纠正试验的结果排除凝血因子缺乏，患者存在狼疮抗凝物；②患者 APTT 升高并不意味着出血风险高，而血栓风险可能性更大，希望对手术有所帮助；③建议患者进行抗磷脂综合征相关抗体检查，请血液科或风湿免疫科会诊。

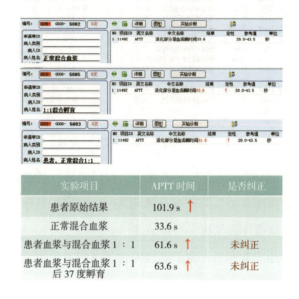

实验项目	APTT 时间	是否纠正
患者原始结果	101.9 s ↑	
正常混合血浆	33.6 s	
患者血浆与混合血浆 1：1	61.6 s ↑	未纠正
患者血浆与混合血浆 1：1 后 37 度孵育	63.6 s ↑	未纠正

图 25.2　患者血浆 APTT 纠正试验结果

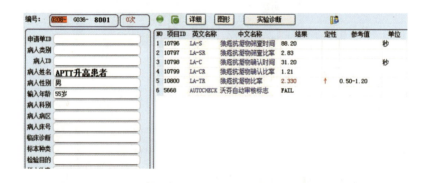

图 25.3　狼疮抗凝物检测

临床医生采纳了我们的建议，第二天复查血凝七项及狼疮抗凝物，加做抗心磷脂抗体及风湿系列；暂停原本第二天的手术；请血液科和风湿免疫科会诊。自身免疫性疾病相关检查结果显示，多项抗体阳性（表 25.1）。

表 25.1　自身免疫性疾病相关抗体检查结果

试验项目	结果	参考范围
抗心磷脂抗体 ACab	>120.00 U/mL	0~12 U/mL
ANA	1：3200 阳性	—

续表

试验项目	结果	参考范围
抗 nRNP/Sm 抗体	23	<15
抗 SS-A 抗体	26	<15
抗 Ro-52 抗体	72	<15

至此，患者 APTT 升高的原因明确，是自身免疫系统问题产生的多种自身抗体所致，其中狼疮抗凝物在体外抗凝，导致 APTT 明显升高。

2. 临床案例分析

凝血检验是行外科手术前必须进行的筛查项目，用以评估者是否存在出血风险。而对于患者高凝状态，常常被临床医生忽略。

骨科手术后下肢深静脉血栓形成（deep vein thrombosis，DVT）是创伤骨科患者的一大并发症，严重影响患者的预后，甚至威胁生命安全。创伤骨科患者发生 DVT 的概率较高。据统计，我国骨科患者中 DVT 年发生率为 0.5‰~1‰，而创伤骨科患者 DVT 发生率为 6.4%~12.4%。骨折患者长期卧床致使血流动力学紊乱，且血管内皮的损伤和创伤后血液高凝状态是引发 DVT 的主要原因。《中国创伤骨科患者围手术期静脉血栓栓塞症预防指南（2021 版）》中指出，应用 Caprini 血栓风险因素评估表，各种风险因素被赋值 1~5 分，其中狼疮抗凝物阳性和抗心磷脂抗体阳性的分值都是 3 分，Caprini 综合评分 3~4 分 VTE 风险为中度，建议应用药物预防或者物理预防。

该患者为骨科手术后且体内狼疮抗凝物阳性、抗心磷脂抗体阳性，血栓风险系数更高。在临床明确这一点后患者顺利完成手术，并于术中及术后采取了预防血栓的措施，7 天后痊愈出院。

知识拓展

狼疮抗凝物体内促凝机制：狼疮抗凝物（lupus anticoagulant，LA）最早在系统性红斑狼疮（systemic lupus erythematosus，SLE）患者中检出，在体外试验中表现出抗磷脂的作用导致凝血时间延长，故得名狼疮抗凝物。但后来发现，LA 在体内往往表达促凝活性，促进血栓形成。

狼疮抗凝物是抗磷脂抗体（aPL）家族成员之一，是一组不同种类的免疫球蛋白，多数为 IgG，少数为 IgM，或二者混合存在，其针对各种负电荷磷脂 - 蛋白质复合物的自身抗体，通过其识别的抗原性（靶蛋白）不同，与磷脂 - 蛋白质复合物结合，干扰各种依赖磷脂的凝血因子发挥作用。在体外，LA 可以干扰依赖磷脂的凝血或抗凝血反应，如干扰 F Ⅻ、F Ⅸ、F Ⅹ、F Ⅱ 的活化，使体外测定 PT、APTT 延长，这些凝血因子以内源性途径为主，因此，主要表现为 APTT 延长。

狼疮抗凝物识别的主要靶蛋白有：抗 β2 糖蛋白 Ⅰ（β2-GPI）、Annexin V、血栓调节蛋白 TM、蛋白 C、凝血酶原。抗 β2-GPI 是亲磷脂的糖蛋白，通过与磷脂的结合，抑制依赖磷脂的凝血过程，具有抗凝活性。LA 通过促进凝血酶原与磷脂或内皮细胞表面结合，从而导致磷脂或内皮细胞表面的凝血酶原浓度升高，凝血活性增强。Annexin V 是一种钙依赖的磷脂结合蛋白，具有强大的抗凝活性。LA 与血栓调节蛋白 TM 之间存在交叉反应，可使 TM 在内皮细胞表面表达下降，导致血栓形成。LA 通过与负电荷磷脂结合，从而改变 TM 的活性，干扰了蛋白 C 的活化。LA 还可以通过与活化的蛋白 C 竞争反应膜中的磷脂酰乙醇胺（PE）直接抑制或干扰依赖 PE 的 APC 活性。

案例总结

本案例患者单纯 APTT 明显延长，临床工作中较少遇到。遇到此类结果，检验人员并没有直接发出报告单，而是展开了一系列工作，在排除标本干扰因素、保证检验结果准确的前提下，进一步通过 APTT 纠正试验排除了患者可能因凝血因子缺乏导致的出血风险。由于狼疮抗凝物和抗心磷脂抗体的存在，患者实际临床情况与医生的预料恰恰相反，可能存在较高的血栓风险。检验人员的工作和积极沟通为临床进一步明确诊断提供了帮助，受到临床医生的高度认可。

专家点评

凝血检验指标对外科患者和内科患者的诊治都非常重要，但对于异常结果的解读，需要检验人员和临床人员共同努力。本案例体现了检验人员在此过程中的重要作用。首先，检验人员需要有扎实的检验知识基本功，对于项目的检测原理、干扰因素、临床意义有详尽的了解，同时需要关注临床疾病，关注医生的检验需求。其次，遇到异常的或者与诊断不符的检验结果时，积极与临床沟通，敢于沟通，善于沟通。这样不仅可以帮助医生对患者进行及时、正确的诊疗，还可以缩短患者平均住院日，减轻患者的经济负担，防止走弯路。检验人员在沟通的过程中也能学习到更多的临床知识。

参考文献

［1］ 中国研究型医院学会血栓与止血专委会，周洲，宋鉴清 . 活化部分凝血活酶时间延长混合血浆纠正试验操作流程及结果解读中国专家共识［J］. 中华检验医学杂志，2021，44（8）：690-697.

［2］ 中华医学会风湿病学分会 . 抗磷脂综合征诊断和治疗指南［J］. 中华风湿病学杂志，2011，15（6）：407-410.

［3］ 国家风湿病数据中心，中国医师协会风湿免疫科医师分会自身抗体检测专业委员会，国家免疫疾病临床医学研究中心 . 抗磷脂抗体检测的临床应用专家共识［J］. 中华内科杂志，2019，58（7）：496-500.

［4］ DI NISIO M，VAN ES N，BÜLLER H R. Deep vein thrombosis and pulmonary embolism［J］. The Lancet，2017，388（10063）：3060-3073.

［5］ 张家红，夏楠，王金行，等 . 3 种狼疮抗凝物检测方法的临床应用价值评价［J］. 中国医科大学学报，2021，50（2）：97-101.

自身免疫性肝炎 - 原发性胆汁性肝硬化重叠综合征1例

26

作　　者：刘璇[1]，李晴[1]，周贤[2]（西南医科大学附属医院，1 医学检验部；2 消化内科）
点评专家：刘靳波（西南医科大学附属医院）

前　言

自身免疫性肝炎（autoimmune hepatitis，AIH）和原发性胆汁性肝硬化（primary biliary cholangitis，PBC）均为自身免疫性肝病（autoimmune liver disease，AILD），两种疾病共存于同一患者称为 AIH-PBC 重叠综合征（AIH-PBC OS）。

与单纯的自免性肝病相比，AIH-PBC OS 患病率低、进展快，且预后差。若治疗不及时，会快速进展为肝硬化，从而导致患者肝移植和死亡风险升高。治疗上，AIH-PBC OS 除了熊去氧胆酸（UDCA），通常还需应用免疫抑制剂，但免疫抑制剂存在的不良反应及应用禁忌需要更加综合地考量。由于临床症状不典型、缺乏规范诊断标准以及临床医生对其认识不足，该病易漏诊、误诊。因此，本案例分享自身免疫性肝炎 - 原发性胆汁性肝硬化重叠综合征一例，供探讨学习。

案例经过

患者，女，24 岁。急性病程，主因"颜面部皮肤黄染 14 余天"于 2023 年 6 月 8 日入院。入院前 14 天，患者无明显诱因出现颜面部皮肤黄染，伴巩膜轻度黄染，小便黄。

入院查体：体温 36.1 ℃，心率 121 次 / 分，呼吸 20 次 / 分，血压 118/66 mmHg，颜面部及巩膜轻度黄染，皮肤无淤斑、瘀点，心肺（−），腹平软，无腹壁静脉曲张，腹部无压痛、反跳痛，肝脾肋下未触及，Murphy 征（−），移动性浊音（−）。

既往史及个人史：既往体健，否认高血压、心脏病、糖尿病史，否认肝炎、结核、疟疾病史，否认食物、药物过敏史，否认抽烟、酗酒史。

院外生化结果（具体不详）提示：肝功能损伤；腹部 CT 提示：①肝炎、肝硬化？②肝内淋巴瘀滞；③脾大。

初步诊断：肝功能不全；自身免疫性肝炎？肝硬化？

入院后完善相关检查，结果如下。

生化检查（2023-06-08）：丙氨酸氨基转移酶（ALT）277.7 U/L↑，天冬氨酸氨基转移酶（AST）242.1 U/L↑，碱性磷脂酶（ALP）207.7 U/L↑，谷氨酰转移酶（GGT）105.3 U/L↑，总胆红素（TBIL）194.6 μmol/L↑，直接总胆红素（DBIL）163.2 μmol/L↑，间接胆红素（IBIL）31.3 μmol/L↑，总胆汁酸（TBA）311.7 μmol/L↑，乳酸脱氢酶（LDH）291.4 U/L↑，血清前蛋白（PA）54.1 mg/L↓，白蛋白（ALB）24.8 g/L↓，球蛋白（GLO）45.0 g/L↑，白球比（A/G）0.55↓，高密度脂蛋白胆固醇（HDL-C）0.32 mmol/L↓，载脂蛋白 A1（APOA1）0.57 g/L↓。

血常规（2023-06-08）：淋巴细胞（LYM）0.20×10^9/L↓，红细胞（RBC）3.42×10^{12}/L↓，血红蛋白（Hb）100 g/L↓，血小板（PLT）55×10^9/L↓；凝血四项（2023-06-08）：凝血酶原时间（PT）18.4 s↑，凝血酶原时间国际标准化比值（PT-INR）1.52↑，PT-RATIO 1.3↑，凝血酶原时间的百分活动度（PT%）53.0%↓，活化部分凝血活酶时间（APTT）、凝血酶时间（TT）及纤维蛋白原（FIB）正常。

自身抗体谱 +ANCA（2023-06-09）：ANA 胞浆颗粒线粒体型 1∶320，Anti-AMA M2 弱阳性，Anti-SS-A（＋），Anti-SS-B（＋），c-ANCA 1∶10，Anti-PR3（＋）；自免肝血清九项（2023-06-13）：LC-1>400.00 RU/mL↑，余阴性；免疫球蛋白 + 补体（2023-06-09）：IgA 5.62 g/L↑，IgG 31.06 g/L↑，IgM 1.78 g/L，补体 C4 0.04 g/L↓，补体 C3 0.23 g/L↓；肝胆肿瘤标志物（2023-06-09）：CA199 86.65 IU/mL↑，CA50 47.78 U/mL↑，PIVKA-Ⅱ 143.21 mAU/mL↑，FER、AFP 正常；贫血三项（2023-06-11）：VitB$_{12}$>2000.00 pg/mL，FER、FA 正常；感染筛查（2023-06-13）：各型病毒性肝炎、梅毒、HIV 均阴性；其余甲状腺功能五项、抗心磷脂抗体、EB 病毒 + 人巨细胞病毒定量检测等均未见明显异常。

核磁共振胰胆管成像（MRCP）：①肝内斑片状、片状异常信号，肝内淋巴瘀滞，胆囊周围积液，符合肝炎表现；肝门区及门腔间隙淋巴结显示，部分增大；腹腔少量积液；腹壁及腰背部皮下软组织肿胀、积液。②肝硬化？脾大；脾内小结节。

肝脏穿刺病理活组织检查（2023-06-19），病理结果 HE 染色（图 26.1）提示：肝小叶结构紊乱，肝细胞肿胀明显，部分肝细胞内淤胆，汇管区纤维组织增生伴假小叶形成，汇管区内淋巴细胞、浆细胞为主的炎细胞浸润，部分浆细胞进入肝细胞内，轻度界面炎症伴细胆管反应；免疫组化：CD38（+，浆细胞），MUM1（+，浆细胞），CK7（+，胆管），CK19（+，胆管）。病理诊断：肝小叶结构紊乱，纤维组织增生伴假小叶形成，符合肝硬化改变，考虑自身免疫性肝炎引起。

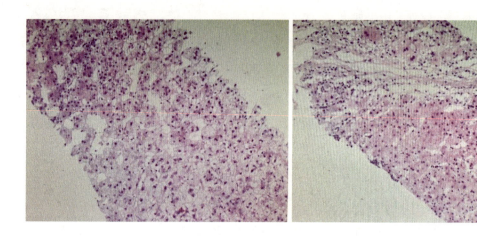

图 26.1　肝脏穿刺 HE 染色镜下所见

治疗及转归：根据肝脏穿刺活检后病理结果，临床（2023-06-16）加用醋酸泼尼松口服治疗。复查生化（2023-06-28）显示：ALT 173.6 U/L↑，AST 94.3 U/L↑，ALP 158.5 U/L↑，GGT 89.5 U/L↑，TBIL 203.3 μmol/L↑，DBIL 107.7 μmol/L↑，IBIL 95.6 μmol/L↑，患者肝功能较前好转，ALP、GGT 及胆红素降低不明显，予以静脉激素冲击进一步治疗，但患者由于个人因素要求转院治疗。

案例分析

1. 检验案例分析

患者入院生化结果（图 26.2）显示：ALT 277.7 U/L↑，AST 242.1 U/L↑，ALP

207.7 U/L↑，GGT 105.3 U/L↑，TBIL 194.6 μmol/L↑，DBIL 163.2 μmol/L↑，PA 54.1 mg/L↓，ALB 24.8 g/L↓，A/G 0.55↓，肝功指标明显异常，提示该患者肝细胞损伤伴胆汁淤积，代谢及合成能力均有破坏。同时，凝血结果显示：PT 18.4 s↑，也符合肝功能受损的表现。在排除病毒性肝炎、药物性肝炎等情况后，应重点关注自身免疫性肝病（AILD）的相关实验室检查结果。

序号	中文名称	英文名称	结果	单位	参考范围	实验方法
1	"HR" 丙氨酸氨基转移酶	ALT	277.7↑	U/L	7~40	速率法
2	"HR" 天冬氨酸氨基转移酶	AST	242.1↑	U/L	13~35	速率法
3	AST/ALT	AST/ALT	0.87			计算
4	"HR" 总蛋白	TP	69.9	g/L	65~85	双缩脲法
5	"HR" 白蛋白	ALB	24.8↓	g/L	40~55	溴甲酚绿法
6	球蛋白	GLO	45.0↑	g/L	20~40	计算
7	白蛋白 / 球蛋白	A/G	0.55↓		1.2~2.5	计算
8	"HR" 总胆红素	TBIL	194.6↑	μmol/L	0~23	钒酸盐氧化法
9	"HR" 直接胆红素	DBIL	163.2↑	μmol/L	0~7	钒酸盐氧化法
10	间接胆红素	IBIL	31.3↑	μmol/L	0~20	计算
11	总胆汁酸	TBA	311.7↑	μmol/L	00~10	循环酶法
12	"HR" 乳酸脱氢酶	LDH	291.4↑	U/L	120~250	L-P 法
13	"HR" γ - 谷氨酰转移酶	GGT	105.3↑	U/L	7~45	IFCC 法
14	"HR" 碱性磷酸酶	ALP	207.7↑	U/L	35~100	AMP 法
15	前白蛋白	PA	54.1↓	mg/L	180~350	透射免疫比浊
16	"HR" 尿素	Urea	3.28	mmol/L	2.6~7.5	酶法
17	"HR" 尿酸	UA	149.8↓	μmol/L	155~357	尿酸酶法
18	"HR" 肌酐	Crea	55.8	μmol/L	41~73	酶法
19	"HR" 总胆固醇	TC	3.10	mmol/L	2.9~5.18	酶法
20	"HR" 甘油三酯	TG	1.10	mmol/L	0.4~1.7	酶法
21	"HR" 高密度脂蛋白胆固醇	HDL-C	0.32↓	mmol/L	1.04~2.08	直接法
22	"HR" 低密度脂蛋白胆固醇	LDL-C	2.02	mmol/L	1~3.37	直接法
23	载脂蛋白 A1	APOA1	0.57↓	g/L	1.2~1.9	透射免疫比浊
24	载脂蛋白 B	APOB	0.82	g/L	0.75~1.50	透射免疫比浊
25	"HR" 葡萄糖	GLU	7.39↑	mmol/L	3.9~6.1	HK 法
26	果糖胺	FMN	2.31↑	mmol/L	1.1~2.15	比色法
27	视黄醇结合蛋白	RBP	3.1↓	mg/L	30~60	胶乳免疫比浊
28	肾小球滤过率	GFR	125.5	mL/min	75~145	计算
29	溶血	Hemo	-1.452931			光度法
30	黄疸	Icte	15.20+++*		-50~2.5	光度法
31	脂浊	Lipe	9.01			光度法

图 26.2 入院生化结果

根据国际自身免疫性肝炎工作组（International AIH Group，IAIHG）制定的 AIH 的诊断标准与评分系统，患者女性，生化指标 ALT 277.7 U/L>5×ULN、IgG 31.06 g/L>1.5×UNL 明显异常，同时免疫学示抗核抗体（ANA）1：320，综合患者临床体征及影像学表现，AIH 诊断明确（图 26.3、图 26.4）。

中文名称	英文名称	结果		单位	参考范围	实验方法
1 抗核抗体	ANA	阳性（+）	*		阴性（-）	免疫荧光
2 ANA 主要荧光模型	ANA	胞浆颗粒线粒体型				免疫荧光
3 ANA 主要荧光模型滴度	ANA	1：320	*		<1：100	免疫荧光
4 抗核糖核蛋白抗体	Anti-nRNP/Sm	阴性（-）			阴性（-）	免疫印迹
5 抗 Sm 抗体	Anti-Sm	阴性（-）			阴性（-）	免疫印迹
6 抗 SS-A 抗体	Anti-SS-A	弱阳性	*		阴性（-）	免疫印迹
7 抗 Ro-52 抗体	Anti-Ro-52	阴性（-）			阴性（-）	免疫印迹
8 抗 SS-B 抗体	Anti-SS-B	+	*		阴性（-）	免疫印迹
9 抗 Scl-70 抗体	Anti-Scl-70	阴性（-）			阴性（-）	免疫印迹
10 抗 PM-Scl 抗体	Anti-PM-Scl	阴性（-）			阴性（-）	免疫印迹
11 抗 Jo-1 抗体	Anti-Jo-1	阴性（-）			阴性（-）	免疫印迹
12 抗着丝点抗体 B	Anti-CENP B	阴性（-）			阴性（-）	免疫印迹
13 抗增殖细胞核抗原抗体	Anti-PCNA	阴性（-）			阴性（-）	免疫印迹
14 抗双链 DNA 抗体	Anti-ds-DNA	阴性（-）			阴性（-）	免疫印迹
15 抗核小体抗体	Anti-Nuclesome	阴性（-）			阴性（-）	免疫印迹
16 抗组蛋白抗体	Anti-Histone	阴性（-）			阴性（-）	免疫印迹
17 抗核糖体 P 蛋白抗体	Anti-RIB P	阴性（-）			阴性（-）	免疫印迹
18 抗线粒体 M2 抗体	Anti-AMA M2	弱阳性	*		阴性（-）	免疫印迹
19 核周型抗中性粒细胞胞浆抗体	p-ANCA	阴性（-）			阴性（-）	免疫荧光
20 p-ANCA 滴度	p-ANCA	<1:10			<1：10	免疫荧光
21 胞浆型抗中性粒细胞胞浆抗体	c-ANCA	阳性（+）	*		阴性（-）	免疫荧光
22 cANCA 滴度	c-ANCA	1：10	*		<1：10	免疫荧光
23 抗髓过氧化物酶抗体	Anti-MPO	阴性（-）			阴性（-）	免疫印迹
24 抗蛋白酶 3 抗体	Anti-PR3	++	*		阴性（-）	免疫印迹
25 抗肾小球基底膜抗体	Anti-GBM	阴性（-）			阴性（-）	免疫印迹

图 26.3　自身抗体谱 +ANCA

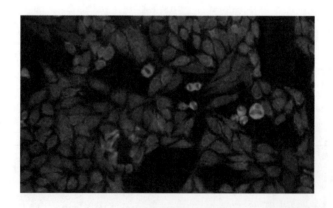

图 26.4　ANA IgG 检测结果（HEp-2 细胞，IFA，1：100 稀释，400×）

值得注意的是，我们关注到患者自身抗体谱筛查提示，Anti-AMA M2 弱阳性，该指标与 PBC 高度相关。且患者血清 ALP、GGT 明显升高，考虑同时重叠 PBC。进一步的自免肝血清检测提示，抗肝细胞溶质抗原 I 型抗体（抗 -LC1）阳性，而 PBC 较特异性抗体 AMA-M2、SP100 及 GP120 均为阴性，不足以做出 PBC 的诊断。为避免延误诊疗，与临床沟通、交流后，建议及时行肝脏穿刺活检以明确诊断。随后患者在超声引导下行肝穿刺术，病理结果提示，肝硬化 + 非化脓性破坏性胆管炎及小胆管破坏 + 较典型的 AIH 组织学改变，符合 AIH 合并 PBC 诊断。

2. 临床案例分析

本案例患者为青年女性，起病急，进展快，以颜面部及巩膜黄染为主要表现。外院生化结果提示肝功能损伤，腹部 CT 提示肝炎、肝硬化？病因方面需要排除以下疾病：

（1）病毒性肝炎：患者为青年女性，需考虑病毒感染所致肝功能异常，感筛结果显示各型肝炎均为阴性，故可排除。

（2）酒精性肝炎：询问患者生活史，无酗酒史，故排除酒精性肝炎。

（3）药物性肝损伤：服用药物可导致肝功能异常及胆汁淤积，但患者近期无相关药物服用史，不支持相应诊断。

（4）代谢性肝病：铜过载、豆状核变形可引起肝功能异常，但患者无神经系统症状及相应家族史，可以排除该诊断。

排除以上疾病，患者女性，为自身免疫性肝病的好发人群，结合患者病史、症状、实验室检查及影像学结果，患者 AIH 诊断明确，予以甘复能、回能护肝降酶，口服熊去氧胆酸（UDCA）利胆退黄，以及利可君升血小板等对症治疗。

治疗一周后，患者症状未见明显好转，肝功能结果（2023-06-14）显示：ALT 490.7 U/L↑，AST 425.3 U/L↑，ALP 223.8 U/L↑，GGT 66.7 U/L↑，TBIL 233.0 μmol/L↑，DBIL 128.4 μmol/L↑，IBIL 104.6 μmol/L↑，转氨酶、胆红素及胆管酶仍异常升高。在检验医师根据 AMA-M2 弱阳性提示存在 AIH 重叠 PBC 的可能性后，与患者及家属沟通建议及时行肝脏穿刺活检以明确诊断。随后超声下行肝脏穿刺术，术后病理结果符合 AIH-PBC 重叠综合征的诊断。患者病情较复杂，故（2023-06-16）加用醋酸泼尼松口服治疗，后患者黄染症状较前减轻。复查肝功指标（2023-06-28），结果显示：ALT 173.6 U/L↑，AST 94.3 U/L↑，ALP 158.5 U/L↑，GGT 89.5 U/L↑，TBIL 203.3 μmol/L↑，DBIL 107.7 μmol/L↑，IBIL 95.6 μmol/L↑，肝功能较前好转。胆红素、胆管酶降低仍不明显，予以静脉激素冲击进一步治疗，但患者由于个人因素要求转院治疗。

知识拓展

自身免疫性肝炎（autoimmune hepatitis，AIH）是由自身免疫反应介导的肝脏实质性炎症，原发性胆汁性肝硬化（primary biliary cholangitis，PBC）是一种慢性自身免疫性胆汁淤积性疾病，同时具备两者特征的疾病称为 AIH-PBC 重叠综合征（AIH-PBC OS），两种疾病可同时诊断或先确诊一项后再诊断另一项疾病。AIH-PBC OS 患者临床特征无特异性，以乏力、黄疸、瘙痒最为常见。其发病机制至今尚不清楚，可能与遗传、环境等因素相关。

由于临床特征的异质性，实验室检查尤其是自身抗体的检出对早期诊断 AIH-PBCOS尤为重要。如抗核抗体（ANA）和 / 或抗平滑肌抗体（ASMA）对于 AIH 的诊断具有重要意义，而抗线粒体抗体（AMAs）、抗肝脂蛋白抗体（SP100）及抗核骨架蛋白抗体（GP120）的检出是 PBC 的特异性标志物。其中，90% 的 PBC 患者存在 AMAs 阳性，但仍有 5%~10% 的 PBC 患者 AMA 抗体检测为阴性，增加了临床诊断难度。大约 50% 的PBC 患者 ANA 阳性，在 AMAs 阴性时可作为重要标志。AMAs 阴性 PBC 患者瘙痒以及社交 / 情绪相关量表评分更差，更容易合并肝外自身免疫性疾病；IgM 水平更低、ANA特异性抗体（抗 GP210 抗体和抗 SP100 抗体）阳性率更高；组织学上可能有汇管区周围胆管损伤更重。此外，近期有研究发现，AMAs 阴性 PBC 患者无肝脏相关事件的生存率更低。因此，为避免延误治疗，对 AMAs 及 GP210、SP100 均阴性的不明原因胆汁淤积患者，应及时进行肝脏穿刺活检以尽早明确诊断。

目前，AIH-PBC OS 使用的诊断标准主要为巴黎标准和国际自身免疫性肝炎小组（IAIHG）的评分系统。该标准需同时满足两种疾病诊断标准 3 条中的 2 条。AIH 的诊断标准：①丙氨酸转氨酶（ALT）≥ 5×ULN；② IgG ≥ 2×ULN 或抗平滑肌抗体（SMA）阳性；③肝组织学提示中至重度界面性肝炎。PBC 的诊断标准：①碱性磷酸酶（ALP）≥ 2×ULN 或 γ- 谷氨酰转肽酶（GGT）≥ 5×ULN；② AMA/AMA-M2 阳性，或 GP210、SP100 阳性；③肝组织学表现为特征性胆管损伤。但该巴黎标准中 IgG 指标较高，可以达到 AIH-PBC 的诊断的患者远低于临床实践中观察到的患病率，有学者建议将

IgG 指标调低至 ≥ 1.3 × ULN，可以提高 PBC-AIH 诊断的敏感度而不降低特异度。

尽管熊去氧胆酸（UDCA）单药治疗可以使部分 AIH-PBC OS 患者获得生化应答，但更多的患者仍需联合免疫抑制治疗才能获得完全生化应答。欧洲肝脏研究学会（EASL）最新 PBC 诊疗指南指出，界面性肝炎的严重程度对免疫抑制剂的应用具有指导意义：对有重度界面性肝炎表现的 AIH-PBC OS 患者推荐联用免疫抑制剂；中度界面性肝炎的患者应考虑联用免疫抑制剂；轻度界面性肝炎的患者，联用免疫抑制剂能否使患者获益仍存有争议。此外，对类固醇激素和硫唑嘌呤应答不佳或有相关禁忌证的患者可考虑换用二线免疫抑制剂（吗替麦考酚酯、环孢素 A、他克莫司）。而对于终末期 AIH-PBC OS 患者，肝移植是唯一有效的治疗手段。

案例总结

本文报道自身免疫性肝炎 - 原发性胆汁性肝硬化重叠综合征 1 例，AIH-PBC OS 患者临床表现的异质性给早期诊断带来了较大困难，并且单一的 AIH 和重叠综合征的治疗方案存在明显差异，因此，检验科及时准确的报告显得尤为重要。及时开展肝脏相关自身抗体谱筛查，结合肝功能生化结果和肝脏病毒免疫学指标等进行综合判断，必要时行肝穿刺活检以明确诊断，可帮助 AIH-PBC OS 患者尽早诊断和临床干预，以改善其远期不良结局。

专家点评

本案例强调了对 AIH-PBC OS 的早期诊断和治疗的重要性，医师们灵活运用实验室诊断指标开展疾病的诊断并指导治疗，临床和检验两个维度分析准确到位。医疗团队应加强对此类疾病的认知，提高诊断的精确性。此外，AIH-PBCOS 的治疗需个体化，应根据患者的具体病情和治疗反应灵活调整治疗策略，以期达到最佳的治疗效果和生活质量。随着临床检测手段的不断发展，临床医师和检验医师的合作交流，将有助于自身免疫性肝病患者的早诊、早治，改善患者的预后。

参考文献

［1］ ZHANG W，DE D，MOHAMMED K A，et al. New scoring classification for primary biliary cholangitis–autoimmune hepatitis overlap syndrome［J］. Hepatology Communications，2018，2（3）：245-253.

［2］ 尚佳，宁会彬. 自身免疫性肝病重叠综合征的诊断及治疗现状［J］. 临床肝胆病杂志，2015，31（2）：174-177.

［3］ 游琪琪，霍丽娟. 熊去氧胆酸联合免疫抑制剂治疗 PBC-AIH 重叠综合征疗效的 Meta 分析［J］. 胃肠病学和肝病学杂志，2023，32（7）：785-792.

［4］ ALVAREZ F，BERG P A，BIANCHI F B，et al. International autoimmune hepatitis group report：Review of criteria for diagnosis of autoimmune hepatitis［J］. Journal of Hepatology，1999，31（5）：929-938.

［5］ 姚尚娟，李依琳，陈明洁，等. 自身免疫性肝病重叠综合征的诊断和治疗［J］. 临床肝胆病杂志，2023，39（8）：1952-1957.

［6］ 曹蒙，关锐. 自身免疫性肝病抗体谱检测在自身免疫性肝病诊断中的应用价值［J］. 临床医学研究与实践，2022，7（17）：140-143.

［7］ MUÑOZ-SÁNCHEZ G，PÉREZ-ISIDRO A，DE LANDAZURI I O，et al. Working algorithms and detection methods of autoantibodies in autoimmune liver disease：A nationwide study［J］. Diagnostics，2022，12（3）：697.

［8］ KUIPER E M M，ZONDERVAN P E，VAN BUUREN H R. Paris criteria are effective in diagnosis of primary biliary cirrhosis and autoimmune hepatitis overlap syndrome［J］. Clinical Gastroenterology and Hepatology，2010，8（6）：530-534.

［9］ 张骏飞，许何明，宋海燕，等. 自身免疫性肝炎 - 原发性胆汁性胆管炎重叠综合征：巴黎标准诊断中国患者灵敏度低［J］. 实用肝脏病杂志，2019，22（4）：537-540.

［10］ European Association for the Study of the Liver. EASL Clinical Practice Guidelines：The diagnosis and management of patients with primary biliary cholangitis［J］. Journal of Hepatology，2017，67（1）：145-172.

临床症状进展迅速的风湿性多肌痛 1 例

27

作　　者：王琦[1]，李松桃[2]（成都市第六人民医院，1 检验科；2 呼吸科）

点评专家：程歆琦（中国医学科学院北京协和医院）

前　言

　　患者，女，65 岁。主因"1 周前持续发热盗汗，感染疱疹病毒和流感病毒，2 天前无明显诱因出现背痛"就诊。有甲状腺癌史，目前稳定，无其他基础疾病。血常规：白细胞（WBC）12.31×10^9/L，超敏 C 反应蛋白（hsCRP）129.57 mg/L。胸部平扫提示：双侧胸腔有少量积液。患者为求进一步诊疗来我院，门诊以"肺部感染"收治入院。

　　患者入院后经抗生素治疗发热缓解，但感染指标下降不明显，肺部感染症状较轻，以疼痛为主的临床症状 1 周内迅速加重，核磁提示髋关节和膝关节有积液。患者从独自前往呼吸科门诊就诊、收治入院到逐渐不能起卧行走仅 1~2 周时间，严重影响生活质量，需进一步完善诊断与鉴别诊断，开展后续治疗。

案例经过

　　患者入院后见：背部正中疼痛，自觉扩胸时明显，无胸前区压榨感，无胸闷、心悸，伴咳嗽，干咳，无咯血，无呼吸困难，有发热，无畏寒，无头痛、恶心、呕吐，无腹痛、腹泻。

查体：体温 38.5 ℃，脉搏 89 次 / 分，呼吸 20 次 / 分，血压 128/75 mmHg。

专科查体：双肺呼吸音粗，未闻及干、湿性啰音，语音传导正常，无胸膜摩擦音。

既往病史：甲状腺癌史，手术后规律随访，否认其他慢病史。

入院后完善三大常规、生化、免疫、甲状腺功能、感染标志物等，完善常见病原体筛查（呼吸道病原体谱、肺炎两项、新型冠状病毒核酸、结核抗体、EB 病毒抗体、TORCH 相关抗体、G 试验和 GM 试验等）、血培养等探寻发热及肺部感染的原因。结果显示，除肝功能稍升高外，其余检查均基本正常，常见病原体筛查为阴性。

胸部平扫结果提示：①右肺上叶尖段陈旧病灶，双肺上叶数个微小钙化结节；②双肺下叶条索灶；③双侧胸腔少量积液。治疗 3 天后复查胸部 CT，结果提示：①右肺上叶尖段陈旧病灶，双肺上叶数个微小钙化结节；同前；②双肺下叶条索灶，并右肺下叶节段不张；③双侧胸腔少量积液，较前稍有增多；④扫及左侧肾上腺不均匀稍增粗。

完善凝血功能筛查，进一步排除血栓性疾病引起的背痛；完善肺部肿瘤标志物、热休克蛋白 90α、胸苷激酶 1（TK1）、痰脱落细胞学检查，影像学 CT 核磁检查，排除肿瘤以及肿瘤转移引起的疼痛；完善骨密度检查，排除骨质疏松引起的背痛及相关疼痛；完善腹部及骨关节彩超，肺功能，髋关节、膝关节核磁，颈椎、腰椎、胸椎核磁等检查，探寻疼痛的原因。结果显示：纤维蛋白原（FIB）7.36 g/L↑，提示有炎性反应；骨关节彩超提示：双侧髋关节积液伴滑膜增厚骨赘形成；膝关节核磁提示：右膝退行性病变及滑膜炎；髋关节核磁提示：髋关节积液，肌筋膜炎可能；颈椎腰椎胸椎核磁提示：颈椎腰椎胸椎退行性改变。

为进一步探寻发热及疼痛原因，完善风湿免疫疾病筛查，结果显示：抗核抗体 ENA、ANA、ANCA、RF、CCP 均为阴性。

实验室炎症指标：入院白细胞（WBC）12.31×10^9/L，超敏 C 反应蛋白（hsCRP）129.57 mg/L，白介素 -6（IL-6）119.0 pg/mL，铁蛋白（FERR）327.0 ng/mL，血沉（ESR）54.00 mm/h。以上指标一度升高到 WBC 12.8×10^9/L，hsCRP 175.25 mg/L，ESR 83.00 mm/h。

随后给予抗感染、糖皮质激素抗炎、对症止痛、保肝治疗后，患者发热和全身疼痛症状减轻，炎症指标下降，但仍远高于正常参考范围。治疗后，WBC10.28×10^9/L，HCRP 46.28 mg/L，IL-6 38.454 pg/mL。

综合患者临床表现和各项检测结果，考虑诊断为风湿性免疫疾病，明确诊断风湿性多肌痛并规范治疗后，炎症指标稳步下降，临床症状逐步缓解，其间偶有皮温改变，晨僵出现，大约 1 个月后，患者自述疼痛缓解明显，能够自行起卧；2 个月后，患者自述生活能够自理；3 个月后，患者自述疼痛轻微，已逐渐恢复正常生活。目前已治疗 6 个月，炎症指标基本恢复正常，临床症状轻微，患者还在规律服药及随访康复中。

案例分析

1. 检验案例分析

一般检查结果中，血常规等实验室指标提示患者存在炎症，WBC 12.31×10^9/L↑，hsCRP 129.57 mg/L↑，IL-6 119.0 pg/mL↑，FERR 327.0 ng/mL↑，ESR 54.00 mm/h↑。

为明确诊断，继续完善相关检查，结果如下。

（1）查找引起发热及感染的病原体。

筛查呼吸道病原体谱、肺炎两项、新型冠状病毒核酸、结核抗体、EB 病毒抗体、TORCH 相关抗体、G 试验和 GM 试验等常见病原体，结果均为阴性；血培养等实验提示除肝功能稍高外，其余检查基本正常。难道患者的发热及感染是由某种罕见的或者未知的病原体引起？分析以下重要的实验室炎症指标，如降钙素原（PCT）、IL-6、FERR 等，发现很有意义，炎症指标均不同程度升高，唯独 PCT 一直稳定在正常的阴性范围。

①降钙素原（PCT）。降钙素原是临床评估细菌感染的重要指标，正常参考值 ≤ 0.05 ng/mL。在炎症刺激或细菌感染时，PCT 可在 2~4 h 内升高，于 8~24 h 达到峰值，半衰期为 25~30 h，且在检测中不受病毒感染及肾功能清除的干扰。因此，PCT 是一个高灵敏度、高准确性的标志物，具有早期发现感染性疾病、判断炎症状态、评估疾病转归及指导用药的优点。通常上呼吸道感染时降钙素原的临界水平为 0.1~0.25 ng/mL，若一直稳定在正常的阴性范围可基本排除细菌感染。此外，降钙素原的检测还应考虑以下方面：

a. 肿瘤。PCT 可在甲状腺髓质细胞癌、非小细胞肺癌等癌症中显著升高，可提示部分神经内分泌肿瘤的发生。这是因为 PCT 的异位分泌多来自神经内分泌细胞，当这些细胞癌变时可超常分泌 PCT 进入血浆。此外在一些因癌性发热的患者中发现其血清 PCT 水平也会升高，平均水平为 0.67 ng/mL。本案例患者 PCT 一直在正常的阴性范围，可基本排除以上肿瘤的情况。

b. 自身免疫性疾病。自身免疫性疾病是机体对自身抗原发生免疫反应，而导致自身组织损伤从而引起的疾病。研究表明，PCT 在系统性红斑狼疮，类风湿性关节炎等多数自身免疫性疾病，及其活动期中均无明显变化，但在川崎病、溃疡性结肠炎与克罗恩病中有较明显的升高。也有报道，成人 Still 病、韦格纳肉芽肿、肺出血 - 肾炎综合征患者在非感染情况下也会出现 PCT 的明显升高。即使 PCT 一直稳定在正常的阴性范围，也不排除系统性红斑狼疮、类风湿性关节炎等多种自身免疫性疾病。

此外，PCT 的升高还可见于手术或外伤之后，但升高的程度取决于手术或外伤的类型和程度。还可以提示冠心病、心肌缺血及心源性休克的发生；判断急性胰腺炎的严重程度及预后。也可见于慢性肾脏病患者以及急性中毒患者，如有机磷农药中毒及百草枯中毒患者，PCT 越高，可能预示着病情越重，预后越差。本案例患者 PCT 一直稳定在正常的阴性范围，可基本排除以上情况。

综上所述，与临床沟通 PCT 的检测结果一直稳定在 <0.020 ng/mL 的阴性范围，提示发热及疼痛与病原体感染的关系不大，建议考虑病毒、肿瘤、自身免疫性疾病等其他因素。

②白细胞介素 -6（IL-6）。白细胞介素 -6 是一种功能广泛的多效性细胞炎症因子，是固有免疫系统对损伤和感染最初反应所表达的重要细胞因子，可促进肝脏产生急性阶段反应物（如 CRP、C3、Fbg、TPO、SAA、Hepc 等），同时也可刺激和改变骨髓细胞，产生更多的多形核白细胞，在细菌感染、败血症、肠炎、心血管疾病、类风湿性关节炎等各种急性和慢性炎症疾病中具有重要的临床意义。白介素 -6 升高主要考虑以下方面：

a. 早期感染及类型。IL-6 在炎症反应中要早于 CRP 与 PCT，细菌感染后 IL-6 水平迅速升高，可在 2 h 内达高峰，PCT 则在 2 h 后增加，而 CRP 在 6 h 后才迅速增加。若血流感染患者血液中 CRP、PCT 和 IL-6 均明显升高，则革兰氏阴性菌感染的可能性大；若 CRP 和 PCT 升高，而 IL-6 升高不明显，则革兰氏阳性菌感染可能性大。IL-6 还可用来评价感染严重程度和判断预后，其含量与细菌感染程度呈正相关，当 IL-6>1000 μg/mL 时，提示预后不良。本案例患者 IL-6 和 CRP 升高，而 PCT 一直稳定在正常的阴性范围，可基本排除以上情况。

b. 肿瘤。IL-6 与多种肿瘤相关（如浆细胞瘤、慢性淋巴细胞白血病、急性髓样白血病、多发性骨髓瘤、霍奇金病等），其可以促进肿瘤生长、血管生成和转移，并降低抗肿瘤免疫反应，因此，它也被认为是肿瘤生物标志物之一。本案例患者 IL-6 显著升高，不排除肿瘤的情况。

c. 自身免疫性疾病。IL-6 与多种自身免疫性疾病相关，如类风湿性关节炎、银屑病、系统性红斑狼疮等患者血清中的 IL-6 水平通常较高。研究发现，SF、PCT、CRP 及 IL-6 水平在风湿性疾病合并感染患者中常异常升高，可用于早期发现、早期诊断风湿性疾病合并感染。本案例患者 IL-6 显著升高，不排除自身免疫性疾病。

此外，IL-6 异常增高还可见于乙型肝炎病毒感染患者、系膜增生性肾小球肾炎患者和阿尔茨海默病患者等。

综上所述，与临床沟通，炎症指标白细胞介素 -6 的检测结果一直较高，常规应用抗生素治疗后炎症指标未出现明显降低，加上患者发热疼痛的临床症状，建议考虑肿瘤、自身免疫性疾病等其他原因。

③铁蛋白（FERR）。铁蛋白是一种贮存铁的蛋白，也是一项非特异性的指标。铁蛋白就是体内铁的仓库，能够直观反映体内铁储存的多少，是缺铁性贫血最特异的实验室检测指标，也是最早、最准确的指标。

相比铁蛋白的降低，它的异常升高则更复杂，可以分成铁过载和铁未过载的铁蛋白升高。a. 铁过载：原发性铁过载，如遗传性血红蛋白沉着病；继发性铁过载，包括反复输血和过度铁剂治疗导致铁沉积，还有伴有无效红细胞形成的慢性贫血（如地中海贫血、铁粒幼细胞贫血、慢性溶血性贫血等）。本案例患者铁蛋白升高，但通过查阅病历和结合相关检查，可基本排除以上情况。b. 铁未过载：铁蛋白在各种肿瘤都有不同程度的表达，尤其是对肝癌诊断敏感，可以作为补充与甲胎蛋白（AFP）联合诊断以提高检出率。铁蛋白作为急性时相反应物，在感染及其他各种应激下均会升高。铁蛋白和乙型病毒肝炎关系密切，肝细胞含铁越多，越容易被乙肝病毒感染。有研究表明，肝脏疾病越严重，铁蛋白含量越高。因此，铁过载以外的原因很多，比如，过量饮酒，炎症，代谢性综合征，组织损伤如肝脏恶性肿瘤等，均可引起铁蛋白升高。另外，很多研究表明，如果铁蛋白大于 1000 μg/L，同时伴有相应的临床症状，则提示成人 Still 病。成人 Still 病是一种罕见的自身炎症性疾病，没有特异性的诊断标准，但铁蛋白也会显著升高。

综上所述，与临床沟通，铁蛋白的检测结果一直较高，常规应用抗生素治疗后未出现明显降低，加上患者发热、疼痛的临床症状，建议考虑肿瘤、自身免疫性疾病等其他原因。

此外，临床沟通过程中，发现常见的细菌、病毒、真菌、结核等病原体检测均为阴性，肿瘤标志物与影像学检查也基本排除了肿瘤和结核，与自身免疫性疾病相关的 CRP、IL-6、血沉、铁蛋白等指标升高，PCT 检测阴性，加上患者发热、疼痛的临床症状，还是考虑自身免疫性疾病，建议临床检测自身免疫性疾病抗体谱 ENA、ANA、ANCA，风湿性疾病相关抗体如类风湿因子（RF）、抗环瓜氨酸肽（CCP）抗体，肌酶及相关肌酶谱，补体免疫球蛋白等。

患者的自身免疫性疾病抗体及 RF、CCP、肌酶等检测结果均为阴性。临床也比较困惑，患者是否是自身免疫性疾病？补体升高对自身免疫性疾病诊疗也有临床意义。

分析患者的诊疗经过，常规抗生素治疗后发热症状缓解，感染指标 WBC、CRP、IL-6 下降不明显，患者疼痛临床症状进行性加重，不能起卧，常规的非甾体抗炎药艾瑞西布消炎镇痛，维持时间短，严重影响患者的生活质量。在排除感染后尝试小剂量激素缓解症状，症状缓解明显。综上所述，检验偏向自身免疫性疾病并最终得到确诊，规律用药后逐步好转。

通过此案例，我们看到检验对于临床的重要性。要在迷雾中寻找出路，不能被表象所迷惑，找出病例的本质情况，给临床合理的建议，协助临床做出正确、有效的诊治方案。

2. 临床案例分析

本案例患者以"发热、背痛"等表现入院，由于临床表现以疼痛进行性加剧，背部放射到全身疼痛，而又以髋关节、膝关节疼痛，关节周围肌肉疼痛等为主，短短 1~2 周迅速进展到活动受限，不能自行起卧行走，生活不能自理，疼痛严重到影响睡眠，对症止痛从双氯芬酸贴膏到口服艾瑞昔布、针灸理疗等治疗方法均缓解持续时间短，极大地影响了患者的生活质量。

本案例排除感染肿瘤等疾病后，考虑风湿性疾病，进行了一系列实验室和影像学检查，进行了鉴别诊断：①通过抗核抗体谱 ENA、ANA、ANCA 检测，患者临床症状除了关节痛外，其他的系统性红斑狼疮的症状不典型，系统性红斑狼疮相关的自身抗体检测均为阴性，排除了系统性红斑狼疮；②通过抗 CCP 抗体、RF、关节彩超等检查，患者类风湿因子与抗 CCP 抗体基本正常，小关节症状不明显，是以髋关节疼痛伴积液和膝关节疼痛伴积液为主，排除了类风湿性关节炎；③通过肌酶检测结合临床症状，患者主要以疼痛，尤其是关节肌肉疼痛为主，而不是无力，患者活动困难并非真正的肌肉无力，而是肌肉酸痛所致，肌酶检测结果正常，排除了肌炎、皮肌炎、多发性肌炎等疾病；④查阅患者病历发现，对症使用非甾体消炎镇痛药艾瑞昔布症状缓解持续时间短，尝试小剂量地塞米松治疗后症状缓解明显，区别于晚发型强直性脊柱炎对非甾体抗炎药反应良好。尽管两种疾病临床症状相似，均表现为骶髂关节疼痛与活动受限，但本案例患者起病急，疼痛表现十分明显。晚发型强直性脊柱炎临床表现以慢性腰痛和僵硬为主，放射影像学检查骶髂关节炎是晚发型强直性脊柱炎的诊断关键；实验室检查方面，晚发型强直性脊柱炎无特异性指标，RF 阴性，活动期可有血沉，CRP、免疫球蛋白（尤其 IGA）升高，本案例患者炎症指标（血沉、CRP、IL-6、FERR 等）均显著升高而免疫球蛋白正常，也可进一步排除晚发型强直性脊柱炎。建议完善与强直性脊柱炎相关的特异性指标 HLA-B27 能更好地有助于疾病的鉴别诊断。

本案例患者最终诊断为风湿性多肌痛（polymyalgia rheumatica，PMR），它是仅次于类风湿关节炎（rheumatoid arthritis，RA）的第二大老年炎症性风湿病。根据 2012 年 ACR 和 EULAR 制定的 PMR 分类标准（表 27.1），影像学检查已成为 PMR 诊断、鉴别诊断的重要工具，且超声检查在 PMR 中较为有用，常可见肩峰下三角肌滑囊炎和渗出，肱二头肌腱鞘炎，肩胛肱关节炎症以及髋关节滑膜炎和转子炎；但其局限性在于超声检查对身体的渗透有限，并在声学窗口中受限，很难评估深囊和腱的结构，尤其是臀部。因此，不包括超声检查结果的诊断敏感度为 68%，特异度为 78%，包括超声检查结果的诊断敏感度为 66%，特异度为 81%。

表 27.1　2012 年美国风湿病学会和欧洲抗风湿病联盟制定的 PMR 分类标准

必要条件：年龄 >50 岁，双侧肩胛部疼痛，C 反应蛋白升高和 / 或红细胞沉降率增快		
条件	评分 a（分）	评分 b（分）
晨僵持续时间 >45 min	2	2
髋部疼痛或活动受限	1	1
类风湿因子或抗环瓜氨酸蛋白抗体阴性	2	2
无其他关节受累	1	1
超声检查：至少一侧肩部具有三角肌下滑囊炎和 / 或肱二头肌腱鞘炎和 / 或盂肱关节滑膜炎（后侧和腋窝处），并且至少一侧髋关节具有滑膜炎和 / 或转子滑囊炎	不计分	1
超声检查：双侧肩部有三角肌下滑囊炎、肱二头肌腱鞘炎或转子滑囊炎	不计分	1

注：a 不包括超声检查结果，评分为 0~6 分，≥ 4 分可诊断风湿性多肌痛；b 包括超声检查结果，评分为 0~8 分，≥ 5 分可诊断风湿性多肌痛

由图 27.1 结合表 28.1 可知，若采用 a 评分，本例患者评分为 5 分（无其他关节受累不得分）≥ 4 分；若采用 B 评分，本例患者评分为 6 分（无其他关节受累不得分）≥ 5 分；均可诊断风湿性多肌痛。

PMR 的主要临床表现为四肢近端肢体和躯干的肌肉疼痛与僵硬，无特异性的实验室检查指标及病理学改变，更多的是排除性诊断。临床上如存在其他特异性疾病，如类风湿

超声所见：
髋关节：
　　右侧髋关节探及液性暗区，较深约 2.4 mm，滑膜增厚，较厚约 2.0 mm，骨皮质不光滑，表面可见骨赘形成。
　　左侧髋关节探及液性暗区，较深约 1.7 mm，滑膜增厚，较厚约 3.1 mm，骨皮质不光滑，表面可见骨赘形成。

超声提示：
双侧髋关节少量积液伴滑膜增厚　骨赘形成

图 27.1　患者的髋关节超声检查结果

关节炎、慢性感染、多发性肌炎或恶性肿瘤等，则排除 PMR 诊断。

　　有研究表明，病原体如肺炎支原体、细小病毒 B19、腺病毒、呼吸道合胞病毒等可能通过诱导单核细胞 / 树突状细胞活化，产生促炎细胞因子，进而诱发 PMR 发生发展。临床提示，感染或流感疫苗接种后触发的 PMR/GCA 与特定的人类白细胞抗原 HLA-DRB1 和 HLA-DQB1 有关，尤其是 HLA-DRB1*04 和 HLA-DRB1*1301。询问本案例患者，前不久亦有流感疫苗接种史与疱疹病毒感染史，特别符合感染或流感疫苗接种后触发的 PMR，并且就诊时 CRP 特别高，最高峰值达 175.25 mg/L。这类患者或是 PMR 的一种特定亚型：对糖皮质激素（glucocorticoid，GC）反应更快，在诊断时 CRP 数值更高。

　　GC 是目前治疗 PMR 的一线药物。患者疾病初期排除感染后，尝试低剂量的 GC 减轻症状，临床效果明显，明确诊断并规范应用 GC 与甲氨蝶呤治疗，能显著缓解以疼痛、活动受限为主要表现的临床症状，各项炎症指标逐渐恢复正常。PMR 经合理的治疗，可迅速缓解或痊愈；大多预后良好，亦可迁延不愈或反复发作；疾病后期可出现失用性肌萎缩等严重情况。

知识拓展

　　风湿病是风湿性疾病的简称，泛指影响骨、关节及其周围软组织，包括肌肉、滑囊、肌腱、筋膜、神经等的一组疾病。主要症状是关节及其周围组织的疼痛、红肿，甚至活动受限。

　　绝大部分风湿病是机体的免疫系统紊乱导致的。造成机体免疫系统紊乱的因素很多，如细菌或病毒（链球菌、EB 病毒等）感染、性激素水平升高（如青年女性雌激素水平过高可能发展为 SLE）、外伤导致的组织损伤（外伤导致组织细胞破裂，释放了某些抗原，机体产生针对这些抗原的抗体，从而发生了自身免疫现象发展为风湿病）、生活环境不良（如长期紫外线照射，长期疲劳，营养不良等）等。

风湿病并不是一种疾病，而是一类疾病的统称，包含几十上百种，大致分为三类。第一大类：自身免疫性疾病，也称为结缔组织病，包括类风湿关节炎、系统性红斑狼疮、干燥综合征、多发性肌炎、皮肌炎、硬皮病、系统性血管炎等，表现为多脏器损害和血液中有多种自身抗体；第二大类：自身炎症性疾病，以全身炎症指标增高有或无发热为特点的，病情复杂多样，常被称为疑难杂症；第三大类：混合类型，发病机理介于自身免疫和自身炎症之间，某些阶段以自身免疫反应为主，某些阶段以自身炎症反应为主。

风湿性多肌痛（PMR）是一种以颈部、肩胛带和骨盆带肌肉疼痛、晨僵，红细胞沉降率（ESR）升高，伴或不伴发热等全身反应为表现的综合征。目前 PMR 发病机制尚不明确，认为是自身炎症性疾病或自身免疫性疾病，在特定遗传背景下，感染触发炎症反应，导致相关免疫系统的激活或是 PMR 发病的重要机制。不同研究显示，PMR 患病率为 0.37%~1.53%。我国尚无 PMR 流行病学调查资料，但临床上并不少见。

PMR 与巨细胞动脉炎（giant cell arteritis，GCA）密切相关，GCA 患者中约 40%~50% 有 PMR 样表现，而约 20% PMR 患者同时合并 GCA。尽管 GCA 发病机制已被广泛研究，但 PMR 发病机制复杂，目前尚未完全明确。因此，诊断时需要仔细查看是否存在巨细胞动脉炎的相关临床表现，以评估是否并发 GCA。当出现血管供血不足的表现，包括下肢跛行、动脉杂音和双臂血压差大时，应警惕合并 GCA 的可能性。

综上所述，PMR 的诊疗要点包括：① 50 岁以上人群，伴或不伴发热等全身反应，四肢近端肢带肌疼痛、僵硬，急性期炎症水平升高，考虑 PMR 可能；②目前较常用的诊断标准为 Healey 分类标准（1984 年）及 2012 年 ACR 和 EULAR 制定的 PMR 分类标准，后者分类标准中，增加了肌肉骨骼超声的应用及评分细则；③鉴别诊断需除外 GCA、类风湿关节炎、慢性感染、恶性肿瘤等；④确诊 PMR 后使用激素治疗，剂量不宜过大，并视患者症状、体征、实验室检查指标等情况规律、逐渐减量，定期随诊，尽量减少不良反应，多数患者预后良好。

案例总结

感染细菌或病毒、性激素水平升高、生活环境不良等原因，都可能引发自身免疫系统的功能紊乱。紊乱后的免疫系统会不断产生抗体，无差别地攻击自身，让身体产生炎症反应。通常情况下，最先受到攻击的部位是关节内滑膜的位置。因此，很多患者早期会出现滑膜炎的症状，如关节肿胀、疼痛等，可能会首先就诊骨科或者其他科室，按照滑膜炎或者其他症状对症治疗，但是效果短暂或者症状无明显改善，甚至持续进展，如本案例一样。本案例在排除了感染、肿瘤等疾病，能考虑到风湿免疫方向，并且在风湿免疫类抗体谱均为阴性的情况下，还能考虑到风湿性多肌痛，给予了患者正确、及时的诊治。

本案例提示我们，在发现非特异症状或某些指标改变时，不可用惯性思维做出诊断，而应该临床与检验充分沟通，检验为临床提供有价值的检测指标和检测思路，协助临床诊疗，临床采用必要的检验、检查技术，这样才能为患者做出正确、及时的诊断，寻求最理想的治疗方案。

专家点评

发热是临床上最常遇见的症状之一，可见于各种病原体感染、肿瘤、自身免疫性疾病、内分泌代谢疾病、神经系统疾病等，由于发热缺少特异性，往往给一些发热的原因确认带来一定的困难。

本案例发热患者通过相关实验室和影像检查可排除感染、肿瘤等常见的引起发热的因素。因此，需要首先考虑另外一组可能引起发热的疾病，即自身免疫性疾病。在患者ANA、ENA、RF、CCP等项目均正常的情况下，临床医生和检验医生并没有完全排除自身免疫性疾病，而是考虑到风湿性多肌痛（PMR）的可能性。

考虑该患者为女性，具有疼痛、晨僵等症状，骨关节彩超和核磁等影像学检查提示右膝退行性病变及滑膜炎，髋关节核磁提示髋关节积液、肌筋膜炎可能；实验室检查结果为ESR和CRP显著升高，自身抗体阴性。以上均符合PMR的临床特点，使用小剂量糖皮质激素治疗后症状短时间内明显缓解，也进一步证实了PMR的诊断。

自身抗体在自身免疫性疾病的发生、诊断和治疗监测中发挥着关键的作用，但是对于自身抗体的研究还很不充分，许多自身抗体还没有被发现或证实，而即使是已经被证实的自身抗体，临床也没有开展常规检测，因此，自身抗体阴性也不能够完全排除自身免疫性疾病。另一方面，存在自身抗体也并不等同于发生自身免疫性疾病，自身抗体也可存在于无自身免疫性疾病的正常人，特别是老年人。因此，自身免疫性疾病的诊断除了要关注临床常用的自身抗体外，还需要关注与自身免疫相关的一些非特异的实验室检查，如 ESR、CRP、血常规、细胞因子等，也需要结合患者的临床症状、影像学检查、治疗反应等。此时，需要检验与临床密切合作和沟通，检索文献并层层推进，反复推敲，最终明确病因。

参考文献

［1］ 刘又宁.感染相关生物标志物临床意义解读专家共识［J］.中华结核和呼吸杂志，2017，40（4）：243-257.

［2］ Cleland D A，Eranki A P. Procalcitonin.［Updated 2023 Apr 23］. In：StatPearls［Internet］. Treasure Island（FL）：StatPearls Publishing；2024 Jan.

［3］ 降钙素原在成人下呼吸道感染性疾病分级管理中的应用专家共识组，郭伟，张国强，等.降钙素原在成人下呼吸道感染性疾病分级管理中的应用专家共识［J］.中华急诊医学杂志，2021，30（4）：393-401.

［4］ 乌日汗，王士勇.降钙素原在恶性肿瘤患者感染诊治中的应用进展［J］.现代肿瘤医学，2020，28（3）：521-524.

［5］ NAKA T，NISHIMOTO N，KISHIMOTO T. The paradigm of IL-6：From basic science to medicine［J］.Arthritis Research，2002，4（Suppl 3）：S233-S242.

［6］ 唐春花,感染相关生物标志物在临床应用的进展[J].世界最新医学信息文摘，2019,19(55)：44-45，47.

［7］ 梁彩平，钟燕玲，江炎章，等.风湿性疾病合并感染患者血清铁蛋白、降钙素原、C 反应蛋白和白介素 6 的表达及临床意义［J］.中国当代医药，2021，28（3）：71-73.

［8］ 卓玛.AFP、SF 与 CA199 联合检测在肝癌诊断中的意义［J］.临床荟萃，2000，15（4）：178.

［9］ 王爱华，管世鹤，杨凯，等.血清铁蛋白含量与 HBV 相关慢性肝病的临床相关性［J］.中国微生态学杂志，2018，30（3）：308-311.

［10］ 连帆，杨岫岩，梁柳琴，等.血清铁蛋白水平对成人斯蒂尔病诊断的临床价值［J］.中华风湿病学杂志，2005，9（6）：338-341.

以肌无力为首发症状的特发性炎症性肌病1例

28

作　　者：韩振刚[1]，孙伯坚[2]（河北医科大学第一医院，1检验中心；2风湿免疫科）

点评专家：孙静娜（河北医科大学第一医院检验中心）

前　言

　　患者，男，58岁，因"双下肢无力8个月，加重伴双小腿肌痛2个月"入院。患者于2023年8月于河北工程大学附属医院行冠脉支架置入后出现双下肢无力，平素口干、饮水多，无眼干，无关节疼痛，无发热，无皮肤光过敏等，未予以重视及治疗。近2个月自觉上述症状加重，蹲下后起身困难，自诉双小腿压痛，周身乏力，活动耐力下降，平地走几百米感劳累。2024年3月28日，就诊于河北工程大学附属医院，诊断为"肌溶解综合征"，入院后停用阿托伐他汀，给予丹红注射液、谷胱甘肽、甘草酸单胺半胱氨酸、环磷腺苷葡胺注射液静滴，保肝、降酶、抗氧化、改善循环，口服氨氯地平片降压等综合治疗后，患者周身乏力、肌痛等症状无明显缓解，10余天前出现胸闷，平卧位加重，伴咳嗽、咳痰，咳少量白痰，为求进一步诊治就诊于我科门诊。

案例经过

　　如前所述，患者入院症见：双下肢无力8个月，加重伴双小腿肌痛2个月。自发病以来，患者精神可，饮食可，睡眠可，二便正常，体重无明显变化。患者平素身体较弱，否认病毒性肝炎、肺结核病史，高血压病史 10 余年，血压最高达 160/110 mmHg，现口服"盐酸贝那普利 1 片 bid，苯磺酸氨氯地平 1 片 bid，酒石酸美托洛尔 12.5 mg bid"降压治疗，血压控制不详；糖尿病病史，未应用药物，血糖控制不详；否认高血脂病史，冠状动脉粥样硬化病史 1 年，曾于 2023 年 8 月、2023 年 10 月分别行冠状动脉支架置入术，术后规律口服"阿司匹林 100 mg qd、替格瑞洛 90 mg bid、单硝酸异山梨酯 40 mg qd"抗血小板聚集、扩张血管；否认脑血管疾病，否认精神病史、地方病史、职业病史，否认外伤、手术史，否认输血史，无药物过敏史，预防接种史不详。

体格检查：体温 36.5 ℃，心率 86 次 / 分，呼吸 18 次 / 分，血压 131/80 mmHg。神清语利，查体合作，全身皮肤黏膜无黄染，未见皮下出血点，未见皮疹，双手鱼际发红，前胸"V"形区发红。全身浅表淋巴结未触及肿大。两肺呼吸音清，未闻及干、湿性啰音及胸膜摩擦音。心律齐，各瓣膜听诊区未闻及器质性杂音，心包摩擦音未闻及。腹部平坦，腹软，无压痛、反跳痛及肌紧张。双小腿压痛，周身关节无肿胀、压痛，双下肢无明显水肿。神经系统查体：生理反射存在，病理反射未引出；四肢肌力 4 级。

初诊该患者为重症肌无力，检测重症肌无力七项：乙酰胆碱自身抗体（ACHR-Ab）、人抗骨骼肌受体酪氨酸激酶抗体（MUSK-Ab）、人抗连接素抗体（Titin-Ab）、人抗兰尼碱受体钙释放通道抗体（RyR-Ab）、人抗乙酰胆碱酯酶抗体（AchE-Ab）、抗 LRP4 抗体、P 型电压门控钙通道（VGCC）自身抗体。结果均为阴性，怀疑为自身免疫性肌炎导致的肌无力，开展肌炎自身抗体谱检查。患者肌炎自身抗体谱检查结果显示抗 HMGCR 抗体 IgG 阳性，结合其他检测结果，确诊为抗 HMGCR 抗体阳性的特发性炎性肌病（idiopathic inflammatory myopathies，IIM）。

案例分析

1. 检验案例分析

检查结果如下。

（1）血常规：嗜酸性粒细胞百分数 8.6%，嗜酸性粒细胞绝对值 0.70×10^9/L。

（2）生化检查：丙氨酸氨基转移酶（ALT）371 U/L，天冬氨酸氨基转移酶（AST）278 U/L，乳酸脱氢酶（LDH）881 U/L，α- 羟丁酸脱氢酶（α-HBDH）774 U/L，肌酸激酶同工酶（CK-MB）298 U/L↑，肌酸激酶（CK）10446 U/L↑。提示肌酸激酶同工酶、肌酸激酶显著升高。

（3）腹部彩超提示：胆囊壁胆固醇结晶；双下肢动静脉彩超提示：双下肢动脉粥样硬化斑块形成，双下肢静脉未见明显异常；肌电图提示：双下肢腰 5- 骶 1 神经根及其支配区呈神经源性异常，双侧胫神经 H 反射未引出，提示呈神经源性异常，骶 1 神经根受损不除外，其他被检肌及神经未见显著异常。

2. 临床案例分析

本案例患者为中老年男性，以双下肢无力，加重伴双小腿肌痛为首发表现，病程较长。重症肌无力七项自身抗体检测未提示存在重症肌无力，且重症肌无力治疗药物乙酰胆碱酯酶抑制剂、免疫抑制剂、免疫调节剂等疗效不佳。后进行肌炎自身抗体谱检测，检出抗 HMGCR 抗体阳性，提示存在特发性炎性肌病，且肌酸激酶、肌酸激酶同工酶水平异常显著升高。

特发性炎性肌病主要的临床表现为进行性肌无力，组织病理学表现为不同程度的肌肉组织炎性浸润。对该患者进行特发性炎症性疾病主要治疗为药物糖皮质激素治疗，患者肌无力症状明显改善。

知识拓展

HMGCR 抗体 IgG 阳性的临床意义：HMGCR 是一种以 NADPH 或 NADH 为供氢体的氧化还原酶，主要参与胆固醇的生物合成。HMGCR 抑制剂是血脂异常常用治疗药物之一。在药物使用者中，5%~20% 的人可产生抗 HMGCR 抗体，发生自限性肌病。这种肌病通常较温和，会随着用药的停止而消退。而极少数严重的患者会出现横纹肌溶解，血清 CK 值可达正常水平 10 倍以上。抗 HMGCR 抗体的出现与抗体相关自身免疫坏死性肌病（autoimmune necrotizing myopathy，ANM）有关，临床特点是进行性肌无力、CK 显著升高，但无他汀类药物接触史；肌肉活检通常显示肌纤维坏死和再生、轻度炎症、MHC 表达上调和免疫复合物沉积，部分肌细胞核和肌束异常。该抗体阳性患者均需要使用生物制剂联合免疫抑制剂治疗。

重症肌无力和自身免疫性肌炎（如多发性肌炎或皮肌炎）都是影响肌肉功能、患者会出现肌无力的自身免疫性疾病，但它们之间存在一些关键区别。

（1）病因和病理机制。重症肌无力是一种针对神经肌肉接头的自身免疫性疾病，主要特征是抗体攻击神经肌肉接头处的乙酰胆碱受体或其他相关蛋白，导致神经信号向肌肉传递受损，引起肌肉收缩能力下降和易疲劳。其特点是肌肉活动后力量减弱，休息后有所改善，表现为"晨轻暮重"的症状模式。自身免疫性肌炎：包括多发性肌炎和皮肌炎，这些疾病涉及肌肉组织本身的炎症，是免疫系统错误地攻击自身的肌肉纤维，导致肌肉疼痛、肿胀和无力。除了肌肉问题，皮肌炎还可能伴有皮肤症状，如皮肤红斑。肌炎的肌肉损伤通常不会表现出"晨轻暮重"的特点，而是持续性的肌肉无力和疼痛。

（2）临床表现。重症肌无力的典型症状包括眼睑下垂、复视、吞咽困难、发音不清和肢体无力，这些症状往往在活动后加重，休息后缓解。自身免疫性肌炎可能导致对称性四肢近端肌无力，即影响身体靠近躯干的肌肉，如大腿和上臂，伴随肌肉疼痛和僵硬，严重时也可能影响呼吸肌。

（3）诊断。重症肌无力的诊断通常基于临床表现、神经电生理检查（如重复神经电刺激试验）和血清中特定抗体的检测。自身免疫性肌炎的诊断则依赖于临床症状、肌酶水平（通常升高）、肌肉活检（显示炎症）以及自身抗体的检测。

（4）治疗。重症肌无力的治疗可能包括使用胆碱酯酶抑制剂、免疫抑制剂、免疫球蛋白治疗和在某些情况下进行胸腺切除术。自身免疫性肌炎的治疗主要依靠免疫抑制剂、皮质类固醇和其他免疫调节药物来控制炎症和减少免疫系统的攻击。

尽管这两种情况都属于自身免疫性疾病，但它们影响的部位、临床表现、诊断方法和治疗策略都有所不同，因此，需要更专业的医学评估和更有针对性的治疗方案。

案例总结

本案例为典型的抗 HMGCR 抗体阳性的特发性炎性肌病。由于患者症状明显，初期"双下肢无力 8 个月，加重伴双小腿肌痛"症状明显，怀疑为重症肌无力，但重症肌无力抗体未检出，继而怀疑为特发性炎性肌病引发的重症肌无力。肌炎自身抗体谱检出抗 HMGCR 抗体也印证、支持判断。区别诊断后，改用自身免疫性肌炎对症治疗措施，患者康复情况良好。本案例可为临床鉴别诊断重症肌无力及特发性炎性肌病提供参考。

专家点评

　　免疫介导坏死性肌病（immune-mediated necrotizing myopathy，IMNM）是2004年欧洲神经肌肉疾病中心（European neuromuscular disease center，ENMC）提出的一类特发性炎性肌病。当患者出现肌痛、肌无力等症状时，应该考虑到特发性炎性肌病的可能性。这类疾病是一组罕见的、以肌肉炎症和多种肌外表现为特征的异质性自身免疫性疾病，通常为慢性或亚急性发作。

　　对于病因不清的患者，进行肌炎自身抗体谱筛查是一种有效的诊断手段。肌炎自身抗体谱筛查有助于对特发性炎性肌病进行诊断和预后评估，包括抗ARS抗体、抗MDA-5抗体、抗Jo-1抗体、抗HMGCR抗体、抗SRP抗体等。通过该项检查，医生可以早期判断疾病的预后，并制订合理的治疗方案。除了肌炎自身抗体谱筛查，肌炎的确诊通常还需要结合其他检查方法，如肌酶谱测定、肌电图、肌肉活检和自身抗体检测等。这些检查方法能够综合评估肌肉损伤的程度和类型，进一步确认疾病的诊断。

　　回溯本案例患者在重症肌无力七项自身抗体检测未提示存在重症肌无力，且重症肌无力治疗药物疗效不佳后，进行肌炎自身抗体谱检测，进而被检出抗HMGCR自身抗体阳性的抗HMGCR肌病，提示临床医生应该更全面、同步地评估肌炎相关抗体筛查工作。

　　因此，对于疑似患有免疫介导坏死性肌病或其他特发性炎性肌病的患者，进行全面的检查和评估是非常重要的。通过综合运用各种检查手段，医生可以更准确地诊断疾病，为患者提供更有针对性的治疗方案。

参考文献

［1］　曾艳平，柳胤，解燕春，等.抗HMGCR/SRP抗体阳性的特发性炎性肌病特点分析［J］.神经损伤与功能重建，2019，14（7）：333-335，341.

［2］　崔慧慧，徐梓桐，王金萍，等.重症肌无力生物靶向药物治疗研究进展［J］.兰州大学学报（医学版），2023，49（12）：88-94.

［3］　RIVNER M H，QUARLES B M，PAN J X，et al. Clinical features of LRP4/agrin-antibody-positive myasthenia gravis：A multicenter study［J］. Muscle & Nerve，2020，62（3）：333-

343.

［4］ 张巍 . 特发性炎性肌病诊断发展历程［J］. 中国现代神经疾病杂志，2016，16（10）：651-655.

［5］ BENVENISTE O，STENZEL W，ALLENBACH Y. Advances in serological diagnostics of inflammatory myopathies［J］. Current Opinion in Neurology，2016，29（5）：662-673.

表现为血小板减少的干燥综合征 合并抗磷脂抗体综合征 1 例

29

作　者：林立岩[1]，刘艺[2]（四川大学华西医院，1 实验医学科；2 风湿免疫科）
点评专家：牛倩（四川大学华西医院）

前　言

　　患者，女，60 岁。因"口干、眼干 4 余年，四肢瘀斑 2 余年"来我院就诊。2 年前，患者无明显诱因出现双眼眼干伴左眼疼痛，伴双眼视力减退；伴口干，自觉唾液减少，但不影响进食，口干于夜间较重；伴四肢瘀斑，瘀斑为青紫色，散在分布于双侧前臂、双手背部、双侧大腿、双侧小腿、双侧足背皮肤，直径 0.5~2.5 cm 不等；伴牙龈出血，出血量较少，不刺激情况下亦有少量出血，表现为刷牙、进食硬物时出血增多；不伴发热、畏寒、咳痰、胸闷、胸痛、心慌、头晕、头痛、全身皮疹、皮肤巩膜黄染等不适。患者于当地医院就诊，完善相关辅助检查：IgG 26.90 g/L，抗核抗体（ANA）阳性 1∶3200 颗粒型，血小板（PLT）30×10^9/L，血沉（ESR）80 mm/h，抗 β2 糖蛋白 IgA 抗体 152.04 IU/mL，抗 β2 糖蛋白 IgM 抗体 2.5 IU/mL，抗 β2 糖蛋白 IgG 抗体 <2 IU/mL。诊断为"干燥综合征，血小板减少，视力受损"，遂予以地塞米松、输注血小板治疗，症状缓解。10天前，患者无明显诱因出现全身乏力，现患者进一步就诊于我院门诊，门诊后收入我科住院治疗。患者 ANA 阳性并有外分泌腺体症状，初步怀疑为干燥综合征，但患者骨髓穿刺涂片显示骨髓有核细胞增生活跃，细胞形态未见明显异常，需进一步完善检查以便对血小板减少进行诊断和鉴别诊断，从而开展后续治疗。

干燥综合征的主要表现为淋巴细胞增殖及进行性外分泌腺体损伤，同时血清中可检测到多种自身抗体，其中抗 SS-A 抗体、抗 SS-B 抗体阳性率最高。此外，大部分干燥综合征患者可出现系统损害，需与继发性疾病进行鉴别诊断。

案例经过

如前所述，患者入院查体见：全身乏力，双眼眼干伴左眼疼痛，口干，牙龈出血，睡眠、精神差，双侧大腿、小腿可见淡紫色瘀斑散在分布，直径约 0.5~2.5 cm。既往史：一般情况良好，否认肝炎、结核或其他传染病史，无特殊病史。体格检查：体温 36.3 ℃，心率 71 次 / 分，呼吸 20 次 / 分，血压 129/78 mmHg。一般情况：神志清醒，表情自如，慢性病容，发育正常，营养良好，自主体位，步态正常，查体合作。入院后完善三大常规、抗可提取性核抗原（ENA）抗体、抗 ds-DNA 抗体、抗中性粒细胞胞质抗体（ANCA）、凝血功能等干燥综合征鉴别诊断及血小板减少病因筛查。结果显示，抗 ENA 抗体测定：抗 SS-A 抗体、抗 SS-B 抗体阳性；凝血功能检查：D- 二聚体 0.7 mg/L；ANCA、抗 ds-DNA 抗体均为阴性。进一步完善：①唇腺活检，为患者诊断干燥综合征提供依据；②进行骨髓形态学、抗磷脂抗体检测，行下肢静脉彩超检查，以明确血小板减少的病因。

实验室检查结果如下。

（1）骨髓形态学：骨髓有核细胞增生活跃，粒红比值为 3.92。粒系占 67.4%，细胞形态未见明显异常，可见嗜酸性粒细胞。红系占 17.2%，以中晚幼红细胞增生为主，形态未见明显异常。全片可见巨核细胞 45 个，分类 25 个：幼巨核细胞 5 个、颗粒巨核细胞 18 个、产板巨核细胞 1 个和裸巨核细胞 1 个，形态未见明显异常。NAP 染色：阳性率 34%，积分 60 分。

（2）流式细胞学：未见明显异常。

（3）骨髓活检：①骨髓有核细胞增生活跃（造血容量）约 45%，粒红比大致正常，未见典型幼稚前体细胞异常定位（ALIP）及热点现象；②粒系各阶段细胞均可见，以偏成熟细胞为主；③红系各阶段细胞均可见，以中晚幼红为主；④巨核细胞数量在正常范围，以分叶巨核细胞为主；⑤淋巴细胞散在分布；⑥骨髓间质未见明显胶原纤维化，未见骨硬化，免疫组化未见明显异常。结论：骨髓增生活跃，巨核系增生可。

（4）骨髓增生异常综合征（myelodysplastic syndrome，MDS）相关荧光原位杂交（FISH）未见明显异常。

（5）狼疮抗凝物检测：狼疮抗凝物筛查 19.7 s，狼疮抗凝物确诊 32.3 s，狼疮抗凝物（LA）比率 1.54。

（6）抗心磷脂抗体检测：抗心磷脂 IgA 抗体 116 IU/mL，抗 β2 糖蛋白 IgA 抗体 156 IU/mL。

（7）唇腺活检：少许活检组织（唇腺），涎腺组织慢性炎症，可见淋巴细胞，浆细胞浸润（>2 个灶）。

（8）下肢静脉彩超：腘静脉探及条索状高回声。

结合患者的临床表现和实验室结果，考虑诊断为原发性干燥综合征合并继发性抗磷脂抗体综合征。

案例分析

1. 检验案例分析

一般检查结果中，血常规显示：血小板 30×10^9/L↓；免疫球蛋白检查显示：免疫球蛋白 IgG 26.90 g/L↑；凝血功能检查显示：D- 二聚体 0.7 mg/L↑，提示患者可能存在血栓风险。

骨髓形态学未见明显异常；骨髓流式细胞学未见明显异常；骨髓活检结果显示：骨髓增生活跃，巨核系增生可。MDS 相关 FISH 未见明显异常。因此，可基本排除因生成减少导致的血小板减少症。

抗核抗体（ANA）检测对于自身免疫性疾病的诊断和疾病分类具有重要意义。目前，以 HEp-2 细胞为基质对抗核抗体进行间接免疫荧光检测是公认的抗核抗体检测的参考方法。该患者抗核抗体检测结果为抗核抗体阳性，核型为颗粒型，滴度为 1 ： 3200（图 29.1、图 29.2），该结果有助于指导患者进行下一步特异性血清学分析。

抗可提取性核抗原（ENA）抗体是一类针对包括 Sm、nRNP（主要成分是 U1-RNP）、SS-A、SS-B、Scl-70、Jo-1、核糖体 P 蛋白等在盐水中可溶解抗原的自身抗体，其中抗 SS-A 抗体和抗 SS-B 抗体多见于干燥综合征（Sjögren's syndrome，SS）和系统性红斑狼疮（systemic lupus erythematosus，SLE）患者。抗 SS-A 抗体还可能是 ANA 阴性

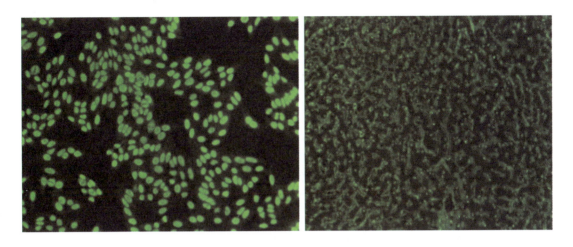

图 29.1　抗核抗体间接免疫荧光检测 HEp-2 结果　　图 29.2　抗核抗体间接免疫荧光检测肝组织片结果

SLE 患者体内唯一的自身抗体。本案例患者抗 SS-A 抗体和抗 SS-B 抗体均为阳性，结合患者口眼干燥的症状及 ANA 颗粒型阳性的结果，高度怀疑 SS，但需排除 SLE。

　　抗 ds-DNA 抗体对于本病的鉴别诊断具有重要价值。抗 ds-DNA 抗体是 SLE 的诊断条件之一（诊断特异度为 95%），其检测方法推荐首选以绿蝇短膜虫为基质的间接免疫荧光法。该病例抗 ds-DNA 抗体检测结果为阴性（图 29.3），且患者无明显的 SLE 相关症状体征，初步可排除 SLE。然而，如果需要明确 SS 的诊断，还需要组织病理学检查加以证实。

图 29.3　抗 ds-DNA 抗体间接免疫荧光检测结果

　　患者凝血功能检查提示 D- 二聚体升高，其余正常，骨髓形态学结果正常。为明确血小板减少症的病因，继续完善相关检查。狼疮抗凝物、抗心磷脂抗体及抗 β2 糖蛋白 I 抗体作为抗磷脂综合征分类标准中的实验室指标，已广泛应用于临床。狼疮抗凝物检查提示患者存在狼疮抗凝物：狼疮抗凝物筛查 19.7 s↓，狼疮抗凝物确诊 32.3 s，LA 比率 1.54↑。抗磷脂抗体检测显示患者存在抗心磷脂抗体及抗 β2 糖蛋白抗体：抗心磷脂 IgA 抗体 116 IU/mL↑，抗 β2 糖蛋白 IgA 抗体 156 IU/mL↑，此两项结果均提示患者存在抗磷脂综合征，且与 D- 二聚体检测结果相互验证。同时，患者 2 年前抗 β2 糖蛋白 I 抗体检测：抗 β2 糖蛋白 IgA 抗体 152.04 IU/mL↑，符合抗磷脂综合征的诊断标准。

2. 临床案例分析

补充组织病理学检查，唇腺活检显示：少许活检组织（唇腺），涎腺组织慢性炎症，可见淋巴细胞，浆细胞浸润（>2 个灶）。下肢静脉彩超显示：腘静脉探及条索状高回声。

结合患者病史、症状、体征及实验室检查结果，患者确诊为干燥综合征，血小板检查显示血小板减少症。在临床症状方面，患者双侧大腿、小腿可见淡紫色瘀斑散在分布，伴全身血小板持续降低，提示可能存在静脉血栓。经下肢静脉彩超确认血栓存在，且输注血小板后无法恢复，未见骨髓纤维化等其他证据，结合抗磷脂抗体检测结果，诊断为原发性干燥综合征合并抗磷脂综合征。

知识拓展

原发性干燥综合征（primary Sjögren's syndrome，PSS）是一种以淋巴细胞增殖及进行性外分泌腺体损伤为特征的慢性炎症性自身免疫性疾病。根据 2016 年 ACR 和 EULAR 联合制定的 PSS 分类标准，本案例患者眼干、口干并持续 3 个月以上，伴 ANA 高滴度颗粒型阳性，考虑为疑似 PSS 患者，最终依据涎腺组织淋巴细胞浸润且灶性指数 ≥ 1 个灶、血清抗 SS-A 抗体阳性被确诊为 PSS 患者。该患者除有涎腺、泪腺功能受损外，还伴有 PSS 常见的高免疫球蛋白血症，也为 PSS 的确诊提供了参考依据。

抗磷脂综合征（antiphospholipid syndrome，APS）是一种以反复血管性血栓事件、复发性自然流产、血小板减少等为主要临床表现，伴有抗磷脂抗体谱持续中、高滴度阳性的自身免疫性疾病。血小板减少是 APS 患者常见的临床表现之一，发生率为 20%~53%，通常继发性 APS 较原发性 APS 更易发生血小板减少。本案例患者凝血功能检查排除了遗传性或获得性凝血功能异常，骨髓涂片排除了骨髓增生性疾病，最终以临床表现（四肢瘀斑、血小板减少）结合实验室检查（狼疮抗凝物、抗心磷脂抗体、抗 β2 糖蛋白抗体持续阳性）诊断为 APS。

治疗方面，需要考虑以下几个方面。

①疑诊 APS 患者的管理：尽管患者在首次就诊时并未完全达到 APS 的诊断标准，但已出现网状青斑、血小板减少等 APS 相关临床表现及狼疮抗凝物、抗 β2 糖蛋白 IgA 抗体阳性，因此，该患者同样存在血栓形成的风险，应在管理与治疗上与 APS 患者等同。

②用药指导：阿托品、利尿剂、抗高血压药、雷公藤等可加重口、眼干燥，应提醒患者避免使用。

③口干燥症：PSS 患者必须接受定期口腔健康监测和护理，预防牙周病，轻度腺体功能受损可使用非药物刺激唾液腺分泌，如咀嚼无糖口香糖结合唾液替代品、润滑剂和 / 或机械刺激。

④眼干燥症：严重 PSS 患者每天至少使用两次人工泪液。一般建议使用含有透明质酸盐或羧甲基纤维素且不含防腐剂的人工泪液，润滑油膏通常只在睡前给药，以免长期使用损害视力。

⑤血栓性 APS 治疗：长期充分抗凝是治疗血栓性 APS 的关键。常用的抗凝药物包括维生素 K 拮抗剂华法林及肝素或低分子肝素，可单用亦可联合抗血小板药物阿司匹林。血细胞减少尤其是血小板严重减低需给予激素治疗，甲泼尼龙冲击治疗（0.5~1 g/d）或者作为诱导缓解治疗。对反复治疗效果不佳者可静脉用大剂量免疫球蛋白 0.4 g/（kg·d），3~5 d，需要时可重复使用。

案例总结

本案例患者以"口干、眼干 4 余年，四肢瘀斑 2 余年"等表现入院，依据较典型的临床表现怀疑为原发性干燥综合征，之后通过抗核抗体、抗可提取核抗原抗体等检查为本病的诊断指明了方向，同时由于凝血功能障碍而进行抗 ds-DNA 抗体检测以便对系统性红斑狼疮进行鉴别诊断。最后，唇腺病理检查提供的灶性淋巴细胞浸润性唾液腺炎（FLS）指向了原发性干燥综合征的诊断。此外，血小板减少涉及的疾病较多，明确病因后方能进行有效治疗，抗磷脂抗体作为相对无创的检查，对抗磷脂综合征具有重要的诊断价值，在本案例患者血小板减少的病因明确中发挥了重要作用。

本案例提示，临床发现非特异性指标异常时，应首先结合患者的临床症状与原发性疾病的特点，拓宽思路寻找可能与原发性疾病相关的继发性疾病进行排查，综合运用特异性与非特异性检验、骨髓检查、病理活检等方式，并注重检验结果之间的相互验证，发挥其鉴别诊断的价值，尽早做出明确诊断以指导治疗的开展，同时应注重对疑似但未达到诊断标准患者的治疗与管理，力求在最佳时机开展对应治疗以防止疾病进展。

专家点评

本案例展示了全面的系统评估在诊断复杂病例中的重要性，通过多系统的症状和体征进行综合分析，最终确定了两种系统性疾病的存在。在此基础上，临床根据综合检查结果为患者制订了个体化的治疗方案，对症处理以预防并发症的发生。整个案例过程展示了如何通过系统的临床思维和科学的诊疗流程来管理复杂的病例。

该案例的诊断存在一系列要点：① PSS 的诊断：PSS 属全球性疾病，是最常见的中老年人自身免疫性结缔组织病，在我国人群中的患病率为 0.33%~0.77%，以女性患者为多见。该病存在起病隐匿、临床表现多样、病情轻重不一等问题，导致早期诊断较为困难。PSS 的诊断除口、眼干燥的临床表现外，更有赖于免疫学检测，包括 ANA（80% 的 PSS 患者阳性）、抗 ENA 抗体、类风湿因子（RF，70%~90% 的 PSS 患者阳性）、免疫球蛋白（高免疫球蛋白血症是 SS 的特征之一，以 IgG 增高最为常见）等。本案例患者为中老年女性，临床表现较为典型，同时实验室检查中高滴度的 IgG 及阳性的 ANA 和抗 ENA 抗体谱结果对其 PSS 的诊断起到了重要的提示作用。②血小板减少症的病因明确：PSS 可发生血液系统受累，发生率为 10%~24%，常见的表现为贫血、白细胞减少、血小板减少及继发性淋巴瘤，其中以白细胞减少最常见，其次为血小板减少症。APS 血栓形成时血小板消耗也可出现血小板减少，且继发性 APS 较原发性 APS 更易发生血小板减少，然而继发性 APS 通常与 SLE 相关，占所有继发性 APS 的 70% 以上，仅有 3%~10% 的 PSS 患者可能出现继发性 APS。综合这两点原因，本案例中如何想到患者可能同时伴有继发性 APS 是明确其血小板减少病因的主要难点。但实际上，PSS 相关的血小板减少症通常可伴有骨髓巨核细胞成熟障碍和血小板生成障碍，而本案例患者的骨髓相关检查均未见明显异常。此外，APS 是以血管性血栓事件为主要临床表现的疾病，抗磷脂抗体是 APS 的重要诊断指标，但同时也是 SLE 的主要诊断指标之一，患者抗磷脂抗体阳性但抗 ds-DNA 抗体阴性，且现有的临床证据不足以支撑 SLE 的诊断。因此，在结合下肢静脉超声检查结果的基础上，基本可考虑诊断为 APS。

由于自身免疫性疾病通常起病隐匿，需要依赖多种检验、检查结果进行综合判断，基于临床、检验、超声等多学科合作的诊疗模式对本病例的最终诊断起到了重要作用。因此，多学科合作的诊疗模式对于此类患者的精准诊断与及时治疗的重要性不容小觑。

参考文献

［1］ 张文，陈竹，厉小梅，等.原发性干燥综合征诊疗规范［J］.中华内科杂志，2023，62（9）：1059-1067.

［2］ 中国研究型医院学会血栓与止血专业委员会，周洲，唐宁，等.狼疮抗凝物检测与报告规范化共识［J］.中华检验医学杂志，2024，47（2）：129-135.

［3］ 赵久良，沈海丽，柴克霞，等.抗磷脂综合征诊疗规范［J］.中华内科杂志，2022，61（9）：1000-1007.

［4］ 栗占国，贾汝琳，等.自身免疫病诊断中抗体检测方法的推荐意见［J］.中华检验医学杂志，2020，43（9）：878-888.

第二篇

过敏性疾病

从湿疹确诊为 IgE 增高的特应性皮炎 1 例

30

作　　者：聂芳[1]，唐然[2]（成都市第二人民医院，1 检验科；2 皮肤科）

点评专家：张欣（成都市第二人民医院）

前　言

湿疹是一种广泛定义的炎症性皮肤病，具有慢性、瘙痒性的特点，可能由多种因素引发，包括遗传、免疫功能异常、环境等内外部因素。

临床上一般通过体格检查观察皮肤表面是否出现皮疹、皮疹的状态、是否瘙痒等症状，可以初步诊断湿疹。湿疹通常需要与接触性皮炎、神经性皮炎、脂溢性皮炎、银屑病、荨麻疹等皮肤疾病相鉴别。特别要与一种在定义、诊断标准、疾病覆盖范围等方面与湿疹有很大的重合，被称为遗传过敏性湿疹或异位性皮炎的特定湿疹类型——特应性皮炎（atopic dermatitis，AD）相鉴别，特应性皮炎通常具有比湿疹更强烈的遗传背景，往往与特定的过敏性疾病家族史相关，治疗时可能需要更强调抗过敏和免疫调节的方法。快速从湿疹诊断为特应性皮炎不仅可以尽早寻找到病因，还能控制症状，减少复发，提高患者的生活质量。

案例经过

患者，女，47岁。2024年4月26日因"全身红斑、丘疹伴痒半年余"就诊于我院。皮肤科专科查体：全身大量大小不一的红斑、丘疹，对称分布，边界清楚，部分融合成大片，少许鳞屑，无水疱，未见瘀点、瘀斑，未见糜烂溃疡，未见渗血渗液（图30.1）。诊断为湿疹，予以口服依巴斯汀片，外用丁酸氢化可的松软膏、夫西地酸乳膏治疗。

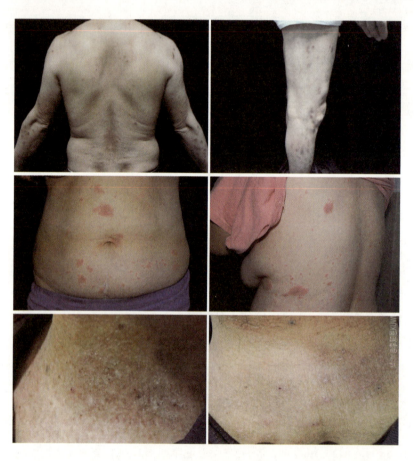

图30.1 初次治疗查体

治疗后患者症状缓解不明显，并反复发作，患者首次治疗后疗效欠佳，反复发疹，遂于2024年5月9日再次于我院就诊。皮肤科专科查体：范围扩大，皮疹增多，范围扩大，伴剧烈瘙痒，严重影响睡眠（图30.2）。

基于前期治疗后仍反复发作，需要进行鉴别诊断，询问患者家族过敏史发现其子女有过敏性鼻炎，遂进一步进行相关实验室检查（图30.3）。

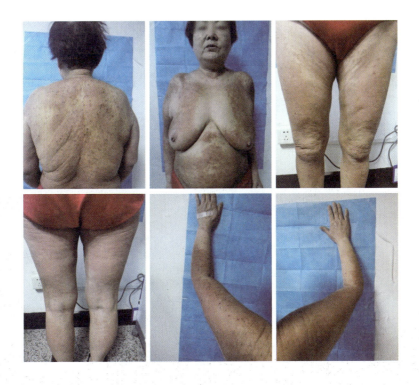

图 30.2　第二次查体

家族过敏史
——仔细询问家族史发现其子女有过敏性鼻炎。（考虑 AD）
接触史
——患者没有接触过金属、化妆品、化学物质后就出现皮肤红肿瘙痒的现象。（排除接触性皮炎）
症状出现的部位
——患者症状没有主要出现在头面部、躯干部等皮脂分泌旺盛的部位。（排除脂溢性皮炎）
症状出现的时间和频率
——患者没有夜间阵发性剧烈瘙痒的症状。（排除疥疮）
进一步检查
——需要进行实验室相关检查，如血常规、常规生化、感染性标志物、自身抗体、IgE（免疫球蛋白 E）、过敏原（吸入 + 食入 IgE21 项定量），还有进一步完善皮肤组织刮片、胸部 CT。

鉴别诊断 ▷

图 30.3　进一步的鉴别诊断

实验室检查结果如下：

（1）血常规：中性粒细胞百分比（NEUT%）78.1%，淋巴细胞百分比（LYMPH%）13.1%，嗜酸性粒细胞百分比（EO%）0.3%，中性粒细胞计数（NEUT）7.2×10^9/L，单核细胞计数（MONO）0.7×10^9/L，降钙素原（PCT）0.32%。结果显示中性粒细胞百分比和绝对数都增高，考虑存在炎症。

（2）免疫球蛋白四项：IgE（免疫球蛋白 E）366.0 IU/mL↑。结果显示，患者体内存在高 IgE，提示身体处于过敏状态。

（3）过敏原食入＋吸入 IgE21 项定量：IgE 479.00 IU/mL，屋尘螨 0.645 IU/mL，1 等级，粉尘螨 20.120 IU/mL，4 等级，屋尘 1.088 IU/mL，2 等级。提示患者可能对屋尘螨、粉尘螨、屋尘等物质产生了过敏反应，这种过敏反应导致机体产生大量的 IgE 抗体，进而引发湿疹等过敏症状。

（4）胸部 CT：双肺慢性感染灶；右肺上叶间段胸膜下、左肺下叶背段可见小结节，约 0.2 cm（图 30.4）。

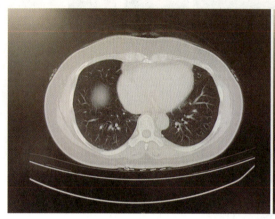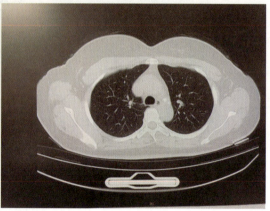

图 30.4　胸部 CT 检查结果

诊断与治疗方面：

（1）鉴别诊断。特应性皮炎患者在定义、诊断标准、疾病覆盖范围等方面与湿疹有很大的重合，从湿疹诊断为特应性皮炎主要基于症状表现、家族史、实验室检查这几个方面。

症状表现：特应性皮炎的典型症状包括慢性、反复发作性的皮肤瘙痒、红斑、干燥和角化。皮损可能出现在面部、颈部、手臂弯曲处、膝盖弯曲处等部位，常伴有皮疹、水疱或结痂。

家族史：患者家族中有患过类似疾病的人，这是特应性皮炎的一个重要特征。

实验室检查：血液中 IgE 浓度增高，白细胞计数异常，嗜酸性粒细胞计数也可能升高。这些实验室指标的变化有助于特应性皮炎的诊断。在诊断特应性皮炎时，医生还需要详细了解患者的病史、症状和实验室检查结果，并排除其他类似疾病，如荨麻疹、接触性皮炎等。AD 和湿疹的异同如图 30.5 所示。

（2）诊断标准。2016 年，北京大学人民医院皮肤科主任医师张建中团队提出了成人 AD 诊断的"中国标准"。该标准包括 3 条：①病程 >6 个月的对称性湿疹；②特应性个

AD 和湿疹的异同

AD	湿疹
• 精确诊断：符合一定标准的以湿疹为表现的患者可确诊为 AD	• 描述性诊断：病因不明者均可拟诊为湿疹，有"大纸篓"的角色
• 综合征：皮肤表现 + 过敏性鼻炎、哮喘、过敏性结膜炎等，血清总 IgE 和外周血 Eo 常升高	• 非综合征：可仅有炎症瘙痒性皮肤改变，而无其他器官特应性疾病异常
• 系统性疾病	• 皮肤病
• 比较明确的遗传性	• 遗传性不明确
• 慢性 / 慢性复发性病程	• 急性、亚急性或慢性病程

建议：尽可能下精确诊断，能诊断 AD 就不诊断湿疹

图 30.5　AD 和湿疹的异同

人史和 / 或家族史；③血清总 IgE 升高和 / 或外周血嗜酸性粒细胞升高和 / 或过敏原阳性（过敏原特异性 IgE 检测 2 级或 2 级以上阳性），第①条加上第②条或第③条中的任何一项即可诊断。这一标准只有 3 条，且加入了实验室检查项目，使诊断有了客观评价指标。通过在 2600 多例成人皮炎 / 湿疹患者中的应用显示，该标准的敏感性高于 Hanifin&Rajka 标准、Williams 标准。

综合患者的临床表现和实验室结果，根据张氏诊断标准诊断为特应性皮炎。

（3）治疗。治疗方案以外用止痒和抗生素药膏，口服抗组胺药、免疫抑制药、糖皮质类固醇药，注射生物制剂药（度普利尤单抗）达到止痒、抗炎、抗过敏、免疫调节等多重疗效，并嘱咐患者定期对室内消毒、除螨，佩戴口罩，减少与尘螨接触，勤换衣物、被褥，必要时来院进行脱敏治疗。

（4）随访情况。患者遵医嘱对症治疗后症状缓解，专科查体：特应性皮炎评分（SCORD）下降到 7 分，瘙痒数字评分量表（NRS）评分下降到 2 分；查血：中性粒细胞百分比下降到 57.3%，IgE 水平下降到 309，疗效明显（图 30.6）。嘱咐患者避免接触过敏原，按疗程注射度普利尤单抗，减少复发。

案例分析

1. 检验案例分析

本案例患者初诊为湿疹后，按一般湿疹对症治疗后效果并不好，反而瘙痒更加明显，

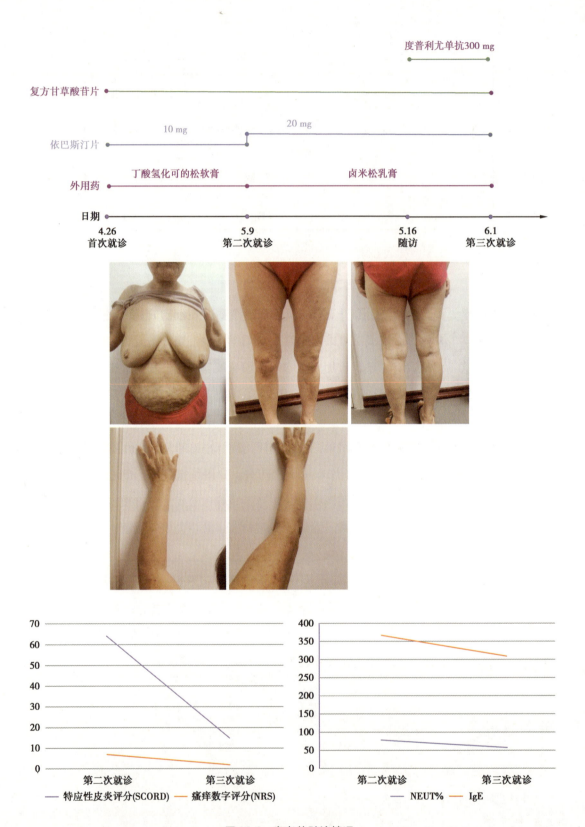

图 30.6　患者的随访情况

皮疹反复发生，不断增多，范围不断扩大，而且患者有过敏性鼻炎家族史，这时需要借助实验室检查检测血液中白细胞计数是否异常，IgE 浓度是否增高，能否找到过敏原。这些实验室指标的变化有助于特应性皮炎的诊断，并采取适当的治疗措施，如服用抗过敏药物（如氯雷他定或盐酸西替利嗪）等，以改善过敏症状并加速湿疹的恢复。同时，患者也可以通过避免接触过敏原、保持皮肤清洁、控制炎症反应和调整饮食等方法来降低 IgE 水平。

通过实验室检查后发现该患者 IgE 增高，通常表示身体处于过敏状态。IgE 是一种与过敏反应密切相关的免疫球蛋白，是 B 淋巴细胞分泌的一种抗体，当身体对某种过敏原产生过敏反应时，IgE 水平会升高。在湿疹的情况下，如果是由身体过敏引起，那么 IgE 增高可能表明患者对某种或某些物质产生了过敏反应，这些物质可能是食物、药物、花粉、尘螨等。这种过敏反应会导致机体产生大量的 IgE 抗体，进而引发湿疹等过敏症状[2]。通过过敏原检测发现该患者对屋尘螨、粉尘螨、屋尘三种物质有较强的过敏反应，明确过敏原后避免接触，对于减少湿疹的反复发作非常有帮助。

本案例患者从第一次诊断为湿疹到第二次诊断为特应性皮炎才短短十多天，而临床上有些患者受湿疹反复持续发作三年、五年甚至十年以上的都有，但因为各种原因未发现体内高 IgE 现象，未按特应性皮炎进行治疗，延误病情，反复持续发作。

2. 临床案例分析

患者首次就诊诊断为湿疹，使用抗组胺药及外用弱效糖皮质激素药膏后疗效不佳。第二次就诊时，考虑患者有过敏性鼻炎家族史，专科查体，特应性皮炎评分（SCORD）64 分，瘙痒数字评分量表（NRS）评分 7 分，特应性皮炎诊断明确，故系统使用免疫抑制剂雷公藤多苷和生物制剂（度普利尤单抗），并且外用强效激素软膏，嘱患者加强保湿，外用保湿霜，洗浴水温不宜过高，尽量避免去花粉尘螨较多的地方，忌辛辣刺激饮食以及食用后会明显加重症状的食物，经过系统治疗后，患者症状改善明显。特应性皮炎患者 IgE 可以评估病情的严重程度，预测预后，短期 IgE 水平不易下降，需要动态随访，定期复查，监测患者 IgE 水平。

知识拓展

对于 IgE 高的特应性皮炎，治疗时需要综合考虑多个方面。以下是一些常见的治疗方法。

（1）避免外界物质刺激：减少与可能引起过敏的物质接触，如花粉、尘螨、动物皮屑等。同时，注意避免使用刺激性的护肤品和化妆品。

（2）止痒治疗：使用抗组胺药物（如氯雷他定、西替利嗪等）或镇静剂来缓解瘙痒症状。这些药物有助于降低体内的 IgE 水平，从而减轻特应性皮炎的症状。

（3）外用药物治疗：在急性期，如果皮损没有渗液，可以使用氧化锌油等；如果渗出较多，可以使用 3% 硼酸溶液湿敷。当渗出减少时，可以使用糖皮质激素霜剂（如丁酸氢化可的松软膏、卤米松乳膏等）或钙调磷酸酶抑制剂（如他克莫司软膏、吡美莫司乳膏等）。这些药物有抗炎作用，可以减轻皮损症状。

（4）紫外线治疗：对于病情严重的患者，可以采用光化学疗法（PUVA）或中波（UVB）、长波（UVA）紫外线照射治疗。照射剂量需从小剂量开始，逐渐减量。

（5）脱敏疗法：根据皮内过敏原试验的结果，进行脱敏治疗。这有助于降低患者对特定过敏原的敏感性，减少特应性皮炎的发作。

（6）免疫治疗：根据病情的轻重和发病的急缓等，选用不同的药物，如类固醇皮质激素、环孢素、胸腺喷丁、干扰素等。另外，也可以应用结核菌素多糖肌内注射治疗特应性皮炎。

另外，美国皮肤病学会（American academy of dermatology，AAD）在 J Am Acad Dermatol.（影响因子 13.8）发布了最新版成人 AD 的治疗指南（图 30.7）。该指南在 2014 版指南基础上更新，基于现有证据，为成人 AD 患者使用生物制剂、Janus 激酶（JAK）抑制剂、传统免疫抑制剂以及光疗提供了循证建议。

需要注意的是，特应性皮炎的治疗需要根据患者的具体情况制订个性化的治疗方案，并在医生的指导下进行。同时，患者也需要注意保持良好的生活习惯和心态，避免过度焦虑和压力过大，将有助于减轻病情。

案例总结

本案例患者以"全身红斑、丘疹伴痒半年余"于我院就诊，初诊为湿疹，进行相应的治疗后，疗效并不好，反而红斑丘疹遍及全身，瘙痒更明显，皮疹更多，症状加重。免疫球蛋白 E 检测作为一种非侵入性的筛查方法，对从湿疹到特应性皮炎的鉴别诊断起了关键作用，同时，过敏原检测也为确定治疗方向提供了重要依据。最终，患者接受了针对 AD 的治疗方案，症状得到了缓解。

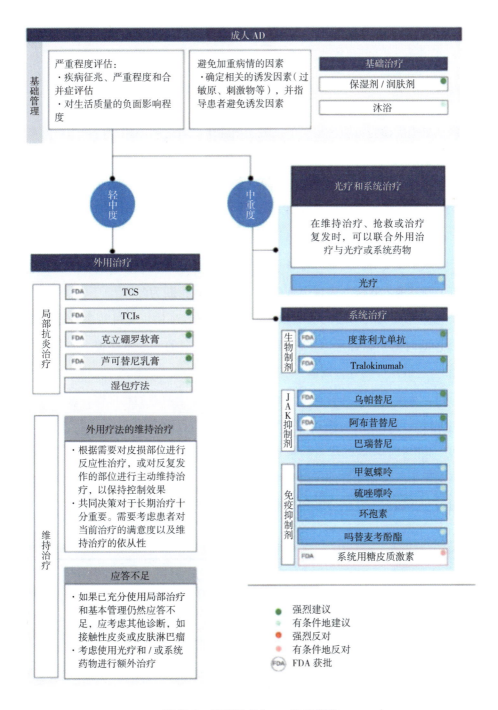

图 30.7 最新版成人 AD 治疗指南

此案例强调了当面对非特异症状时，我们不应仅凭惯性思维进行诊断，而应开阔思路，充分利用各种检验、检查技术来发挥其优势。基于客观的事实和证据，我们能够为患者做出更为合理的诊断和治疗方案。

专家点评

本案例从湿疹确诊为特应性皮炎的挑战主要在于两者之间的相似性和诊断的复杂性。

首先，特应性皮炎和湿疹在症状上有很多相似之处，如皮肤红肿、瘙痒、干燥、脱屑等，这使两者在临床表现上难以区分。因此，医生在诊断时需要仔细观察患者的症状，并结合病史、家族史等信息进行综合判断。

其次，特应性皮炎的确诊需要满足一定的诊断标准，包括特定的皮疹表现、个人或家族过敏史、皮肤干燥史等。然而，患者只符合部分标准，首次查体并未发现皮肤干燥及家族过敏史等，与其他皮肤病的表现也有相似，容易直接诊断为湿疹。

此外，特应性皮炎的病因尚不明确，可能与遗传、环境、免疫等多种因素有关。这使得医生在诊断时需要综合考虑多种因素，并进行必要的实验室检查，如免疫球蛋白 E（IgE）检测、过敏原检测等，以进一步明确诊断。

综上所述，从湿疹确诊为特应性皮炎的挑战主要在于两者的相似性、诊断的复杂性和病因的不确定性。可以通过检测 IgE 的水平确定是否与过敏反应有关，并且可以评估湿疹的严重程度，IgE 水平较高的患者病情较重，症状也较严重。IgE 的水平还可以预测湿疹的预后，有助于临床医生更好地了解病情的发展趋势。因此，医生在诊断时需要具备丰富的临床经验和专业知识，并结合多种检查手段进行综合判断。

参考文献

［1］ 中华医学会皮肤性病学分会免疫学组，特应性皮炎协作研究中心.中国特应性皮炎诊疗指南（2020 版）［J］.中华皮肤科杂志，2020，53（2）：81-88.

［2］ 关凯，向莉，倪鑫，等.过敏原特异性 IgE 检测结果临床解读中国专家共识［J］.中华预防

医学杂志，2022，56（6）：707-725.

[3] DAVIS D M R，DRUCKER A M，ALIKHAN A，et al. Guidelines of care for the management of atopic dermatitis in adults with phototherapy and systemic therapies［J］. Journal of the American Academy of Dermatology，2024，90（2）：e43-e56.

变应性支气管肺曲霉病合并血清癌胚抗原的病例分析

31

作　　者：郑贤惠 [1]，陈晓莹 [2]，陈如冲 [2]（广州医科大学附属第一医院，1 检验科；2 变态反应科）

点评专家：孙宝清（广州医科大学附属第一医院）

前　言

变应性支气管肺曲霉病（allergic bronchopulmonary aspergillosis，ABPA）是烟曲霉过敏引起的一种变应性肺部疾病，常发生于哮喘或囊性纤维化患者，表现为支气管哮喘和反复出现的肺部阴影，可伴有支气管扩张。该病并不少见，由于临床表现多样，诊断标准不一，且需要特殊的实验室检查，临床上存在诊断不及时、治疗不规范等情况。本案例分享一例 ABPA 合并血清癌胚抗原升高病例的鉴别诊断和诊疗过程，旨在归纳总结不典型 ABPA 与相似疾病（如肺癌）之间的诊疗要点，从而实现对不典型 ABPA 患者的早诊、早治，减少病情复发，以改善患者的生活质量。

案例经过

患者，男，慢性病程。8 余年前无明显诱因出现刺激性咳嗽，夜间及晨起为主，伴活动后气促，伴咳黄白痰，无畏寒、发热，无咯血、盗汗，无胸痛、心悸，无反酸、嗳气。

患者曾于外院诊断为支气管哮喘，未规范用药，症状反复。2021 年 5 月，外院胸部 CT 提示：双肺支气管扩张并感染，右上肺阴影，右上肺膨胀不全，肺气肿、右肺肺大泡或局限性气胸，病理见弥漫性嗜酸性粒细胞浸润。治疗不详。2021 年 12 月，外院复查胸部 CT 提示：双肺感染较前进展，仍有右中上肺实变，癌胚抗原（carcinoembryonic antigen，CEA）75.7 ng/mL。2022 年 1 月，拟以"肺不张、肺肿物"入院诊治。

既往史：过敏性鼻炎病史 10 余年。个人史：从事音箱制作工作 20 余年，长期接触胶水，有刺激性气味，未做特殊防护。吸烟 20 余年，约 20 支 / 日。专科情况：双肺呼吸音粗，可闻及支气管呼吸音，右侧为主，未闻及干、湿性啰音。

入院后完善相关检查。实验室检查：嗜酸性粒细胞数 0.80×10^9/L；总 IgE 1835 kU/L；烟曲霉 sIgE 1.83 kU/L；CEA 86.4 ng/mL；痰嗜酸性粒细胞 74.5%；呼出气一氧化氮检测（FeNO）38 ppb。PET-CT：18F-FDG 全身显像：①右肺上叶支气管闭塞，近肺门旁团片状糖代谢增高，增强 CT 扫描不均匀强化，糖代谢不均匀增高，结合肿瘤指标 CEA 明显升高，不除外肺癌伴右上肺远端阻塞性不张；②双侧肺门、纵隔（2R、4L、4R、7、8 组）、右侧胸大肌深面、双侧颈部（Ⅰ - Ⅴ区）多发淋巴结炎性增生；③双侧主支气管及叶、段支气管沿管壁糖代谢弥漫性增高，以左侧为著，考虑炎性病变，双肺多发炎症（左上肺前段为著），双肺多发肺大泡（右上肺为著）；④全组鼻窦炎。气管镜检查：右上叶、左上叶支气管管腔狭窄；左肺下叶背段支气管阻塞。病理检查：（右上肺）送检黏膜组织，部分上皮脱落，基底膜增厚，黏膜下少量淋巴细胞及较多嗜酸性粒细胞浸润，组织改变符合支气管肺真菌病。特殊染色结果：抗酸（-），抗酸荧光（-），真菌荧光（-），GMS（-）。

根据患者的病史及实验室检查，考虑 EGPA、ABPA 及肿瘤鉴别，最后结合病理结果暂时排除肿瘤。患者规律进行舒利迭 500 吸入治疗，症状稍缓解，2022 年 3 月门诊复查，CEA 进一步升高，2022 年 4 拟"肺肿物"入院诊治。

第二次入院后完善相关检查。实验室检查：血嗜酸性粒细胞数 0.83×10^9/L；总 IgE 1806 kU/L；烟曲霉 sIgE 1.95 kU/L；CEA 86.4 ng/mL；FeNO 15 ppb。肺功能：重度阻塞性肺通气功能障碍；支气管扩张试验阳性。胸部 CT：①右中上肺支气管并右中上肺实变不张，考虑右中上肺中央型肺癌可能性大，结合病理，未除外肉芽肿性血管炎或感染性病变，请结合临床治疗后复查，必要时再次活检；②肺气肿并两肺多发肺大泡形成；③两侧肺门、纵隔多发淋巴结并部分肿大，考虑淋巴结转移与反应性增生鉴别，建议随诊。病理检查：（右上肺）送检穿刺组织改变，符合炎性感染性病变，未见明确肿瘤。外院玻片再次送检，组织改变符合肺感染性病变，因其中有较多嗜酸性粒细胞，建议临床进一步排除真菌、寄生虫等病变。未见明确肿瘤。

患者拒绝骨髓穿刺，结合病史、检验检查及三次住院病理结果，确诊 ABPA。2022 年 4 月，患者开始伊曲康唑 0.2 g bid+ 泼尼松 25 mg qd+ 舒利迭 5001 puff bid 治疗，总 IgE、烟曲霉 sIgE、血嗜酸细胞数、CEA 等均水平降低。多次治疗过程的实验室指标的变化及口服激素变化如图 31.1。

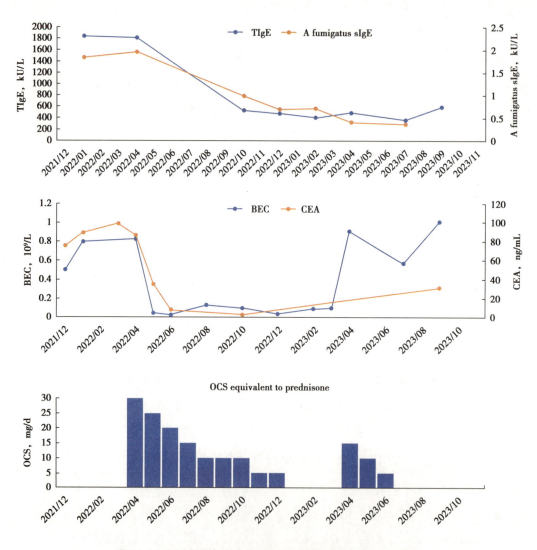

图 31.1　本例患者多次治疗过程中主要鉴别指标的变化过程

案例分析

1. 临床案例分析

本案例为不典型 ABPA，临床表现缺乏特征性，主要与肺肿瘤、嗜酸性肉芽肿性血管炎（eosinophilic granulomatosis with polyangiitis，EGPA）相鉴别。该患者既往有哮喘病史，总 IgE、烟曲霉 sIgE 明显增高，血液及痰液嗜酸性粒细胞增高，且胸部 CT 存在支气管黏液栓及支气管扩张，高度怀疑 ABPA。但同时胸部 CT 表现为肺部实变影，血清 CEA 增高，以及 PET-CT 提示代谢增高，肿瘤可能性大。多次病理活检均未见肿瘤及肉芽肿性血管炎表现，根据 ABPA 诊断标准（表 31.1），最后确诊。该患者确诊 ABPA 后，抗真菌及口服激素治疗有效，后续需注意规律复查检验指标总 IgE、CEA，监测病情活动，必要时附加单抗治疗。

表 31.1　变应性支气管肺曲霉病（ABPA）诊断标准

诊断标准（须具备第 1 项、第 2 项和第 3 项中的至少 2 条）
1. 相关疾病 （1）哮喘 （2）其他：支气管扩张症、慢阻肺、肺囊性纤维化等
2. 必需条件 （1）烟曲霉特异性 IgE 水平升高 [a]，或烟曲霉皮试速发反应阳性 （2）血清总 IgE 水平升高（>1000 U/mL）[a]
3. 其他条件 （1）血嗜酸粒细胞计数 >0.5×10⁹ 个 /L[a] （2）影像学与 ABPA 一致的肺部阴影 [a] （3）血清烟曲霉特异 IgG 抗体或沉淀素阳性

2. 检验案例分析

本案例患者因肺不张及肺实变入院，经过全面的检验检查，结果显示血嗜酸性粒细胞（0.80×10⁹/L）及总 IgE（1835 kU/L）显著增高，同时烟曲霉特异性 IgE（sIgE）也达到了 1.83 kU/L，这些结果提示过敏性疾病或真菌、寄生虫感染的可能性，为临床医生指明了需排除嗜酸性粒细胞增多相关疾病的方向。血清 CEA 水平升高至 86.4 ng/mL，加之影像学检查显示肺部实变，初步提示肺癌的可能。然而，经过多次病理活检，结果均未见明确肿瘤，这为排除肺癌提供了有力依据。因此，检验结果不仅帮助确认了 ABPA 的可能性，也排除了恶性肿瘤。

　　本案例中，总 IgE、烟曲霉特异性 IgE 及病理活检结果的完善，对于鉴别 ABPA 与肺癌具有重要意义。这些检验结果使临床医生能够更加准确地进行诊断和制订治疗方案。后期，定期监测 CEA 与总 IgE 水平将有助于观察疾病活动性，并监控潜在的肿瘤变化，为患者的后续管理提供持续支持。

知识拓展

　　血清总 IgE 水平升高是 ABPA 诊断的主要标准之一，也是随访中观察治疗效果和疾病复发的关键指标。但就诊前接受治疗尤其是全身激素治疗，可导致血清总 IgE 下降。因此，一旦怀疑 ABPA 应尽早在治疗前进行总 IgE 测定，在治疗过程中应动态监测总 IgE 的变化以指导药物调整。ABPA 经治疗后，血清总 IgE 水平可降低，但大多数患者不会降至正常范围，因此，需要多次随访并确定其个人的基线值。如果总 IgE 水平出现明显回升，提示疾病复发。血清曲霉 sIgE 是 ABPA 的特异性诊断指标，用于诊断曲霉致敏和 ABPA 的界值为 >0.35 kU/L。

　　血清 CEA 增高常见于肺、消化道恶性肿瘤，在个别良性病变患者中也可增高，尤其是特发性间质性肺病较常见。ABPA 患者血清 CEA 可以升高，针对 ABPA 的治疗可使其恢复正常水平。目前国内外也有伴血清 CEA 增高的 ABPA 病例被报道，一些学者指出，ABPA 患者血清 CEA 水平升高考虑可能与肺实变、黏液栓及局部炎症相关，也有研究表明，嗜酸性粒细胞可能是 CEA 的分泌细胞。但 CEA 水平与血清 IgE、嗜酸粒细胞、影像学表现是否相关仍需进一步证据。

案例总结

　　本案例患者病情复杂，临床表现缺乏特异性，以肺部实变影及肺肿瘤指标升高为突出表现，同时哮喘病史与总 IgE 等升高的炎症指标令人疑惑，主要鉴别 ABPA 与肺部肿瘤（单独存在还是同时存在）。经多次谨慎评估，最后综合各项检验检查结果诊断为ABPA，抗真菌及口服激素治疗后 CEA 及总 IgE 等指标明显下降。

　　ABPA 诊断中，血清学指标是必需条件。具有相应临床或影像学表现的患者，血总IgE 水平明显升高应警惕 ABPA 可能。对于所有哮喘、支气管扩张患者，建议进行血清曲霉 sIgE 检测或曲霉变应原皮肤试验，以明确曲霉致敏，对减少 ABPA 的误诊及漏诊，早识别、早干预该疾病具有重要意义。ABPA 患者影像学表现具有一定的特征性，包括黏液嵌塞、支气管扩张、小叶中心结节、马赛克征等，部分不典型病例表现为肺部实变影或肿块影，尤其同时合并血清 CEA 增高，易被误诊为肺癌。临床实践中，对于这些不典型病例，多次病理学检查显得尤为重要，或可考虑治疗 ABPA 后，观察血清 CEA、IgE、嗜酸粒细胞、肺部影像学及临床症状变化，进一步排除恶性肿瘤疾病。

专家点评

本案例强调了检验医学在诊断复杂的呼吸系统疾病中的核心作用。从肿瘤标志物的初步筛查到特定的免疫学检测，每一步都为临床决策提供了关键信息，尤其是在肺癌和不典型 ABPA 这样表现相似的疾病之间进行鉴别。此外，实验室检验还在评估治疗效果和指导后续治疗决策中发挥了重要作用。通过这些检验，医生能够为患者提供针对性和效果显著的治疗方案，从而显著改善了患者的生活质量。

参考文献

［1］ GREENBERGER P A. Allergic bronchopulmonary aspergillosis：Comorbid［M］//Asthma. Oxford：Oxford University Press，2014：21-31.

［2］ 中华医学会呼吸病学分会哮喘学组. 变应性支气管肺曲霉病诊 治专家共识［J］. 中华医学杂志，2017，97（34）：2650-2656.

［3］ AGARWAL R，AGGARWAL A N，GUPTA D，et al. Aspergillus hypersensitivity and allergic bronchopulmonary aspergillosis in patients with bronchial asthma：Systematic review and meta-analysis［J］. The International Journal of Tuberculosis and Lung Disease：the Official Journal of the International Union Against Tuberculosis and Lung Disease，2009，13（8）：936-944.

［4］ ASANO K，HEBISAWA A，ISHIGURO T，et al. New clinical diagnostic criteria for allergic bronchopulmonary aspergillosis/mycosis and its validation［J］. Journal of Allergy and Clinical Immunology，2021，147（4）：1261-1268.e5.

［5］ 孙传忠，孙亚红，姚小鹏，等 . 变态反应性支气管肺曲霉菌病合并血清癌胚抗原升高 5 例报

道并文献复习［J］. 国际呼吸杂志，2017（17）：1297-1299.

［6］ TORRE-DE LEÓN A J，VALLES-BASTIDAS H，GROSU H B. Allergic bronchopulmonary aspergillosis mimicking lung cancer：A case report［J］. Cureus，2023，15（8）：e43632.

［7］ NOGUCHI T，YAMAMOTO K，MORIYAMA G，et al. Evaluation of serum levels of carcinoembryonic antigen in allergic bronchopulmonary aspergillosis［J］. Journal of Nippon Medical School，2013，80（6）：404-409.

［8］ YANG Y F，GAO Q Q，JIN Y Y，et al. Eosinophils may serve as CEA-secreting cells for allergic bronchopulmonary aspergillosis（ABPA）patients［J］. Scientific Reports，2021，11（1）：4025.

由头孢噻肟引起的免疫性溶血性贫血1例

32

作　　者：娄璨[1]，李佳明[1]，刘萌[2]，蔡晓红[1]（上海交通大学医学院附属瑞金医院，1临床输血科；
　　　　　2重症医学科）

点评专家：王学锋（上海交通大学医学院附属瑞金医院）

前　言

　　患者，女，59岁，2年前进行肠镜检查时发现直肠息肉，于外院进行直肠息肉切除术，半年后复查未见异常。2023年6月29日，于外院进行肠镜检查提示："距肛缘15~12 cm直肠黏膜可见溃疡形成，周围黏膜不规则隆起，肠腔狭窄"，病理诊断为"直肠腺癌"。现患者为求进一步诊治，于我院门诊就诊，门诊以"直肠恶性肿瘤"收治入院。入院第二天，接受了腹腔镜下直肠乙状结肠部分切除术（L-Dixon）。术中发现，直肠离肛门口约10 cm处有一个肿瘤，表现为局部浸润到浆膜并延伸到阴道壁。手术团队成功地完成了完整的肿瘤切除，并通过端端吻合连接远端结肠和直肠。手术后病理分析将肿瘤分期为pT4N2M0，并确认了清晰的边缘，表明进行了完整（R0）切除。

案例经过

　　如前所述，患者在接受L-Dixon术后情况稳定，中间陆续服用抗生素进行抗感染。

术后第 41 天，第 4 次静脉滴注头孢噻肟过程中，患者出现皮疹、瘙痒和呼吸困难，迅速停止了头孢噻肟的输注。并立刻进行实验室检查，结果显示：白细胞计数（WBC）27.42×10⁹/L↑，中性粒细胞占 87.3%，血红蛋白（Hb）61 g/L↓，血小板（PLT）138×10⁹/L。考虑到血红蛋白下降和潜在出血的担忧，当晚进行了紧急的腹腔探查手术，发现腹腔内有中等量的暗红色血性腹水，无明显的脓液或类似粪便的物质。

第 42 天，患者白细胞进一步升高，Hb 和 PLT 进一步下降，凝血功能测试表明凝血功能异常，激活部分凝血活酶时间（APTT）72.3 s（正常参考值 22.3~38.7 s），凝血酶原时间（PT）46.0 s（正常参考值 10.0~16.0 s），均延长。纤维蛋白原（Fg）水平低至 0.5 g/L，纤维蛋白溶解产物（FDP）120 mg/L（正常参考值 0~5 mg/L），D- 二聚体水平 40 mg/L（正常参考值 0~0.55 mg/L），均升高，提示凝血功能显著受损。

同时患者的血红蛋白水平急剧下降至 53 g/L，并伴有深色的、酱油色的尿液。与此同时，胆红素——特别是未结合的胆红素、丙氨酸氨基转移酶（ALT）、天冬氨酸氨基转移酶（AST）和乳酸脱氢酶（LDH）水平显著升高。患者的血浆（或血清）反映了酱油的深色，外周血涂片显示有大量的裂细胞，表明溶血活跃。腹部 CT 扫描发现手术部位周围有液体堆积。无论是病原微生物的下一代测序（NGS）还是第 42 天的血液培养均未产生阳性结果，因此排除了感染。

结合患者的临床表现和实验室检查，考虑诊断为：由头孢噻肟引起的免疫性溶血性贫血。

案例分析

1. 检验案例分析

患者大量的实验室检查结果包括血红蛋白、胆红素以及血涂片等显示患者出现了较为严重的溶血症状（图 32.1、表 32.1），我们首先根据美国血库学会相关指南使用直接抗球蛋白试验（DAT）评估了血样，并发现 EDTA 抗凝剂处理的患者样本呈阳性。进一步分析发现，DAT 中存在补体 C3，但未检测到 IgG 抗体。

为了评估头孢噻肟与红细胞之间的相互作用是否能模拟治疗药物水平，然而，当我们进行间接抗球蛋白试验（IAT）时结果为阴性。随后我们评估了接受头孢噻肟治疗的患者血清中药物依赖性抗体的存在。这一系列步骤的测试过程使我们能够密切检查与头孢噻肟相关的免疫反应，并与溶血反应进行对比。

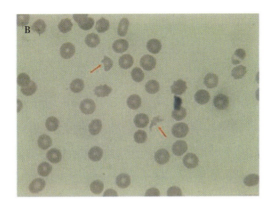

图 32.1　患者的血涂片

表 32.1　患者最后一次头孢噻肟使用前后详细实验室检查结果对比

Parameter	Before（Units）	After（Units）	Reference Range（Units）
WBC（White Blood Cells）	6.33（×10^9/L）	36.46（×10^9/L）	3.5~9.5（×10^9/L）
HGB（Hemoglobin）	108（g/L）	53（g/L）	115~150（g/L）
PLT（Platelet Count）	308（×10^9/L）	49（×10^9/L）	125~350（×10^9/L）
BUN（Blood Urea Nitrogen）	3.1（mmol/L）	18.2（mmol/L）	2.5~7.1（mmol/L）
CR（Creatinine）	46（μmol/L）	241（μmol/L）	53~97（μmol/L）
TB（Total Bilirubin）	17.2（μmol/L）	270.5（μmol/L）	4.7~24（μmol/L）
DB（Direct Bilirubin）	3.8（μmol/L）	117.4（μmol/L）	0~6.8（μmol/L）
LDH（Lactate Dehydrogenase）	169（IU/L）	12620（IU/L）	120~250（IU/L）
PT（Prothrombin Time）	11.8（s）	46（s）	10~16（S）
INR（International Normalized Ratio）	1.01	4.41	—
APTT（Activated Partial Thromboplastin Time）	31.2（s）	72.3（s）	22.3~38.7（s）
FG（Fibrinogen）	2.5（g/L）	BDL	1.8~3.5（g/L）
DD（D-dimer）	1.54（mg/L）	40（mg/L）	0~0.55（mg/L）
FDP（Fibrin Degradation Products）	5.2（mg/L）	120（mg/L）	0~5（mg/L）
RBC in urine（Microscopic result）	11（μL）	2662（/μL）	0~25（μL）
CK-MB（Creatine kinase isoenzymes）	0.3（ng/mL）	7.3（ng/mL）	0.3~4（ng/mL）
cTnI（Cardiac troponin I）	1.8（pg/mL）	3670.7（pg/mL）	0~70（pg/mL）

我们准备了 450 μL O 型红细胞悬浮液，并与 50 μL 头孢噻肟溶液混合（0.5 g 药物溶解在 50 mL 生理盐水中），使最终浓度达到 1 mg/mL。该混合物在 37 ℃下孵育 30 min，随后用生理盐水洗涤 3 次，以确保去除未结合的药物分子。随后，将 100 μL 患者血清与处理过的红细胞悬浮液的 50 μL 混合，立即离心（表 33.2）。这一步骤未导致红细胞凝集。然而，在 120 μL 患者血清和 60 μL O 型红细胞的混合物中加入 20 μL 可溶性头孢噻肟，离心后出现明显的凝集。为了验证我们的发现，我们进行了两个对照实验：一个是将患者的血清与 O 型红细胞混合，另一个是将 AB 型血液供体血清（缺乏抗体）与 O 型红细胞和头孢噻肟混合。在两个对照组中，即使在加入新鲜补体或使用患者的新鲜血清后，也没有发生溶血。

基于这些观察结果，我们得出结论：头孢噻肟诱导的抗体可以在可溶性药物存在的情况下导致红细胞凝集，表明头孢噻肟依赖性免疫性溶血性贫血（DIIHA）的机制是通过免疫复合物介导的。

为了去除 IgM 抗体，我们将患者血清与巯基乙醇在 37 ℃下处理 30 min 后，与头孢噻肟和 O 型红细胞混合使用 Ortho Anti-IgG，-C3d；多特异性凝胶卡仍保持凝集反应（表32.2）。这表明存在 IgM 和 IgG 类型的诱导抗体。

表 32.2　患者血清、药物和 O 红细胞进行的凝集反应

Groups	Immediate Spin（IS）	37 ℃	IgG（Ortho Anti-IgG，-C3d；polyspecific Gel Card）
Patient serum+ceftizoxime+O-type RBCs	4+	4+	Not Applicable（N/A）
Patient serum+ceftizoxime-treated O-type RBCs	No agglutination（θ）	θ	θ
2-ME treated patient serum+ceftizoxime+O-type RBCs	θ	θ	3+
2-ME treated patient serum+ceftizoxime-treated O-type RBCs	θ	θ	θ
Patient serum+ceftriaxone+O-type RBCs	θ	4+	N/A
2-ME treated patient serum+ceftriaxone+O-type RBCs	θ	θ	1+
Negative Control 1：Patient serum+O-type RBCs	θ	θ	θ
Negative Control 2：AB-type donor serum+O-type RBCs+ceftizoxime/ceftriaxone	θ	θ	θ

鉴于头孢菌素的结构相似性及其导致 DIIHA 的机制，我们评估了第三代头孢菌素的凝集反应，包括头孢替肟、头孢曲松、头孢他啶，以及第一代头孢菌素头孢唑林。我们发现，头孢噻肟诱导的抗体在 3 ℃时与头孢曲松发生交叉反应，导致可溶性头孢曲松存在时红细胞凝集。在立即离心时未观察到凝集，仅在使用含有可溶性头孢曲松的 2-ME 处理的血清中观察到弱的凝集强度（表 2）。此外，用生理盐水逐步稀释患者的血清后，分别用立即离心和 Ortho 凝胶卡（抗 IgG，抗 c3d；多特异性）测定抗体滴度为 1 ： 128，抗体滴度为 1 ： 8（表 32.3）。滴度测定采用 AABB 系列稀释法。在我们的病例中，在整个疾病进展过程中，观察到 IgM 抗体的增加，随后出现了 IgG 抗体。在 O 型红细胞和头孢噻肟存在时，患者血清中检测到高水平的 IgM 抗体和低水平的 IgG 抗体。

表 32.3 由头孢噻肟诱导的 IgG 和 IgM 抗体滴度

Day	IgM Titer（Immediate Spin）*	IgG Titer（2-ME Treatnent）**
42	32	Not Deected
44	32	Not Deected
45	64	8
46	128	8

因此，从实验室检查结果我们判断患者发生了由头孢噻肟引起的免疫性溶血性贫血。

2. 临床案例分析

在第 42 天患者出现急性肾功能衰竭，结合病史，考虑脓毒血症不能排除，因此，进行了 CT 检查并留取血液进行 NGS 检测。CT 提示术区液体积聚，外科医生考虑患者可能因术后吻合口外漏发生腹腔感染，导致脓毒症。当天行剖腹探查术，见腹腔有中量暗红色血性腹水，未见明显脓苔及粪汁样液体，盆腔原吻合口处瘘口已封闭，未见明显渗出。术中患者出现弥散性血管内凝血，予以红细胞、血浆、冷沉淀等血制品输注后血性渗出明显减少，弥散性血管内凝血得到逐步控制。后续 NGS 结果显示患者血液为阴性，因此，排除感染导致的脓毒症。

结合患者的溶血症状、病史、药物服用史以及输血实验室检查，综合考虑患者发生了由头孢噻肟引起的免疫性溶血性贫血，从而导致一系列溶血症状。

知识拓展

药物诱导免疫性溶血性贫血（drug-induced immune hemolytic anemic，DIIHA）是由特异性抗体破坏红细胞引起的，导致诸如胸部不适、呼吸困难、肾功能衰竭和严重时的死亡等症状。是一些治疗药物的副作用，其发生率为十万分之一，可导致严重的健康并发症，包括血红蛋白水平大幅降低、明显的血红蛋白尿、肾功能衰竭，甚至死亡。

虽然很罕见，但 DIIHA 的发展主要是由 3 种机制驱动的。第一种机制是通过药物依赖性抗体。这些抗体是在已实施的药物存在的情况下，针对红细胞（RBC）的抗体。药物依赖机制有两种亚型；①抗体对药物包被的红细胞有反应；②在可溶性药物存在时形成免疫复合物，随后结合并损伤红细胞。第二种机制是通过药物产生独立的自身抗体。与第一种机制不同的是，这涉及攻击红细胞的自身抗体，而不管血清中是否存在药物。例如，与甲基多巴、左旋多巴和卢达拉滨相关的自身抗体。第三种机制被称为非免疫蛋白吸附（non-immune protein adsorptin，NIPA）。这种机制与前两种不同，因为它没有直接参与抗体，而头孢替坦和奥沙利铂已出现。在 NIPA 中，该药物修饰红细胞膜，允许蛋白质非特异性吸附到细胞表面，可能导致溶血，而没有传统的免疫反应。DIIHA 的诊断包括确认药物与溶血之间的时间关系，可能的 DAT 阳性，以及实验室检测到潜在的药物诱导抗体。

案例总结

在本案中，患者在反复接触头孢噻肟后出现严重症状，并发生免疫反应，导致产生大量针对红细胞的特异性抗体。这种免疫反应触发了急性血管内溶血，表现为红细胞碎片化、网织红细胞计数增加、血红蛋白脱氧小量降低以及尿液中存在血红蛋白。因此，大量的红细胞碎片通过肾脏排出，严重损害了肾功能，导致肾功能衰竭。

在本案例的疾病进展过程中，观察到 IgM 抗体水平增加，随后出现 IgG 抗体。在 O 型红细胞和头孢噻肟存在的情况下，检测到患者血清中的 IgM 抗体水平较高，而 IgG 抗体水平较低。鉴于头孢菌素的结构相似性及其导致 DIIHA 的机制，我们使用患者血清和 O 型红细胞在不同条件下进行了头孢噻肟、头孢曲松和头孢哌酮的凝集反应测试。结果发现头孢噻肟诱导的抗体只与头孢曲松轻微交叉反应。头孢噻肟、头孢曲松和头孢哌酮为第三代头孢菌素，而头孢曲松是第一代头孢菌素。与先前研究一致，头孢曲松诱导的抗体显示出与头孢噻肟的交叉反应，但与头孢哌酮或头孢菌素无交叉反应。尽管如此，在诊断头孢菌素诱导性溶血性贫血时，建议停用所有的头孢菌素。

　　患者的溶血性贫血在立即停用头孢噻肟并进行两次血浆置换和红细胞输注后得到有效管理。血浆置换分别在第 44 天和第 49 天进行，每次通过体外循环置换出 2000 mL 血浆。这个案例以及其他案例强调了在出现不明原因的血红蛋白水平下降和使用抗生素病史的患者中考虑 DIIHA 的必要性。通过血清学测试检测到特定药物依赖性抗体时需要立即停用药物，进行治疗性血浆置换和支持性输血等相关干预。

专家点评

　　免疫性溶血性贫血（DIIHA）是由特异性抗体破坏红细胞引起的，可导致胸部不适、呼吸困难、肾功能衰竭等症状，严重者可导致死亡。虽然罕见，但 DIIHA 主要与 3 种免疫机制相关：药物依赖性抗体、药物非依赖性抗体和非免疫机制，如 NIPA。DIIHA 的诊断包括确认药物与溶血之间的时间关系，可能阳性的 DAT 和潜在的药物诱导抗体。

　　作者描述了一例由头孢噻肟引起的免疫性溶血性贫血，进一步支持了 DIIHA 的实验室诊断。与头孢曲松类似，头孢噻肟是第三代头孢菌素。在本案例中，患者表现出严重的症状，并在反复暴露于头孢替肟后发生免疫反应，导致产生针对红细胞的特异性抗体。这种免疫反应引发急性血管内溶血，其特征是红细胞碎裂，网织红细胞计数增加，触珠蛋白水平降低，尿液中存在血红蛋白。结果，释放的游离血红素和大片段红细胞通过肾脏排出，严重损害肾功能，最终导致肾功能衰竭。

　　在本案例的整个疾病进展过程中，观察到 IgM 抗体增加，随后出现 IgG 抗体。在 O 型红细胞和头孢替肟存在的情况下，患者血清中检测到高水平的 IgM 抗体和低水平的 IgG 抗体。患者的溶血性贫血在立即停用头孢噻肟后得到有效控制，并辅以两次血浆交换和红细胞输血。

　　这个案例对于我们的思考在于，患者如果出现了意外的溶血症状以及大量的血红蛋白下降，存在服用抗生素药物史时，临床上需要多方面考虑，并把药物导致的溶血性贫血列入考虑范围会同输血科一起讨论并进行相应的实验室检查。基于此，临床检验（临床输血）应与临床科室更加紧密地联系起来，这样才能更好地为患者提供诊疗服务。

参考文献

［1］ CLAUDIA C，MEGHAN D，SUSAN T J，et al.Bundle：technical manual. 21st edition［EB/OL］.American Association of Blood Banks; 2023.

［2］ GARRATTY G. Drug-induced immune hemolytic Anemia［J］. Hematology American Society of Hematology Education Program，2009（1）：73-79.

［3］ GARBE E，ANDERSOHN F，BRONDER E，et al. Drug induced immune haemolytic anaemia in the Berlin Case-Control Surveillance Study［J］. British Journal of Haematology，2011，154(5)：644-653.

遗传性血管性水肿 1 例

33

作　者：李欣泽，尹正［中国医科大学附属盛京医院，过敏（变态）反应科］

点评专家：朱晓明（中国医科大学附属盛京医院）

前　言

　　患者，女，36 岁。因"反复关节部位肿痛 4 年"就诊于过敏（变态）反应科，通过问诊，其临床症状特征与罕见病遗传性血管性水肿（hereditary angioedema，HAE）非常相似，通过实验室检查，结合病史，最终确诊为 HAE。

案例经过

　　患者，女，36 岁。2022 年 2 月 21 日，首次就诊于本院风湿免疫科，4 年前开始出现关节肿痛，以膝踝、肘腕关节及臀部、下颌部为主，一般 3 天左右可自行缓解，反复发作，当地医院进行风湿免疫检查，结果未见明显异常，血尿酸增高，口服抗组胺药效果不佳，为进一步诊治来风湿免疫科就诊。就诊时查体：双手双腕关节肿胀，活动受限，给予风湿免疫相关系类检查，其中补体 C4<0.0167 g/L↓，ANA 1 ∶ 80，总 25 羟基维生素 D 16.19 ng/mL↓，其余结果未见异常，诊断为关节痛，维生素 D 缺乏症。口服骨化三醇胶囊、复方玄驹胶囊，肿胀仍有出现，遂于 2022 年 7 月 14 日就诊于过敏（变态）反应科。

医生根据患者描述病情，考虑其发病特征与 HAE 相似，且口服抗组胺药效果不佳，结合近期检测补体 C4<0.0167 g/L↓，给予 C1 酯酶抑制剂（C1-INH）浓度测定，结果显示：C1-INH 浓度 0.07 g/L↓，补体 C4、C1-INH 浓度均低于参考值，结合患者的临床症状特征，亲属中大姨反复出现四肢、头面部、喉头水肿，大姨家哥哥手部肿胀 1 次，由此可诊断为遗传性血管性水肿。

案例分析

1. 临床案例分析

遗传性血管性水肿（HAE）为血管性水肿的一种，是常染色体显性遗传病，全球患病率约为 1/50000，是一种罕见病。临床表现主要是反复发生的皮肤和黏膜水肿，发病部位可累及面部、咽喉、腹部、泌尿生殖器、四肢，当累及呼吸道时，如处理不及时，可导致窒息死亡。本科室诊断 HAE 患者中有 1 例出现过喉头水肿、剧烈腹痛，行紧急气管切开、开腹探查术。但此病为罕见病，医生认知度低，患者知晓率低，实验室检测可及度低，导致患者 4 年内反复发病，多地辗转就医，均未能确诊。

本案例患者 4 年前，即怀孕生产半年以后，反复出现局部肿胀，多以足部、臀部发病为主（图 33.1），严重时伴有膝关节、上肢、手部肿胀、麻木，活动受限，眼睑、面部肿胀 1 次，无呼吸困难，平均每月发病 1 次，严重时每月发病 3 次，现通常每月发病 2 次，劳累、走路多、提重物、月经前后容易诱发本病。患者发病时虽未出现过剧烈腹痛、呼吸困难，但因手足肿胀、活动受限、抓握困难，导致发病期间不能行走至卫生间、不能用手吃饭，加之发病频繁，给患者生活带来诸多不便，患者情绪不佳。因患者 4 年内反复出现不明原因的皮肤肿胀，未用药治疗 3 天左右可自行缓解，结合补体 C4、C1-INH 浓度均低于参考值，家族中有血管神经性水肿病史，由此可诊断为遗传性血管性水肿。

局限性水肿需与血栓性静脉炎、丝虫病致象皮腿、局部炎症、创伤、过敏、接触性皮炎等疾病相鉴别。另外普通血管神经性水肿是由于释放组胺、缓激肽、白三烯等血管活性物质，引起血管扩张、毛细血管通透性增加，多由过敏引起，易伴发荨麻疹。获得性血管性水肿由淋巴瘤、白血病造成补体系统活化，继发 C1INH 降低；另一型为自身免疫引起，可出现肿胀、瘙痒、灼热感；ACEI 引起的血管性水肿由于血清血管紧张素 Ⅲ 水平降低，导致缓激肽水平高，用药 1~3 周内发生，停药可缓解。

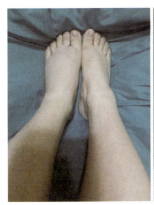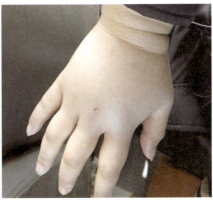

图 33.1 局限性水肿

2.检验案例分析

C1 酯酶抑制物（C1-INH）是一种丝氨酸蛋白酶抑制剂，可抑制补体系统中 C1 的活化，当 C1-INH 缺乏时，会导致 C1 蛋白不受控制的自身活化，启动补体经典激活途径，裂解并消耗大量的补体 C4 和 C2 蛋白，导致患者体内补体 C4 水平低于正常值。在 23 例 HAE 患者中，22 例（95.6%）患者的血清补体 C4 水平低于正常值的下限。补体 C4 降低对于诊断 HAE 的敏感性和特异性分别为 95.6% 和 93.8%。虽然 C1-INH 浓度和功能测定全国能够开展检测的单位不多，但 C4 为临床常用指标，各地医院均开展检测，血清补体 C4 可用于 HAE 筛查，发作期补体 C4 正常可排除 HAE，若补体 C4 水平降低，则需要检查 C1-INH 浓度 / 功能水平，以明确诊断 HAE。

由于 HAE 为常染色体显性遗传病，部分患者可伴有家族遗传史。本案例患者亲属中大姨反复四肢、头面部、喉头水肿，大姨家哥哥手部肿胀 1 次，结合患者自身反复发作皮肤肿胀，临床问诊过程中需高度警惕，可检测血清补体 C4 进行初筛，以免 HAE 误诊、漏诊。

知识拓展

HAE 的治疗目标是实现疾病的完全控制（零发作）和患者生活正常化，长期预防治疗可将发作频率和严重程度降到最低，使患者尽量过上正常生活，所有患者都应评估其长期预防措施。急性发作治疗可缓解发作症状，缩短发作时间，减轻发作严重程度，减少发作相关并发症与死亡率，所有发作均应考虑按需治疗，且应尽早治疗。目前国内上市的药品中拉那利尤单抗为指南推荐长期预防治疗一线药物，艾替班特为指南推荐急性发作治疗药物。

案例总结

反复发作性的皮肤和黏膜水肿是临床上常见症状，但无明显诱因，无明显瘙痒，且反复发作，肿胀可出现于面部、咽喉、腹部、泌尿生殖器、四肢，严重者伴喉头水肿、剧烈腹痛，口服抗组胺药物及糖皮质激素、肾上腺素治疗效果不佳，同时有血管神经性水肿家族史，需高度怀疑是否为 HAE，常规检测补体 C4 水平作为初筛，进一步检测 C1-INH 浓度和功能，若检测结果均正常，但病史与 HAE 高度相似，还可进一步做基因检测，最终明确是否为 HAE。

罕见病虽然发病率低，但罕见病患者的发病症状及生活质量同样需要关注，早诊断、早治疗，帮助患者减少发病次数，急性发病期有快速缓解症状的药物可用，给予患者最大的帮助，减轻患者的心理负担。

专家点评

遗传性血管性水肿（hereditary angioedema，HAE）是一种常染色体显性遗传病，基因突变导致 C1-INH 减少或功能异常，进而影响激肽释放酶 - 激肽系统，使血管活性肽——缓激肽的生成增加，毛细血管扩张，最终导致水肿的发生。临床主要表现为反复发作的皮肤和黏膜水肿，当累及呼吸道时，如处理不及时，可导致窒息死亡，是 HAE 的主要死亡原因。尽管其严重影响患者的生活质量甚至预期寿命，但因其是一种罕见病，全球患病率约为 1/50000，因此，常被误诊、误治。本案例通过患者的临床表现、家族史及相关实验室检查，详细介绍了 HAE 的诊治经验，为该疾病的诊断提供了很好的临床思路。目前，国内仅有少数医院能够进行 C1-INH 水平及功能的检测，而补体 C4 检测则大多数医院均能开展，发作期补体 C4 水平的降低是本病特征性指标，应对以皮肤、黏膜水肿为主要表现的病例常规检测补体 C4。本案例患者辗转多家医院和科室，多次检查补体 C4 均降低，但由于医生对此罕见病缺乏了解，未能及时诊治。目前，临床上已有针对 HAE 预防和发作期治疗的有效药物，可极大地提高患者的生活质量，避免因疾病导致的死亡。因此，提高相关科室医生及患者对本病的认知具有重要意义。

参考文献

［1］ KAPLAN A P，JOSEPH K. Pathogenesis of hereditary angioedema：The role of the bradykinin-forming cascade［J］. Immunology and Allergy Clinics of North America，2017，37（3）：513-525.

［2］ NZEAKO U C，FRIGAS E，TREMAINE W J. Hereditary angioedema：A broad review for clinicians［J］. Archives of Internal Medicine，2001，161（20）：2417-2429.

［3］ 曹阳，刘爽，支玉香.遗传性血管性水肿发病机制研究进展［J］.中国医学科学院学报，2020，42（5）：686-690.

［4］ OHSAWA I，HONDA D，NAGAMACHI S，et al. Clinical and laboratory characteristics that differentiate hereditary angioedema in 72 patients with angioedema［J］. Allergology International，2014，63（4）：595-602.

［5］ 周宁，韩小彤，陈松，等.遗传性血管性水肿急诊科诊疗路径[J].中国急救医学，2024，44（2）：99-105.

小麦依赖运动诱发的严重过敏反应1例

34

作　　者：周雨[1]，林航[2]，高翔[2]，韩菲菲[3]，崔玉宝[1]（1 无锡市人民医院，临床研究中心；2 青岛大学附属医院，变态反应科；3 无锡市人民医院，检验科）

点评专家：谢而付（南京医科大学第一附属医院）

前　言

　　患者，男，43 岁。2022 年 11 月 15 日晚餐食用面包后外出散步，约 20 min 后出现颜面及颈部红疹伴瘙痒，口服氯雷他定 2 片，约 5 min 后出现手足麻木、头晕、呼吸困难、意识丧失、大小便失禁，无抽搐发作。由 120 紧急送至青岛大学附属医院急诊科救治，并请青岛大学附属医院变态反应科参与诊治，经过详细询问病史、分析病情并完善相关过敏原检测，最终确诊为"小麦依赖运动诱发的严重过敏反应"。鉴于对该病症认知不足可能导致误诊和漏诊，且病情严重时甚至危及生命，作为临床医生，应充分了解该疾病的特点，提高对该疾病的认识，并在临床实践中做出正确诊断，为患者提供适当的生活指导。

案例经过

　　患者于 2022 年 11 月 15 日晚餐食用面包后外出散步，约 20 min 后出现颜面及颈部红疹伴瘙痒，口服氯雷他定 2 片，约 5 min 后出现手足麻木、头晕、呼吸困难、意识丧失、大小便失禁，无抽搐发作。查体：体温 36.7 ℃，心率 100 次 / 分，呼吸 20 次 / 分，血压 75/55 mmHg。发作时全身皮肤出现风团样皮疹。心率齐，无病理性杂音，腹平软，肝脾肋下未触及，肠鸣音正常，双下肢无水肿。完善辅助检查：血清过敏原检测结果显示：总 IgE 844 kU/L，小麦 f4 2.67 kUA/L（2 级）；变应原皮肤点刺试验结果显示：面筋阳性（++）。

初步诊断为"过敏性休克"，立即采取休克体位，肌内注射 0.1% 肾上腺素 0.5 mg，高流量吸氧，心电监护，开通静脉通道，静脉滴注地塞米松 10 mg，10 min 后血压升至 105/75 mmHg，皮疹逐渐消退，神志转清，生命体征基本平稳。详细询问病史，患者 1 年前无明显诱因出现全身风团样皮疹，伴有瘙痒，搔抓后加重，可自行消退。曾口服抗过敏药治疗，效果可，停药后症状反复发作，未系统治疗。最后诊断为"小麦依赖运动诱发的严重过敏反应"。予以奥马珠单抗 300 mg 皮下注射，每两周注射一次，疗程 12 周。

案例分析

1. 检验案例分析

小麦依赖运动诱发的严重过敏反应的诊断主要依靠医生对病史的详细询问，特别是过敏反应前的进食情况可提供重要线索，而血清特异性 IgE 检测和 / 或皮肤点刺试验可辅助诊断。通常认为，食物 - 运动联合激发试验阳性是诊断小麦依赖运动诱发的严重过敏反应的金标准，但由于医学伦理和医疗风险等因素，临床中较少应用。本案例患者血清过敏原检测结果显示：总 IgE 844 kU/L，小麦 f4 2.67 kUA/L（2 级）；变应原皮肤点刺试验结果显示：面筋阳性（++）。

2. 临床案例分析

根据患者晚餐后散步时出现颜面及颈部红疹伴瘙痒，继而出现过敏性休克，可初步诊断为食物依赖运动诱发的严重过敏反应。由于首次报道是由小麦引起，故又称为小麦依赖运动诱发的严重过敏反应。结合患者病史、症状、体征及检验科进行的相关过敏原血清特异性 IgE 和皮肤点刺试验结果，患者存在小麦依赖运动诱发的严重过敏反应比较明确。

知识拓展

小麦依赖运动诱发的严重过敏反应（wheat-dependent exercise-induced anaphylaxis，WDEIA）是一种罕见且可危及生命的特殊类型的小麦过敏。临床表现为瘙痒、荨麻疹、血管性水肿、呼吸困难、上呼吸道阻塞、胃肠道症状、低血压和过敏性休克等，但仅摄入小麦或空腹运动不会出现过敏症状。目前，WDEIA 尚无有效的治疗方法，仅可以通过禁食小麦制品或摄入小麦后避免运动来防止进一步发作。本病的发病机制尚未完全阐明，首先，在运动过程中，体内血液重新分布，肠黏膜相对缺血，导致未完全消化的致敏蛋白重新被吸收入血液，与循环中的特异性 IgE 结合，进而激活肥大细胞并引发该病。其次，运动后产生乳酸等酸性代谢产物，降低血液的 pH 值，可能增加肥大细胞的活性。此外，运动还会升高核心体温，刺激肥大细胞释放炎症介质，从而诱发症状。

案例总结

本案例主要根据患者的典型临床表现、血清 IgE 检测、针刺试验阳性结果诊断为WDEIA。对患者进行健康宣教，提供小麦依赖运动诱发的严重过敏反应相关知识，并建议患者了解并坚持无麸质饮食，在摄入致敏食物后 4 h 内避免进行剧烈运动，避免服用可加重本病的解热镇痛类药物，随身携带抗组胺药，一旦出现过敏反应立即前往医院就诊。

专家点评

WDEIA 是一种特殊类型的食物过敏，单纯进食小麦类食物或运动本身均不会导致过敏反应，但两者联合，即进食小麦类食物后运动则会诱发不同程度的过敏反应。本病起病急，严重者可致喉头水肿、窒息、过敏性休克等，如果不能及时发现并正确处理，有危及生命的可能。由于临床比较少见，医生对于该疾病的认识普遍不足，容易导致误诊、漏诊。本病发病机制尚未完全明确，但与个人体质、环境因素、睡眠不足以及各种刺激有关。为了预防本病的发生，可以采取以下措施：①尽量避免摄入致敏食物；②进食致敏食物后的 4 h 内避免剧烈运动；③对于易过敏的人，在运动中如果感觉不适，应立即终止运动，休息观察，并尽快就医；④运动场所应备有抢救过敏性休克所需的药物，相关工作人员应了解 WDEIA，并在遇到 WDEIA 时能够进行急救。

参考文献

[1] 杜志荣，尹佳，李俊达，等．小麦依赖 - 运动诱发荨麻疹患者的临床特征［J］．中华临床免疫和变态反应杂志，2020，14（1）：33-39．

[2] 姜从尧，宋秀海，宋娥娥．食物依赖运动诱发的严重过敏反应 1 例报告［J］．临床医药文献电子杂志，2020，（58）：160，162．

过敏原检测助力梅尼埃病诊疗 1 例

35

作　　者：张蒙蒙¹，田亮¹，李霄飞²，李娜¹（山东省第二人民医院，1 临床检验中心；2 眩晕疾病科）

点评专家：史丽（山东省第二人民医院）

前　言

患者，男，59 岁。22 年前无明显诱因出现头晕，2012 年于我院进行左侧半规管阻塞术，术后无眩晕发作。2018 年再次出现头晕，伴左耳耳鸣及耳闷堵感，伴左耳听力下降，于当地医院就诊，具体诊治情况不详。2024 年 4 月，再次出现头晕，伴双耳耳鸣及耳闷堵感，伴右耳听力下降，就诊于我院眩晕疾病门诊，以"梅尼埃病？"收入院。

梅尼埃病（Ménière's disease，MD）是一种原因不明的内耳病，临床典型表现为发作性眩晕、波动性听力下降、耳鸣和（或）耳闷胀感。患者手术治疗 6 年后左耳复发，2024 年 4 月出现头晕症状，伴右耳听力下降，常规治疗效果不佳。经查阅相关文献，结合梅尼埃病最新研究进展，该病涉及免疫炎症反应，可能与变态反应有关，结合患者海虾过敏既往史及皮肤瘙痒等过敏性皮炎的症状，考虑该患者发病原因与变态反应有关，建议完善相关免疫学指标及总免疫球蛋白 E（IgE）、过敏原特异性 IgE 检测，辅助制订个性化治疗方案。

案例经过

如前所述，患者，男性，59 岁，22 年前无明显诱因出现头晕，主要表现为天旋地转感，畏动，不敢睁眼，无意识丧失及肢体活动障碍，持续约半小时至数小时不等。2012 年，于我院进行左侧半规管阻塞术，术后无眩晕发作。2018 年，患者再次出现头晕，伴左耳耳鸣及耳闷堵感，伴左耳听力下降，其余症状大致同前。于当地医院就诊，具体诊治情况不详。

2024 年 4 月，再次出现头晕，表现为头部昏沉、走路不稳感，伴双耳耳鸣及耳闷堵感，伴右耳听力下降，无恶心、呕吐，其余症状大致同前，发作持续约 1~3 h 好转。眩晕好转后耳鸣、耳闷感及右耳听力均好转，有头部搏动性疼痛，有畏声，无意识丧失及肢体活动障碍。患者眩晕反复发作，1 周发作 5~6 次。现为进一步治疗于我院门诊就诊，以"梅尼埃病"收住院。进一步完善三大常规、凝血四项、甲状腺功能三项、肝功能、肾功能、血脂、血糖、前庭功能、听功能、颅脑及内耳 MRI 等相关辅助检查。

患者自发病以来，饮食、精神良好，睡眠良好，大小便未见明显异常，体重无明显下降。入院查体：神志清，精神可，自主体位，查体合作。心率 63 次 / 分，呼吸 19 次 / 分，血压 111/75 mmHg。专科查体：自发眼震（ – ），Romberg 试验（ – ），Mann 试验（＋），Fukuda 试验（＋）。

实验室结果回报：总蛋白 56 g/L，其他未见明显异常。纯音听阈测定提示：左耳极重度感音神经性耳聋，右耳中度感音性神经性聋。右耳言语识别率为 84%，耳鸣检查：纯音 8 kHz 10 dB。双耳鼓室图：A 型。DPOAE：双耳均未通过。颅脑 MRI 平扫未见明显异常，左侧颞骨术后 MRI 所见，内耳钆造影 MRI：右侧球囊低信号区扩大，提示内淋巴间隙增宽，内淋巴积水可能（前庭 I 级）。

临床给予银杏叶提取物、甲钴胺改善微循环、营养神经等药物，同时给予激素静点及耳后注射，提高听力，改善耳鸣症状。入院第 6 天，患者头晕、耳鸣及耳闷堵感较前好转，但右耳言语识别率为 80%，右耳听力持续下降。

因患者听力仍有波动，常规治疗效果不佳，追问患者病史，发现其有海虾过敏史，表现为皮肤瘙痒，体格检查发现患者有过敏性皮炎相关临床表现。经查阅相关文献，结合梅尼埃病最新研究进展，可能与变态反应有关，与实验室沟通后建议进一步完善细胞因子八项检测、总 IgE、过敏原特异性 IgE 等相关辅助检查。

实验室结果回报如下：细胞因子检查未见明显异常，总 IgE 1076.92 IU/mL，明显升高；过敏原特异性 IgE 检测结果提示：该患者对屋尘螨、粉尘螨、狗上皮、牛奶等多种食物、吸入物过敏。依据该检查结果，临床调整治疗方案，嘱患者脱离过敏原，在原有基础上进行抗过敏治疗，患者情况较之前明显好转，3 日后好转出院，继续口服药物，坚持前庭功能训练，定期复查。

案例分析

1. 检验案例分析

患者入院时，总蛋白 56 g/L，凝血四项未见明显异常，传染病八项结果未见明显异常。梅尼埃病是以发作性眩晕、波动性感音神经性听力损失、耳鸣和（或）耳闷胀感为典型临床表现的内耳疾病。中华医学会《梅尼埃病诊断和治疗指南（2017）》中，该疾病的诊断主要通过临床表现、听力学检查等相关检查确诊，通过影像学明确膜迷路积水情况、排除颅脑占位性病变等。传统检验项目在梅尼埃病的诊疗中发挥的作用不大，主要用于监测药物性肝损伤、其他基础疾病等情况。

常规治疗数日后，患者听力情况仍有波动，右耳听力继续下降，经查阅相关文献，结合患者过敏史及过敏症状，建议其进一步完善病因学检查，包括免疫学检查、总 IgE、过敏原特异性 IgE 检测等。白细胞介素 1β、2、4、6、8、10、17、肿瘤坏死因子 α 未见明显异常；总 IgE 明显升高，排除寄生虫感染，说明患者正处于过敏状态；过敏原特异性 IgE 检测结果提示：该患者对屋尘螨、粉尘螨、狗上皮、牛奶等多种食物、吸入物过敏。根据患者临床表现及实验室检查结果，结合患者海虾过敏史，考虑该患者眩晕症状持续加重可能与变态反应有关，建议临床及时调整治疗方案，以期达到更好的治疗效果。

研究表明，梅尼埃病血清或组织中细胞因子 IL-2、IL-4、IL-6、IL-10 等水平明显高于健康人，差异有统计学意义。本案例中，患者应用了糖皮质激素，其具有抗炎、抗过敏和调节免疫等功能，能够减轻炎症反应及组织损伤，抑制巨噬细胞等，因此，该患者细胞因子未见明显异常。

2. 临床案例分析

患者入院完善听力学检查、影像学检查，内耳钆造影 MRI：右侧球囊低信号区扩大，提示内淋巴间隙增宽，内淋巴积水可能（前庭 I 级），结合患者眩晕反复发作，伴双耳波动性耳鸣及耳闷堵感，伴双耳听力下降，临床诊断为梅尼埃病（双耳），给予银杏叶提取物、甲钴胺改善微循环、营养神经等药物，同时给予激素静点及耳后注射，数日后听力仍有波动，右耳听力持续下降。

考虑过敏因素在 MD 中可能发挥重要的作用，结合患者海虾过敏史及皮肤瘙痒等过敏性皮炎的症状。继续完善相关免疫学检查，总 IgE 测定、过敏原特异性 IgE 检查等病因学检查。细胞因子未见明显异常，总 IgE 明显升高，且过敏原特异性 IgE 检查结果提示该患者对多种食物、吸入物过敏，考虑此病可能与变态反应相关，予以抗过敏治疗，症状较前明显好转，出院。

知识拓展

梅尼埃病是一种临床表现复杂的内耳疾病。内耳是免疫器官，也受全身免疫系统的调控，1923 年，Duke 首先提出梅尼埃病与 I 型变态反应有关，引发了对梅尼埃病与免疫系统之间关系的关注。研究表明，MD 患者有过敏史或过敏性疾病的比例明显升高，并且 MD 患者血清中 IgE 的水平较高，梅尼埃病可能与变态反应有关。针对这一观点，国际上有为数不多的文献从不同方面进行相关研究，但尚缺少确定的证据和一致性的结果，有待突破性进展。虽然 MD 变态反应学说的免疫学基础尚不清楚，但 MD 患者接受脱敏饮食或抗 IgE 治疗可改善眩晕、耳鸣和听力损失。

目前没有一种检查（前庭功能检查、听力学检查、影像学检查、血清学检查）可以明确诊断 MD，其诊断和鉴别诊断更多地依赖患者的病史，该病无特异性检验标志物。梅尼埃病的病因不明，多项研究表明，梅尼埃病的发病原因可能与吸入、食入性变应原致敏有关，该病可能与免疫相关。因此，相关免疫学检查如细胞因子测定、过敏原检测、免疫球蛋白 IgE 测定等可为临床医生、科研工作人员提供帮助，明确过敏原，从而有针对性地治疗和预防，为临床诊疗提供新的思路。

过敏原的检测方法包括过敏原体内检测法及过敏原体外检测法。体内检测是指将过敏原以注入、吸入、食入或接触等途径进入患者机体的检测方法，例如，过敏原皮肤点刺试验、皮内试验、支气管激发试验、鼻黏膜激发试验等。而体外诊断是指用血清或分泌物检测，不需要过敏原进入患者机体内的检测方法，例如，总 IgE、过敏原特异性 IgE（specific IgE、sIgE）等。

有研究表明，MD 患者过敏性疾病的发病率明显高于健康对照，并且血清免疫球蛋白 E 水平也显著升高。IgE 是介导 I 型速发型变态反应的主要抗体，血清总水平是针对各种抗原的 IgE 的总和，其水平高低大致可反映患者是否为过敏体质。血清 sIgE 由特应性个体接触环境变应原后产生的抗体，是检测变应原致敏状态及程度的一项重要指标，具有较高的灵敏度和特异性。IgE 是国内外公认的过敏反应的客观指标，其对于反映病情、协助诊断、预测疾病的发生和预后具有重要作用，已被纳入多项临床疾病的诊疗指南。对于一些病因不明或免疫相关疾病，总 IgE 和特异性 IgE 的联合检测可大大提高过敏原的检出率，为临床诊疗提供新的思路，防止疾病朝着严重方向发展。

sIgE 检测在过敏性疾病的体外诊断中占有关键地位，现已被广泛使用，sIgE 水平越高，与过敏疾病的相关性越强。近年来，随着标记免疫技术的发展，研发了众多过敏原体外检测技术。我国体外过敏原检测亦涌现出不同的国产及进口试剂，检测方法根据包被固相载体的不同主要包括：酶联免疫法（ELISA）、荧光免疫法、免疫印迹法、磁微粒化学发光免疫分析法、微阵列搭载化学发光、胶体金法。而在方法学上，近年来微阵列、芯片等高新技术发展迅速，操作简便，血清量少，且可同时准确地检测上百种过敏原。

过敏原检测对过敏性疾病的预防与治疗至关重要，与此同时，过敏原检测也是探寻多种疾病发病机制的重要工具。本案例中，临床医生根据血清过敏原 IgE 检测结果，结合患者既往过敏史，在梅尼埃病常规治疗的基础上进行抗过敏治疗，有效地缓解了患者的眩晕症状。血清总 IgE、过敏原特异性 IgE 的联合检测为梅尼埃病的治疗提供了新的方向。目前我国过敏原检测技术发展日新月异，临床医生应结合患者病史选择适合的过敏原组合及检测方法，助力自身免疫性疾病的病因探究及临床诊疗。

案例总结

本案例患者以"左耳听力下降 6 年，右耳听力下降一周，反复头晕 22 年"等临床表现，临床诊断为"梅尼埃病（双耳）"收治入院。临床给予银杏叶提取物、甲钴胺改善微循环、营养神经等药物，同时给予激素静点及耳后注射等常规治疗，数日后听力仍有波动，右耳听力持续下降。经查阅相关文献，过敏因素在梅尼埃病的发病中可能发挥重要的作用，结合患者海虾过敏史及皮肤瘙痒等过敏性皮炎的症状，实验室建议完善相关过敏原检查。根据患者实验室检查结果，在梅尼埃病一般治疗的基础上予以抗过敏治疗，症状较前明显好转。血清总 IgE、过敏原特异性 IgE 的联合检测为梅尼埃病的治疗提供了新的方向。

本案例提示我们，在一些病因不明的疾病相关诊疗中，不能仅依赖传统的检验项目，应关注相关前沿研究进展，拓宽思路，采用必要的检验、检查技术进行联合检测，发挥其优势，综合多方面考虑，为患者制订个性化、有效的治疗方案。

专家点评

梅尼埃病是一种病因不明的内耳疾病，目前该病的诊断主要依靠临床表现及听力学检查，没有较为特异性的检验标志物。

本案例中，以患者过敏既往史及过敏性皮炎的临床表现为切入点，结合梅尼埃病的最新研究进展，对其进行血清总 IgE、过敏原特异性 IgE 的检测，发现均有增高，对其进行抗过敏治疗后头晕症状明显减轻。目前，梅尼埃病的发病原因仍不明确，临床常规给予改善微循环、营养神经等药物治疗，根据过敏症状及过敏原实验室检测结果进行抗过敏治疗在难治性梅尼埃病的诊疗中发挥重要的作用，为临床及科研人员提供了新的方向和思路。

检验与临床的有效沟通一直是我们需要重视的问题，对于临床提出的需求和疑问，为其提供专业的检验方案和解答是检验人员必备的能力。近年来，过敏原检测备受关注，发展十分迅速，其特异性和敏感性均大大提升，其检测结果为一些病因不明的复杂性疾病的诊疗提供了新的思路。临床和检验只有保持紧密的联系、有效地沟通，才能将我们的检验项目更好地应用在患者的诊疗过程中，最终使患者受益。

参考文献

［1］　中华耳鼻咽喉头颈外科杂志编辑委员会，中华医学会耳鼻咽喉头颈外科学分会 . 梅尼埃病诊断和治疗指南（2017）［C］// 中国中西医结合学会眩晕病专业委员会第二次学术大会暨河南省中西医结合学会眩晕病专业委员会第三次学术大会暨眩晕高峰论坛论文汇编，2017：105-111.

［2］ 黄梨，汪芹，黄超，等.梅尼埃病患者内淋巴囊组织中细胞因子的表达［J］.中华耳科学杂志，2023，21（6）：871-875.

［3］ SIEBENHAAR F，KÜHN W，ZUBERBIER T，et al. Successful treatment of cutaneous mastocytosis and Ménière disease with anti-IgE therapy［J］. The Journal of Allergy and Clinical Immunology，2007，120（1）：213-215.

［4］ 张祎，郭苏影，刘博.梅尼埃病患者伴随常见变应性疾病的调查与分析［J］.中国耳鼻咽喉头颈外科，2024，31（3）：167-170.

［5］ 张娜.白细胞介素 1 受体拮抗剂及 IgE 的沉积转运对梅尼埃病的作用机制研究［D］.济南：山东大学，2023.

［6］ 尹佳，叶世泰，乔秉善，等.中国过敏性疾病诊疗体系建立及关键技术研究［J］.中国科技成果，2016，17（16）：59-59，61.

［7］ 吕振伟.血清特异性 IgE 和总 IgE 测定在过敏性疾病诊断中的效果观察［J］.中国医药指南，2023，21（7）：117-120.

靶向治疗改善幼童生长发育的病例分析 1 例

36

作　者：余晓滢[1]，黄惠敏[2]（广州医科大学附属第一医院，1 儿科；2 呼吸疾病全国重点实验室，国家呼吸系统疾病临床研究中心，广州呼吸健康研究院）

点评专家：翟莺莺（广州医科大学附属第一医院）

前　言

　　患儿，男，3 岁。2023 年 8 月因"体重不增 1 年余"就诊。外院既往筛查过敏原提示：牛奶特重度过敏。患儿几度更换不同奶粉后体重仍无明显增长，因此来我院进一步诊疗。我院查血清总免疫球蛋白 E（IgE）明显升高，多种食物及吸入过敏原阳性。结合患儿症状、体征、检查结果，初步考虑为食物过敏导致的营养不良（中度体重低下），根据过敏原检测结果及临床病史开展靶向 IgE 的奥马珠单抗治疗。

　　儿童食物过敏发病机制复杂，治疗以回避食物为主，过度避食常导致儿童营养不良、生长发育迟缓。儿童食物过敏常合并过敏性鼻炎、特应性皮炎等过敏性疾病，常见血清总 IgE 及特异性 IgE 升高，使用奥马珠单抗或可提高患者的食物耐受阈值，改善食物过敏。

案例经过

　　患儿 2023 年 8 月因"体重不增 1 年余"就诊，近一年反复进食后解糊状便，2~3 次 /

日，不伴腹痛，胃纳一般，追问病史得知患儿伴有鼻痒、打喷嚏、夜间打鼾的过敏性鼻炎症状。既往于外院查过敏原提示"牛奶特重度过敏"后曾更换氨基酸配方奶粉、深度水解奶粉、部分水解奶粉。几月余，体重仍无变化，曾使用抗组胺药及鼻用激素控制鼻炎症状，缓解效果不佳。

患儿足月出生，出生体重 2.6 kg，无湿疹病史。母亲有酒精过敏史，父亲有鼻炎史。

查体：体重 12 kg，身高 94.3 cm，体形偏瘦（体重低于同年龄、同性别参照人群的均值 -2SD）。生命体征平稳，皮肤未见皮疹，左侧鼻甲肥大，黏膜淡紫色，咽部可见淋巴滤泡。其余未见异常。

结合患儿的症状、体征、外院的过敏原检测结果，诊断为食物过敏、过敏性鼻炎、中度营养不良。但常规的回避过敏食物、抗组胺药物、鼻用激素治疗效果欠佳。来我院后进一步完善过敏原检查：总 IgE 8 300.43 IU/mL↑，牛奶（f2）Milk 42.54 kU/L 4 级↑，蛋白（f1）Egg White 11.94 kU/L3 级↑，牛肉（f27）Beef 2.86 kU/L 2 级↑，狗皮屑（e5）Dog Dander 0.49 kU/L 1 级↑，链格孢（m6）Alternaria alternata 0.35 kU/L 1 级↑。进一步完善牛奶和鸡蛋组分检测，牛奶组分 sIgE 检测结果：α - 乳清蛋白 nBos d4 33.37 kU/L 4 级↑，β - 乳球蛋白 nBos d5 8.04 kU/L 3 级↑，酪蛋白 nBos d8 5.18 kU/L 3 级↑，牛血清白蛋白 nBos d6 37.76 kU/L 4 级↑。鸡蛋组分 sIgE 检测结果：卵类黏蛋白 nGal d1 0.64 kU/L1 级↑，卵清蛋白 nGal d2 11.18 kU/L 3 级↑，溶菌酶 nGal d4 <0.1 kU/L 0 级。2023 年 8 月末开始奥马珠单抗靶向 IgE 治疗，150 mg，每两周 1 次，完全避免进食牛奶、鸡蛋、牛肉及相关食物制品，偶尔进食虾、鱼肉，辅以益生菌等对症处理。患儿遵医嘱规律治疗，体重于治疗 3 月后增长 1 kg，大便情况改善，每日成形便 1 次，鼻痒、打喷嚏症状逐渐减少。目前患儿 3 岁 9 月龄，治疗时间约 8 个月，体重达 13.5 kg，身高 98 cm，未完全达到同年龄同性别儿童的平均水平。

案例分析

1. 检验案例分析

一般检查结果中，患儿血常规无明显异常，白细胞计数 9.09×10^9/L，中性粒细胞绝对值 3.45×10^9/L，淋巴细胞绝对值 4.87×10^9/L↑，单核细胞绝对值 0.63×10^9/L↑，血红蛋白 119 g/L↓，血小板计数 387×10^9/L↑。而嗜酸性粒细胞百分数 1.2%，嗜酸性粒细胞

绝对值 $0.11 \times 10^9/L$，均处于正常水平。

过敏原检查结果中，总 IgE 8 300.43 IU/mL↑，牛奶（f2）Milk 42.54 kU/L 4 级↑，同外院牛奶蛋白过敏的结果一致。另外发现患儿合并鸡蛋、牛肉及部分吸入性过敏原过敏：蛋白（f1）Egg White 11.94 kU/L 3 级↑，牛肉（f27）Beef 2.86 kU/L 2 级↑，狗皮屑（e5）Dog Dander 0.49 kU/L 1 级↑，链格孢（m6）Alternaria alternata 0.35 kU/L 1 级↑。而鳕鱼、小麦、花生、榛子、坚果、虾的 sIgE 不高（图 36.1）。因食物过敏的确诊需要口服食物激发试验，目前在我国难以广泛开展，因此，不能完全排除患儿对 sIgE 正常的食物合并过敏的可能性。

项目名称	检测值	分级	参考范围
户尘螨（d1）House Dust Mite	<0.1	0 级	<0.35 kU/L
粉尘螨（d2）Dust Mite	<0.1	0 级	<0.35 kU/L
牛奶（f2）Milk	42.54	4 级	<0.35 kU/L
猫皮屑（e1）Cat Dander	0.26	0 级	<0.35 kU/L
狗皮屑（e5）Dog Dander	0.49	1 级	<0.35 kU/L
鱼（鳕鱼）（f3）Cod	0.13	0 级	<0.35 kU/L
小麦（f4）Wheat	0.18	0 级	<0.35 kU/L
花生（f13）Peanut	0.21	0 级	<0.35 kU/L
榛子（f17）Haze lnut	<0.1	0 级	<0.35 kU/L
巴西坚果（f18）Brazil Nut	0.12	0 级	<0.35 kU/L
杏仁（f20）Almond	0.16	0 级	<0.35 kU/L
虾（f24）Shrimp	0.13	0 级	<0.35 kU/L
牛肉（f27）Beef	2.86	2 级	<0.35 kU/L
椰子（f36）Coconut	<0.1	0 级	<0.35 kU/L
烟曲霉（m3）Aspergillus Fumigatus	0.11	0 级	<0.35 kU/L
链格孢（m6）Alternaria alternata	0.35	1 级	<0.35 kU/L

图 36.1 粗提物 sIgE 检测结果

牛奶、鸡蛋是儿童重要的蛋白质摄入来源，患儿明显存在牛奶、鸡蛋过敏，进一步的组分检测结果：牛奶：α - 乳清蛋白 nBos d4 33.37 kU/L 4 级↑，β - 乳球蛋白 nBos d5 8.04 kU/L 3 级↑，酪蛋白 nBos d8 5.18 kU/L 3 级↑，牛血清白蛋白 nBos d6 37.76 kU/L 4 级↑；鸡蛋：卵类黏蛋白 nGal d1 0.64 kU/L 1 级↑，卵清蛋白 nGal d2 11.18 kU/L 3 级↑，溶菌酶 nGal d4 <0.1 kU/L 0 级（图 36.2）。

项目名称	检测值	分级	参考范围
蛋白 (f1)Egg White	11.94	3 级	<0.35 kU/L
卵类黏蛋白 Gal d1	0.64	1 级	<0.35 kU/L
卵清蛋白 Gal d2	11.18	3 级	<0.35 kU/L
溶菌酶 Gal d4	<0.1	0 级	<0.35 kU/L
α - 乳清蛋白 Bos d4	33.37	4 级	<0.35 kU/L
β - 乳球蛋白 Bos d5	8.04	3 级	<0.35 kU/L
酪蛋白 Bos d8	5.18	3 级	<0.35 kU/L
牛血清白蛋白 Bos d6	37.76	4 级	<0.35 kU/L

图 36.2　牛奶和鸡蛋组分 sIgE 检测结果

2. 临床案例分析

患儿在发病初期就医时诊断已明确为食物过敏，但更换奶粉、回避过敏原等常规治疗效果欠佳，推测原因是牛奶、鸡蛋制品较为常见，患儿过敏食物种类多，并非仅仅存在牛奶、鸡蛋过敏，日常生活中难以完全避免进食过敏食物。同时过度避食使患儿在普通家庭营养计划下难以摄入充足的蛋白质，进一步导致蛋白质 - 能量营养不良。

牛奶的主要过敏组分包括酪蛋白 Bos d 8、α - 乳清蛋白 Bos d 4、β - 乳球蛋白 Bos d 5 以及牛血清白蛋白 Bos d 6 等，其中多数组分均不耐高温，煮沸或烘焙后这些组分会失去致敏特性，酪蛋白则耐高温。牛奶过敏的患者若对除酪蛋白以外的组分致敏，可食用高温处理后的牛奶。而患儿的牛奶蛋白检测结果显示酪蛋白、乳清蛋白、乳球蛋白、牛血清白蛋白均致敏，提示即使经过高温处理，患儿仍存在牛奶过敏的风险。

鸡蛋的主要致敏组分为卵类黏蛋白 Gal d 1、卵清蛋白 Gal d 2、卵转铁蛋白 Gal d 3 等。其中卵类黏蛋白 Gal d 1 是鸡蛋最主要的过敏原组分，具有热稳定性。鸡蛋过敏的患者若对卵清蛋白 Gal d 2、卵转铁蛋白 Gal d 3 等组分过敏可尝试食用煮熟的鸡蛋。而本文的患儿则是对卵类黏蛋白 Gal d 1 及卵清蛋白 Gal d 2 均致敏，提示患儿对生鸡蛋或熟鸡蛋均存在过敏的风险。

以上几点共同决定患儿治疗上需要完全避食牛奶、鸡蛋，这又同患儿营养不良急需充分吸收蛋白质相矛盾。综合患儿食物过敏、过敏性鼻炎、营养不良的临床症状及 IgE 水平明显升高的检验结果，最终尝试靶向 IgE 的奥马珠单抗治疗，在治疗 3 个月后体重增加，鼻炎症状缓解，取得初步治疗效果。

知识拓展

儿童的食物过敏机制复杂，分为 IgE 介导型、非 IgE 介导型及混合介导型（IgE 和非 IgE 共同介导），可出现多种临床表现，如腹痛、腹泻、打喷嚏、鼻痒、喘息、皮肤瘙痒、皮疹等。其中 IgE 介导的通常为速发型过敏，在暴露后几分钟至几小时内出现症状。患儿有长期的腹泻、鼻痒症状，常见的吸入性过敏原尘螨 sIgE 阴性，推断患儿的食物过敏属于 IgE 介导型，存在消化系统及呼吸系统的表现。根据特应性进程的机制，患儿未来可能继续发展为哮喘。

食物过敏的治疗手段较少，根据《中国儿童食物过敏循证指南》，除了避免进食过敏食物，还有免疫疗法、益生菌治疗等，奥马珠单抗单独应用于食物过敏的案例不多。针对食物的口服免疫疗法在我国尚未广泛开展，且不良反应发生率高。国外有学者尝试奥马珠单抗联合免疫疗法，发现奥马珠单抗能减少口服免疫疗法期间的不良反应发生率，食物的耐受量明显增加，部分患者最终可以进食日常量的牛奶。

儿童的过敏随着年龄的增长呈动态变化。本案例患儿经过治疗，目前症状逐步改善，计划择期复查相关过敏原指标，稳定情况下尝试进食相关食物，再次评估患儿的过敏严重程度，再次制订饮食计划并决定奥马珠单抗疗程。

案例总结

本案例患儿以"体重不增 1 年余"就诊，外院过敏原筛查提示牛奶过敏，但治疗管理效果欠佳。来我院后进行了详细的过敏原检测，包括总 IgE、各种食物 sIgE，并根据主要过敏食物进行组分分析。通过检验结果及临床病史确定患儿的饮食计划，开展了单抗治疗，最终取得较理想的治疗效果。

专家点评

食物过敏受诸多因素影响，已严重威胁儿童身体健康，造成生长发育滞后。本案例是一名严重食物过敏患儿，经常规饮食回避替代效果不佳，最终选择奥马珠单抗抗 IgE 治疗，经过 8 个月治疗，患儿体重、身高增长理想，目前仍在治疗阶段。选择本案例旨在探讨奥马珠单抗在食物过敏患儿中的临床应用，此类研究临床鲜有报道，可为后续食物过敏的治疗提供一定的理论依据。

参考文献

［1］ 李辉，季成叶，宗心南，等.中国 0~18 岁儿童、青少年身高、体重的标准化生长曲线［J］.中华儿科杂志，2009，47（7）：487-492.

［2］ 中华医学会儿科学分会呼吸学组哮喘协作组，刘恩梅.中国儿童过敏原检测临床应用专家共识（2021 版）［J］.中华实用儿科临床杂志，2021，36（6）：405-409.

［3］ 陈浩，祝戎飞，廖晓棠，等.过敏原组分检测在 IgE 介导的食物过敏中的研究进展［J］.中华预防医学杂志，2023，57（3）：333-340.

［4］ ALESSANDRI C，ZENNARO D，SCALA E，et al. Ovomucoid（Gal d 1）specific IgE detected by microarray system predict tolerability to boiled hen's egg and an increased risk to progress to multiple environmental allergen sensitisation［J］. Clinical and Experimental Allergy，2012，42（3）：441-450.

［5］ 王雪艳，李宇，刘长山.儿童食物过敏与哮喘［J］.国际儿科学杂志，2021，48（7）：473-477.

［6］ 周薇，赵京，车会莲，等.中国儿童食物过敏循证指南［J］.中华实用儿科临床杂志，2022，37（8）：572-583.

［7］ ZUBERBIER T，WOOD R A，BINDSLEV-JENSEN C，et al. Omalizumab in IgE-mediated food allergy：A systematic review and meta-analysis［J］. The Journal of Allergy and Clinical Immunology in Practice，2023，11（4）：1134-1146.

［8］ WOOD R A，TOGIAS A，SICHERER S H，et al. Omalizumab for the treatment of multiple food allergies［J］. New England Journal of Medicine，2024，390（10）：889-899.

［9］ TAKAHASHI M，SOEJIMA K，TANIUCHI S，et al. Oral immunotherapy combined with omalizumab for high-risk cow's milk allergy：A randomized controlled trial［J］. Scientific Reports，2017，7（1）：17453.

［10］ NADEAU K C，SCHNEIDER L C，HOYTE L，et al. Rapid oral desensitization in combination with omalizumab therapy in patients with cow's milk allergy［J］. Journal of Allergy and Clinical Immunology，2011，127（6）：1622-1624.

以腹部症状为主的 I 型遗传性血管性水肿 1 例

37

作　　者：唐瑶，薛龙格（哈尔滨医科大学附属第一医院，变态反应科）

点评专家：赵岩（哈尔滨医科大学附属第一医院）

前　言

遗传性血管性水肿（hereditary angioedema，HAE）是一种罕见的常染色体显性遗传病，其特征是功能性 C1 酯酶抑制物（C1 esterase inhibitor，C1-INH）水平降低导致的反复出现的自限性组织水肿。临床上以反复发作、难以预测的皮肤和黏膜下水肿为特征，水肿常呈发作性，累及肠道或呼吸道时可导致腹部绞痛、喉头水肿，严重者可出现窒息死亡。肠道血管性水肿通常类似于急腹症，有 1/3 未确诊的 HAE 患者在腹部症状发作时接受了不必要的手术，而反复不恰当的检查和治疗给患者带来了沉重的负担。腹部血管性水肿根据临床病史、胃肠镜等辅助检查很难确诊，需结合临床病史和实验室检查，掌握 HAE 的临床及实验室特征，有助于提高 HAE 的诊断率。

案例经过

患者，男，27 岁。主因"发作性腹痛 4 年，手足水肿 3 月余"就诊。患者 4 年前无明显诱因出现腹痛，腹痛呈阵发性绞痛，伴恶心、呕吐，呕吐物为胃内容物，偶有腹泻、腹胀，无黑便。于当地医院急诊就诊，电子胃镜提示：慢性浅表性胃炎伴糜烂；腹部 CT 提示：胃窦部、十二指肠壁水肿，腹腔积液，腹膜后稍大淋巴结。诊断为"急性胃肠炎，腹腔积液，胸腔积液"，予以抗炎、补液治疗后好转。其后上述症状间断发作，每年发作 1~2 次，多次住院诊治，肠镜检查未发现明显异常，腹部 CT 平扫显示：胃壁及十二指肠壁水肿。口服强的松 50 mg qd 治疗后，上述症状好转。3 个多月前受凉后出现手足水肿（图 37.1），于当地医院风湿免疫科就诊，手部超声显示：软组织肿胀；补体 C4 降低。随后就诊于北京协和医院，检查发现补体 C1 抑制因子降低。1 个月前患者无明显诱因出现生殖器水肿，持续数日后自行消退。2023 年 12 月 17 日，于哈尔滨医科大学附属第一医院变态反应科就诊。病程中患者无发热、颜面水肿、咽喉异物感、呼吸困难、吞咽困难、关节肿痛等症状。

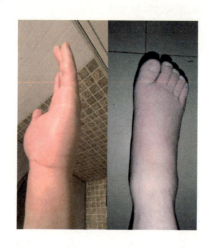

图 37.1　患者手足出现非凹陷性水肿

既往史：干燥综合征病史 5 年。否认高血压、糖尿病、心脏病病史，否认肝炎、结核等传染病病史，否认家族史，否认 ACEI 类药物用药史。药物过敏史：阿奇霉素。

影像学检查：阑尾超声：右下腹阑尾探及，未见明显异常；肝胆脾胰双肾彩超：餐后胆囊，肝胆脾胰双肾未见明显异常；阴囊超声检查：双侧阴囊壁增厚，双侧睾丸、附睾未见明显异常；手部超声检查：左手软组织肿胀，左手小关节未见明显异常；腹部平扫：胃窦壁、十二指肠壁水肿，腹腔积液，腹膜后稍大淋巴结；电子胃镜：慢性浅表性胃炎伴糜烂；电子肠镜：结直肠黏膜充血，内痔。

病理检查：唇腺活检：小块唇腺组织，腺泡间见 3 灶淋巴细胞聚集灶（>40 个 / 灶）、腺泡间散在浆细胞浸润，考虑干燥综合征；电子肠镜病理：（横结肠、降结肠、乙状结肠、直肠）肠黏膜显中度慢性炎症，固有层可见较多浆细胞及淋巴细胞浸润。

实验室检查。血常规：白细胞计数（WBC）5.55×10⁹/L，红细胞计数（RBC）4.82×10⁹/L，血小板计数（PLT）217×10⁹/L，淋巴细胞数（LYM）2.65×10⁹/L，单核细胞数（MON）0.56×10⁹/L，单核细胞比率（MON%）10.1%↑，中性粒细胞（NEUT）2.31×10⁹/L，嗜酸性粒细胞数（EOS）0.02×10⁹/L，嗜碱性粒细胞数（BAS）0.01×10⁹/L；C反应蛋白：<0.499 mg/L；肝、肾功能：丙氨酸氨基转移酶（ALT）18.7 U/L，天冬氨酸氨基转移酶（AST）13.7 U/L↓，γ-谷氨酰转移酶（GGT）12.8 U/L，尿素（Urea）4.71 mmol/L，肌酐（Crea）91.1 μmol/L，尿酸（UA）458.5 μmol/L↑，钾（K）4.14 mmol/L；血沉 3 mm/h；淀粉酶+脂肪酶：淀粉酶80 U/L，脂肪酶19.49 U/L；抗核抗体谱：抗核抗体1∶1000阳性，抗SS-A/R060kD抗体>400.00 RU/mL↑，抗SS-A/R052kD抗体>400.00 RU/mL↑；免疫球蛋白+补体：IgA 2.19 g/L，IgG 15.2 g/L，IgM 1.35 g/L，IgE 123.5 IU/mL↑，补体C3 0.92 g/L，补体C4 0.06 g/L↓，类风湿因子93.7 IU/mL↑；抗环瓜氨酸肽抗体：<0.5 U/mL；总25-羟维生素D：21.4 ng/mL；补体2项：补体C3 0.996 g/L，补体C4 0.068 g/L↓；补体C1抑制因子：0.06 g/L↓（参考范围0.21~0.39 g/L）。

案例分析

1. 临床案例分析

本案例患者为青年男性，最初以腹痛为主要症状，伴有恶心、呕吐、腹泻，腹痛呈阵发性绞痛，无放射痛，呕吐物为胃内容物。首次就诊时查体腹部外形正常，左上腹压痛，无明显反跳痛，腹部未触及包块。急性腹痛可由多种疾病引起，如胃炎、肠炎、阑尾炎、胰腺炎、胆囊炎、肠梗阻、炎症性肠病等。患者电子胃镜提示：慢性浅表性胃炎伴糜烂，证实患者首次就诊时已患胃炎。电子肠镜显示：结直肠黏膜充血，内痔。肠镜病理显示：（横结肠、降结肠、乙状结肠、直肠）肠黏膜显中度慢性炎症，固有层可见较多浆细胞及淋巴细胞浸润，可排除炎症性肠病，如溃疡性结肠炎及克罗恩病。肝、胆、脾、胰及阑尾彩超均无明显异常，血常规、C反应蛋白、血沉、淀粉酶均在正常范围内，可以排除阑尾炎、胰腺炎和胆囊炎及其他炎症感染。患者腹部平扫显示：胃窦壁、十二指肠壁水肿，腹腔积液，腹膜后稍大淋巴结。肠系膜血栓可以出现腹痛、肠壁水肿和腹腔积液，但腹痛、腹泻一般持续时间较长，同时伴有血便、腹膜炎，症状较重，与该患者病史不符。低蛋白血症也可出现肠壁水肿和腹腔积液，通常不伴有腹痛、恶心呕吐、腹泻等症状，且人血白蛋白低于正常水平，而该患者血清蛋白水平正常，可以排除低蛋白血症。患者既往有干燥综合征病史，不排除干燥综合征肠道受累。单从腹部症状病史结合影像学检查很难确诊患者疾病，4 年期间该患者上述症状间断反复发作，多次为明确诊断而行电子胃肠镜检查。

直至 3 个月前，患者因受凉后出现手足水肿，水肿为非对称性、非凹陷性，持续数日后自行缓解。1 个月前无明显诱因出现生殖器水肿，自行缓解。反复出现的腹部症状，四肢、生殖器水肿应高度怀疑血管性水肿。该患者发病期间并未出现明显风团疹和皮肤瘙痒，口服抗组胺药物无明显缓解，因此，不考虑是肥大细胞介导的血管性水肿。虽然患者否认家族史，但不排除有血缘关系的家属症状不明显，其次患者首次发病年龄为 23 岁（<30 岁），排除获得性血管性水肿（Acquired Angioedema，AAE）。疑似 HAE 还需要进一步的实验室检查支持诊断。

2. 检验案例分析

补体 C4 降低除了见于 HAE，还见于自身免疫性肝炎、狼疮性肾炎、系统性红斑狼疮、1 型糖尿病、胰腺癌、多发性硬化、类风湿性关节炎、IgA 性肾病、遗传性 IgA 缺乏症。该患者有干燥综合征病史 5 年，实验室检查结果显示：抗核抗体 1 ∶ 1000 阳性，抗 SS-A/R060kD 抗体 >400.00 RU/mL↑，抗 SS-A/R052kD 抗体 >400.00 RU/mL↑，补体 C4 0.06 g/L↓，类风湿因子 93.7 IU/mL↑，患者并不能排除干燥综合征肠道受累和同时患有类风湿性关节炎的可能，这可能是前期已知补体 C4 降低却延误诊断的原因。此外，HAE 是一种罕见疾病，医生对该病的认识度低，实验室 C1-INH 蛋白水平、C1-INH 功能检测受限也是 HAE 诊断延误的重要原因。根据《世界过敏组织（WHO）/ 欧洲过敏与临床免疫学会（EAACI）国际遗传性血管性水肿管理指南（2021 版）》诊断标准，当患者出现反复发作的皮肤肿胀（四肢、面部和生殖器）、胃肠道发作（腹痛）和 / 或喉水肿时，应怀疑为 HAE，先进行补体 C4 检测，发现补体 C4 降低要进一步进行 C1 酯酶抑制物浓度和功能检测，从而早期识别 HAE 患者。

HAE 主要分为 3 型，Ⅰ 型 HAE 患者约占 85%，血浆 C1-INH 浓度水平及功能均低下，补体 C4 浓度水平下降；Ⅱ 型 HAE 患者约占 15%，血浆 C1-INH 浓度水平正常或增高而功能低下，C4 浓度水平下降；非 C1-INH 缺乏型 HAE 患者罕见，大多发生于女性，血浆 C1-INH 浓度水平及功能均正常，补体 C4 浓度水平正常（表 37.1）。该患者补体 C4

0.068 g/L↓，补体 C1 抑制因子 0.06 g/L↓，故该患者应诊断为Ⅰ型 HAE。

表 37.1　常见血管性水肿实验室鉴别

类型	C4 水平	C1-INH 功能	C1-INH 水平	C1q 水平
HAE-Ⅰ	降低	降低	降低	正常
HAE-Ⅱ	降低	降低	正常 / 升高	正常
AAE-C1-INH	降低	降低	正常 / 降低	降低
肥大细胞介导的血管性水肿	正常	正常	正常	正常

知识拓展

（1）肥大细胞介导的血管性水肿（mast cell-mediated angioedema，MCM-AE）：MCM-AE 是一种由肥大细胞过度活化引起的血管性水肿。肥大细胞是一种重要的免疫细胞，在包括过敏反应在内的多种免疫反应中发挥重要作用。当肥大细胞过度活化时，会释放组胺和其他炎症介质，导致血管扩张和通透性增加，从而引起组织肿胀。MCM-AE 是最常见的血管性水肿类型，通常伴随皮肤瘙痒、风团疹、支气管平滑肌收缩，严重者可出现低血压休克。口服抗组胺药物或肌内注射肾上腺素可缓解 MCM-AE 症状。

（2）获得性血管性水肿：AAE 是比 HAE 更为罕见的血管性水肿，低水平的补体 C4、C1-INH 水平和功能，导致体内缓激肽水平升高，毛细血管通透性增加，引起肿胀，与 HAE 类似。AAE 和 HAE 的主要区别是，AAE 没有明显家族史，或首次发病年龄 >30 岁。70% 的 AAE 患者 C1q 水平较低。

（3）HAE 治疗：HAE 治疗分为按需治疗和预防性治疗，预防性治疗又分为短期预防性治疗和长期预防性治疗。按需治疗主要药物有缓激肽受体拮抗剂、重组血浆激肽释放酶抑制剂和 C1-INH 替代疗法，包括血源性 CI-INH 和重组人 CI-INH。短期预防性治疗是指 HAE 患者在暴露于发作风险增加的情况下，尽量减少随之而来的血管性水肿风险。外科创伤、牙科手术和其他上气道、消化道相关检查可能会在干预部位引发局部血管性水肿，WAO/EAACI 建议在上述检查或治疗前进行短期预防性治疗，首选静脉注射 pdC1-INH。HAE 长期预防性治疗目标是实现疾病的完全控制并使患者的生活正常化。长期预防性治疗推荐使用血浆源性 C1 抑制剂、全人源抗血浆钾激肽单克隆抗体、激肽酶抑制剂。对于发作不频繁的 HAE 患者建议按需治疗和短期预防性治疗，而频繁发作的患者建议长期预防性治疗。

案例总结

HAE 是一种罕见的遗传疾病，往往由于医生和公众对其认识不足而延误诊治。其首发症状为消化道症状且反复发作，更易被误诊，还有可能导致多次不必要的检查，甚至是外科手术。当临床遇到高度怀疑患有 HAE 时，结合病史、临床症状和实验室检查的综合方法至关重要，建议筛查补体 C4 和 C1-INH 水平，如条件允许建议同时评估 C1-INH 功能和 C1q 水平。早期诊断 HAE 可以有效降低 HAE 的发作频率和致死率，提高患者的生活质量。

专家点评

本案例是一个以腹部症状为首发症状的 I 型遗传性血管性水肿案例。HAE 是一种罕见的疾病，主要特点是非荨麻疹性、非瘙痒性水肿反复发作，通常影响面部、呼吸道、四肢、胃肠道和生殖器。本案例提供了详尽的临床病史及检查信息，该患者的症状和检查结果指向了 HAE。最终，临床病史结合特定的实验室检查（C1-INH）支持诊断。该案例提醒临床医生对出现未确诊、复发性腹部症状的患者应警惕 HAE 的可能性，进而筛查 C1-INH 明确诊断，实现精准个体化治疗。

参考文献

［1］ MAGERL M, GERMENIS A E, MAAS C, et al. Hereditary angioedema with normal C1 inhibitor: Update on evaluation and treatment ［J］. Immunology and Allergy Clinics of North America, 2017, 37（3）: 571-584.

［2］ ZANICHELLI A, LONGHURST H J, MAURER M, et al. Misdiagnosis trends in patients with hereditary angioedema from the real-world clinical setting ［J］. Annals of Allergy, Asthma &

Immunology，2016，117（4）：394-398.

［3］ MAURER M，MAGERL M. Differences and similarities in the mechanisms and clinical expression of bradykinin-mediated vs. mast cell-mediated angioedema［J］. Clinical Reviews in Allergy & Immunology，2021，61（1）：40-49.

［4］ TRAINOTTI S，JOHNSON F，HAHN J，et al. Acquired angioedema due to C1-inhibitor deficiency（AAE-C1-INH）-a bicenter retrospective study on diagnosis，course，and therapy［J］. The Journal of Allergy and Clinical Immunology in Practice，2023，11（12）：3772-3779.

［5］ BORK K，DAVIS-LORTON M. Overview of hereditary angioedema caused by C1-inhibitor deficiency：Assessment and clinical management［J］. European Annals of Allergy and Clinical Immunology，2013，45（1）：7-16.

［6］ MAURER M，MAGERL M，BETSCHEL S，et al. The international WAO/EAACI guideline for the management of hereditary angioedema–The 2021 revision and update［J］. World Allergy Organization Journal，2022，15（3）：100627.

［7］ MAURER M，AYGÖREN-PÜRSÜN E，BANERJI A，et al. Consensus on treatment goals in hereditary angioedema：A global Delphi initiative［J］. Journal of Allergy and Clinical Immunology，2021，148（6）：1526-1532.

SERPING1 和 MYOF 基因联合突变的遗传性血管性水肿 1 例

38

作　　者：张文静[1]，蔡丽萍[2]（广州医科大学附属第二医院，1 过敏反应科；2 过敏反应科检验室）
点评专家：赖荷（广州医科大学附属第二医院）

前　言

　　患者，男，34 岁。因"反复腹痛 26 年，手部肿胀 24 年"就诊。初起病时，表现为腹痛、呕吐，持续 3~4 天症状缓解，每年出现 3~4 次，当地诊所拟诊为胃肠炎，予以相关治疗，无效；后出现手指、手掌肿胀，双手交替出现，不伴皮肤风团及瘙痒；27 岁开始症状发作较前频繁，2~3 个月发作一次；15 岁及 29 岁时各出现喉头水肿 1 次，持续约 8 小时缓解。3 年前患者再次因手肿胀就诊于外院，考虑过敏，予以盐酸西替利嗪口服，疗效不明显。门诊完善免疫 5 项、总免疫球蛋白 E（IgE）及血清 C1 抑制物浓度测定后，诊断为遗传性血管性水肿，并进一步完善基因检测。患者经皮下注射拉那利尤单抗注射液 300 mg q2w 预防治疗后，现水肿极少发作。

案例经过

　　患者，男，34 岁。因"反复腹痛 26 年，手部肿胀 24 年"就诊于我科。患者 8 岁左右开始无明显诱因下出现腹痛，伴呕吐，持续 3~4 天症状缓解，每年出现 3~4 次，曾就诊于当地诊所，拟诊为胃肠炎，予以相关治疗，症状仍反复发作；10 岁左右患者无明显诱因出现手指、手掌肿胀，双手交替出现，不伴皮肤风团及瘙痒；27 岁开始症状发作较前频繁，2~3 个月发作一次；15 岁及 29 岁时各出现喉头水肿 1 次，持续约 8 小时缓解。3 年前患者再次因手肿胀就诊于外院，考虑过敏，予以盐酸西替利嗪口服，疗效不明显，为进一步诊断治疗来我科就医。

既往史：5 岁起至今共患 3~4 次急性荨麻疹，无湿疹、过敏性鼻炎及支气管哮喘、高血压病史，否认食物、药物过敏史。

家族史：母亲年轻时曾有手部轻微肿胀。

专科检查：全身未见皮疹，腹平软，全腹无压痛，肝脾肋下未及，肾区无叩击痛，肠鸣音存在，皮肤划痕试验阳性。实验室检查：2019 年 2 月 7 日在外院行血清检查，补体 C4 0.04 g/L↓。2022 年 5 月 11 日，于我院查总 IgE 17.27 IU/mL；免疫 5 项：补体 C4 0.08 g/L↓（参考值 0.16~0.38 g/L）；血清 C1 抑制物浓度测定：0.05 g/L↓（参考值 0.21~0.39 g/L）。2022 年 6 月 22 日，进行全外显子组高通量测序检测：SERPING1 基因有 1 个杂合突变：c.794G>A（exon5，p.W265*）；MYOF 基因有 1 个杂合突变：c.2230G>A（exon23，p.A744T）（图 38.1），父亲、母亲 SERPING1 基因无突变，MYOF 基因未测。诊断：遗传性血管性水肿（hereditary angioedema，HAE）。

基因	突变位置	基因亚区	HGVS	突变类型	杂合性	变异评级	疾病及遗传方式
SERPINGI	chrl1：57606118-57606118	exon5	NM_000062.3: c.794G>A；p.W265*	stopgain	受检者：杂合	Likely pathogenic	遗传性血管性水肿 1 和 2 型，AD/AR；补体 C4 部分缺乏症，AD
MYOF	chr10：93374834-93374834	exon23	NM_013451.4: c.2230G>A；p.A744T	nonsynonymous SNV	受检者：杂合	VUS	遗传性血管性水肿 7 型，AD

图 38.1 患者基因检测结果

治疗：发作时，皮下注射醋酸艾替班特注射液 30 mg。预防用药，拉那利尤单抗注射液 300 mg q2w 皮下注射。

案例分析

1.临床案例分析

回顾本案例患者的起病过程，儿童时期首次出现症状，表现为腹痛，当地医院曾多次按胃肠炎治疗，无效，病情进行性加重，相继出现肢体肿胀、喉头水肿，由于病程中发作过数次荨麻疹，故未能引起临床医生的重视，仅考虑为过敏，从发病到确诊花了长达 26 年的时间。因此，本案例提示我们 HAE 患者也可合并荨麻疹。本案例患者存在基因 SERPING1 的 c.794G>A（exon5，p.W265*）新生突变，该变异使对应密码子突变为终止密码子，导致蛋白功能改变，引发 HAE。同时患者存在 MYOF 基因的 c.2230G>A（exon23，p.A744T）突变，与之前报道的突变位点不同，因没有家系其他成员的基因检测结果及更多的表型信息，故其突变意义未明。目前尚无单个 HAE 患者 SERPING1 和 MYOF 基因联合突变的报道，本案例患者为首例。

2. 检验案例分析

本案例患者因腹痛、肢体非凹陷性肿胀就诊，诊疗过程中进一步完善了血清总 IgE、免疫 5 项及 C1 抑制物浓度等检测，帮助临床医生明确了诊断。临床上对于血管性水肿的患者应完善补体 C4、血清 C1 抑制物浓度检测，排查是否为 HAE。

知识拓展

遗传性血管性水肿（HAE）是一种罕见的遗传性疾病，由血管外液体积聚导致手、脚、四肢、面部、肠道或呼吸道组织快速肿胀所致。据报道，HAE 的患病率约为 1/50000。HAE 患者在幼儿时期通常无症状，常于儿童或青春期首次出现症状，在青春期前后加重，并持续一生。症状可由压力、感染或创伤诱发，在大多数情况下，急性血管性水肿发作持续 2~5 天，并且不需要药物干预即可自行消退。HAE 常被误诊、误治，患者经常多次辗转就医仍不能确诊。北京协和医院的研究表明，患者从发病到明确诊断，约需 13 年。

SERPING1 基因编码 C1 酯酶抑制剂（C1-INH），大多数遗传性血管性水肿病例为该基因突变所致，即 C1-INH 缺乏型 HAE（HAE-C1-INH），包括两种最常见的 HAE 类型：Ⅰ型和Ⅱ型。有 20%~25% 的 HAE-C1-INH 患者为 SERPING1 基因新生突变所致，目前已知超过 450 种不同的 SERPING1 基因突变可导致 HAE-C1-INH。C1-INH 是参与激肽级联反应的关键酶的主要调节剂，C1-INH 水平和（或）功能异常可引起缓激肽水平增高，毛细血管扩张，最终导致水肿的发生。

此外，有学者发现了一种 C1-INH 正常的 HAE（nC1-INH-HAE），在这种 HAE 中并未发现 SERPING1 基因突变，但存在其他基因突变，目前已发现 6 种，包括 F12、PLG、ANGPT1、KNG1、MYOF 和 HS3ST6 基因。2020 年，意大利学者 Anastasia Ariano 首次报道了 HAE-MYOF，一个意大利家庭中出现一种罕见的 myoferlin 基因变异（MYOF，c.651G>T，exon 7，p.Arg217Ser），3/4 的携带者出现了复发性血管性水肿症状，不伴荨麻疹，抗组胺药和类固醇对急性发作或预防无效，症状主要累及面部、嘴唇和口腔黏膜，并通过进一步研究证实突变的 MYOF 蛋白能够在 VEGF 刺激下更高效地将 VEGFR-2 定位到细胞膜上，过度激活 VEGF 介导的细胞内信号通路进而导致 HAE 的发病。

同一个患者存在两种不同类型的 HAE 罕见，目前仅报道过两个家系，分别为 Charignon 等人于 2018 年报道的 SERPING1 和 F12 基因联合突变，Bork 等人于 2020 年报道的在同一家系中出现两名 HAE 男性患者同时携带 PLG 和 SERPING1 基因突变，他们的临床症状与仅携带 SERPING1 基因突变的男性更相似，而非仅携带 PLG 基因突变的男性。

案例总结

本案例以腹痛、呕吐、肢体非对称性肿胀、喉头水肿等症状为主要特点，多次误诊、误治，辗转就医，经检测血清总 IgE、免疫 5 项及 C1 抑制物浓度后确诊 HAE。本病罕见，加之患者病程中出现数次荨麻疹，故未引起临床医生的注意，多次拟诊过敏。随着检验技术的发展，实验室检查可为疑难少见病的诊断提供便利。

专家点评

本案例是一个 HAE 的真实案例，患者发病为儿童期，初期表现为胃肠道症状，多次辗转就医，花了 26 年时间才得以确诊。患者病程中出现多次荨麻疹是其主要的干扰因素，最终实验室检查结果为临床做到确诊提供了极大的助力。本案例提示我们，HAE 患者在疾病过程中也可能合并荨麻疹，虽然该患者总 IgE 水平在正常范围内，但该患者也不能排除存在过敏，后期应随访总 IgE，必要时检测过敏原 sIgE。

参考文献

［1］ SINNATHAMBY E S, ISSA P P, ROBERTS L, et al. Hereditary angioedema：Diagnosis, clinical implications, and pathophysiology ［J］. Advances in Therapy, 2023, 40（3）：814-827.

［2］ 支玉香, 安利新, 赖荷, 等 . 遗传性血管性水肿的诊断和治疗专家共识 ［J］. 中华临床免疫和变态反应杂志, 2019, 13（1）：1-4.

［3］ SANTACROCE R, D'ANDREA G, MAFFIONE A B, et al. The genetics of hereditary angioedema：A review ［J］. Journal of Clinical Medicine, 2021, 10（9）：2023.

［4］ ARIANO A, D'APOLITO M, BOVA M, et al. A myoferlin gain-of-function variant associates with a new type of hereditary angioedema ［J］. Allergy, 2020, 75（11）：2989-2992.

［5］ BORK K, ZIBAT A, FERRARI D M, et al. Hereditary angioedema in a single family with specific mutations in both plasminogen and SERPING1 genes ［J］. JDDG：Journal der Deutschen Dermatologischen Gesellschaft, 2020, 18（3）：215-223.